颈椎病
生活调养防治
800问

刘安祥 ◎ 编著

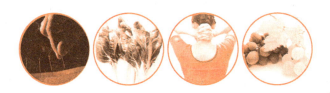

陕西出版传媒集团
陕西科学技术出版社

图书在版编目（CIP）数据

颈椎病生活调养防治800问/刘安祥编著. —西安：陕西科学技术出版社，2014.7
ISBN 978-7-5369-6168-5

Ⅰ. ①颈… Ⅱ. ①刘… Ⅲ. ①颈椎—脊椎病—防治—问题解答 Ⅳ. ①R681.5-44

中国版本图书馆CIP数据核字（2014）第150122号

颈椎病生活调养防治800问

出 版 者	陕西出版传媒集团　陕西科学技术出版社
	西安北大街131号　邮编　710003
	电话（029）87211894　传真（029）87218236
	http：//www.snstp.com
发 行 者	陕西出版传媒集团　陕西科学技术出版社
	电话（029）87212206　87260001
印　　刷	北京建泰印刷有限公司
规　　格	710×1000毫米　16开本
印　　张	21
字　　数	300千字
版　　次	2014年10月第1版
	2014年10月第1次印刷
书　　号	ISBN 978-7-5369-6168-5
定　　价	26.80元

版权所有　翻印必究

前言

颈椎，即颈椎骨，它位于头以下、胸椎以上，是脊柱椎骨中体积最小、而灵活性最大、活动频率最高、负重也较大的节段。最为关键的是，颈椎上承头颅，下接躯干，既是神经中枢最重要的部位，也是心脑血管的必经之路。另外，颈椎与胸椎亦紧密相连，一旦颈椎出现了故障，后果是难以预料的。正所谓牵一发而动全身，颈椎病患者如果对颈椎病不管不顾，放任其自行发展，极容易引发头、颈、肩、腰等其他相关疾病，甚至会导致半身不遂、瘫痪等严重后果。

整日面对电脑、长时间伏案工作、经常开车、很少运动或者干脆没有运动……现代人对此司空见惯，却没有考虑过我们的颈椎会因此承受多大的压力。随着社会工作节奏的加快、劳动强度的增加、竞争压力的增大，过去被称为"老年病"的颈椎病，如今已经在年轻人中渐渐流行起来，发病率明显的增高。最新的调查结果表明，颈椎病的发病年龄已经从过去的55岁提前到30岁，成为了名副其实的职业病和常见病。长期伏案工作、长时间同电脑打交道的上班族首当其冲，深受其害。

本书由十多名经验丰富的临床专家总结多年预防、诊疗及保健养生的行医经验，专为颈椎病高危人群设计。书中深入浅出地介绍了有关颈椎病的医

颈椎病 生活调养防治 800 问

学常识,教您如何在工作和生活中做好颈椎的保健,缓解、远离颈椎病之痛。编者衷心希望,颈椎病易患人群及患者能够从这本书中找到自己想要的答案,摆脱颈椎病的困扰。

由于编者水平有限,书中难免存在遗漏和不当之处,希望广大读者不吝赐教,提出您的宝贵意见,以便我们在再次修订时做出改进。

编 者

颈椎病生活调养防治 800 问

目录

第一章 细说颈椎
——揭开七块骨头的秘密

第一节 颈椎,人体最为脆弱的关节部位

颈椎的生理特点是怎样的 …………………………… 001
颈椎有什么生理作用 …………………………… 001
颈椎的一般形态 …………………………… 002
特殊颈椎有哪些结构特点 …………………………… 002
普通颈椎有哪些结构特点 …………………………… 002
什么是颈椎间孔 …………………………… 003
什么是椎间盘 …………………………… 004
椎间盘有什么作用 …………………………… 004
椎间盘突出是如何形成的 …………………………… 004
什么是颈椎的生理曲度 …………………………… 004
颈椎的生理曲度是如何形成的 …………………………… 005
颈椎的正常活动范围有多大 …………………………… 005

颈椎错位是怎么回事 …………………………………………… 005
颈部的肌肉有哪些 ……………………………………………… 006
颈部肌肉有什么作用 …………………………………………… 006
颈髓的结构是怎样的 …………………………………………… 006
颈脊髓有什么作用 ……………………………………………… 007
脊髓受伤会怎样 ………………………………………………… 007
颈肩部的平衡失调是如何产生的 ……………………………… 008
哪些原因易引起颈肩部的平衡失调 …………………………… 008
颈椎长骨刺是怎么回事 ………………………………………… 009

第二节 了解颈椎病——颈椎病的一般常识

什么是颈椎病 …………………………………………………… 010
颈椎病的症状有哪些 …………………………………………… 010
颈部疼痛一定是颈椎病吗 ……………………………………… 011
颈椎病能治好吗 ………………………………………………… 012
为什么颈椎病很容易复发 ……………………………………… 013
颈椎病的发病征兆有哪些 ……………………………………… 013
颈椎病的患病率高吗 …………………………………………… 014

第三节 颈椎病家族——常见颈椎病的分类

颈椎病的中医分型有哪些 ……………………………………… 015
什么是颈型颈椎病 ……………………………………………… 016
颈型颈椎病早期有哪些症状 …………………………………… 016
如何诊断颈型颈椎病 …………………………………………… 016
颈型颈椎病须与哪些疾病相鉴别 ……………………………… 017
落枕和颈型颈椎病有什么区别 ………………………………… 017
临床检查颈型颈椎病有哪些表现 ……………………………… 018
什么是神经根型颈椎病 ………………………………………… 019
神经根型颈椎病有哪些表现 …………………………………… 019

如何定位诊断神经根型颈椎病 ………………………… 019
神经根型颈椎病的诊断标准是怎样的 …………………… 020
神经根型颈椎病与臂丛神经痛有什么区别 ……………… 021
什么是椎动脉型颈椎病 …………………………………… 021
椎动脉型颈椎病的症状有哪些 …………………………… 021
为什么椎动脉型颈椎病患者易产生眩晕症状 …………… 022
如何区分椎动脉型颈椎病与梅尼埃病 …………………… 022
什么是脊髓型颈椎病 ……………………………………… 023
脊髓型颈椎病有哪些临床表现 …………………………… 023
脊髓型颈椎病都有哪些类型 ……………………………… 023
脊髓型颈椎病的发病因素有哪些 ………………………… 024
什么是交感型颈椎病 ……………………………………… 025
交感型颈椎病有什么特点 ………………………………… 025
交感型颈椎病的表现有哪些 ……………………………… 025
交感型颈椎病与冠心病如何鉴别 ………………………… 026
交感型颈椎病与偏头痛如何鉴别 ………………………… 026
什么是食道型颈椎病 ……………………………………… 027
食道型颈椎病的症状是什么 ……………………………… 027
食道型颈椎病引起的吞咽困难是如何分等级的 ………… 027
什么是混合型颈椎病 ……………………………………… 028
混合型颈椎病的症状有哪些 ……………………………… 028
混合型颈椎病在日常生活中要注意些什么 ……………… 028

第四节 是谁惹的祸——剖析颈椎病的诱发因素 029

头部损伤和颈椎病有什么关系 …………………………… 029
哪些头部外伤易引发颈椎病 ……………………………… 029
如何避免外伤对颈椎的影响 ……………………………… 030
突然刹车对颈椎有什么影响 ……………………………… 030
踢球时用头顶球会损伤颈椎吗 …………………………… 030
受到外伤后该如何保护颈椎 ……………………………… 031

颈椎病 生活调养防治 800 问

哪类职业易患颈椎病	031
为什么说伏案工作者易得颈椎病	031
伏案工作者如何保护颈椎	032
为什么说电脑族易得颈椎病	032
驾驶员很容易患颈椎病吗	032
驾驶员如何远离颈椎病	032
舞蹈演员也会得颈椎病吗	033
为什么武打演员也会得颈椎病	034
学生也会得颈椎病吗	034
公司文员也会患颈椎病	034
躺着看电视容易引发颈椎病吗	034
长时间吹空调易得颈椎疾病吗	035
如何避免空调对颈椎的伤害	036
脖子夹着手机打电话对颈椎有什么影响	036
乘车时打瞌睡对颈椎有什么伤害	037
乘车时如何改变打瞌睡的习惯	037
经常打牌和打麻将对颈椎有什么影响	037
为什么缺乏锻炼者易患颈椎病	038
错误睡姿会引发颈椎病吗	038
趴桌子睡觉对颈椎有什么伤害	039
何种午睡姿势可减少对颈椎的伤害	039
不良坐姿如何影响颈椎	039
为什么说"走姿不对，颈椎受累"	039
吃盐太多对颈椎有什么影响	040
嗜酒对颈椎的危害有哪些	040
颈椎病患者可以喝咖啡吗	040
为什么说颈椎病患者不宜吸烟	041
颈椎病会遗传吗	041
颈椎的先天性融合畸形是怎么回事	042
为什么说颈椎先天性畸形易诱发颈椎病	042
颈椎病与人体的体质状况有关系吗	042

颈部肥胖易诱发颈椎病吗 ············ 043
颈椎病的发病率和年龄有关系吗 ········ 043
为什么中老年人是颈椎病的高发人群 ····· 043
中老年人如何延缓颈椎的退行性变化 ····· 044
为什么说使用笔记本电脑易得颈椎病 ····· 044
寒风入颈会诱发颈椎病吗 ············ 044
呼吸道疾病和颈椎病有关系吗 ········· 045
咽喉部炎症也会引发颈椎病吗 ········· 045
塑身衣也会招来颈椎病吗 ············ 045
高压力人群为何受到颈椎病的青睐 ······ 046
精神因素与颈椎病有关系吗 ·········· 046
为什么说颈椎病与环境气候关系密切 ····· 046

第二章 诊断与防治
——两手抓，两手都要硬

第一节 盘点颈椎病的临床表现
047

鼠标手与颈椎病有什么区别 ·········· 047
颈椎病会引发中风吗 ··············· 047
颈椎病会影响性生活吗 ·············· 048
为什么说留长发易引发颈椎病 ········· 049
颈椎病与肩周炎有什么关系 ·········· 049
颈部转动时有弹响声是怎么回事 ······· 050
为什么说肩疼是颈椎病的潜在信号 ······ 051

为什么说肺尖癌患者也会有肩臂疼痛呢 ······ 051
颈椎病引起的颈痛有什么特点 ······ 051
为什么颈椎病会引起颈部强硬 ······ 052
为什么颈椎损伤会造成颈椎病 ······ 052
吞咽困难是怎么回事 ······ 052
吞咽困难和颈椎病有什么关系 ······ 053
颈性吞咽困难有什么特点 ······ 053
如何判断吞咽困难的轻重 ······ 053
吞咽困难的患者在饮食上要注意些什么 ······ 054
视力障碍和颈椎病有什么关系 ······ 054
颈椎病引起的视力障碍有什么症状 ······ 055
颈椎病为什么会引起视力障碍 ······ 055
颈性视力障碍有哪些特点 ······ 055
何为"颈性高血压" ······ 055
颈椎病会引起高血压吗 ······ 056
颈性高血压有什么特点 ······ 056
为什么会发生落枕 ······ 056
落枕对颈椎有什么影响 ······ 057
落枕有哪些表现 ······ 057
生活中如何有效预防落枕 ······ 057
用米醋热敷能治疗落枕吗 ······ 058
为什么颈椎病会引起手指麻木 ······ 058
颈椎病引起的手指麻木有什么特点 ······ 058
颈椎病引起的手指麻木说明了什么 ······ 059
如何区分哪种病引起的手指麻木 ······ 059
眩晕是怎么回事 ······ 059
什么是颈性眩晕 ······ 059
为什么会出现颈性眩晕 ······ 060
颈性眩晕有什么特点 ······ 060
引起头痛的原因有哪些 ······ 061

颈椎病引起的头痛与其他类型头痛有什么区别 …… 061
颈椎病为什么会引起头痛 …… 062
颈椎病引起的头痛有什么特点 …… 062
为什么会出现胃肠功能紊乱等不适症状 …… 062
颈椎病为什么会引起胃肠不适 …… 063
如何判断胃肠不适是由颈椎病引起的 …… 063

第二节　颈椎病的危害面面观 064

颈椎病会导致听力下降吗 …… 064
颈椎病是否会造成睡眠障碍 …… 064
颈椎病能引起瘫痪吗 …… 065
颈椎病是否会引发颈胃综合征 …… 065
失眠、不孕与颈椎病的关系有哪些 …… 066
颈椎病是否易引起肢体肿胀 …… 066
颈椎病也会引起脱发、白发吗 …… 066
多数眩晕与颈椎病有哪些关系 …… 067
颈椎病是否会引起心绞痛 …… 067

第三节　现代诊断手法，揭开颈椎病真面目 068

什么是前屈旋颈试验 …… 068
什么是椎间孔挤压试验 …… 068
颈椎病的引颈试验如何进行 …… 068
什么是臂丛神经牵拉试验 …… 068
颈椎病的上肢后伸试验是如何进行的 …… 069
如何对患者进行压痛点部位检查 …… 069
徒手肌力检查的测定方法是怎样的 …… 069
颈椎X线片有哪些优势 …… 070
颈椎X线检查有哪些体位及意义 …… 070

如何从X线检查报告单上判断"生理弧度" ……………………… 071
如何从X线检查报告单上判断患者的骨质情况 …………………… 072
如何从X线检查报告单上判断韧带部分情况 ……………………… 072
项韧带是什么 ………………………………………………………… 072
为什么会出现项韧带钙化现象 ……………………………………… 072
仅做X线检查就可以确定颈椎病的类型吗 ………………………… 073
做颈椎X线检查对穿戴有什么要求 ………………………………… 073
为什么X线检查与临床表现不相符合 ……………………………… 073
颈椎骨质增生就是颈椎病吗 ………………………………………… 074
CT检查的原理是什么 ………………………………………………… 075
CT检查对颈椎有什么积极意义 ……………………………………… 075
哪些情况下需要做CT检查 …………………………………………… 075
做CT检查有哪些体位 ………………………………………………… 076
做CT检查要有哪些准备 ……………………………………………… 076
CT检查报告单上包括哪些内容 ……………………………………… 076
CT检查报告与X线检查报告有什么区别 …………………………… 076
做CT检查时要注意什么 ……………………………………………… 077
CT对颈椎病的适应证有哪些 ………………………………………… 077
核磁共振检查的原理是什么 ………………………………………… 078
核磁共振检查有哪些优势 …………………………………………… 078
核磁共振检查就是万能的吗 ………………………………………… 079
做核磁共振检查有哪些体位 ………………………………………… 079
金属物品对磁共振检查有什么影响 ………………………………… 079
哪些情况下不能进行核磁共振检查 ………………………………… 079
核磁共振检查有什么意义 …………………………………………… 080
颈椎病的诊断标准有哪些 …………………………………………… 080
颈椎病诊治的一般原则有哪些 ……………………………………… 081
颈椎病的就医要点有哪些 …………………………………………… 081
就诊时挂什么科室 …………………………………………………… 082
如何找到适合自己的医生 …………………………………………… 082

第四节 未雨绸缪——颈椎病的防治 083

预防颈椎病的重要性有哪些 ………………………………………… 083
如何"防"住颈椎病 ……………………………………………… 083
怎样注重工作中的间断活动 ……………………………………… 085
为什么说颈椎病的预防要趁"早" ………………………………… 086
经常进行形体锻炼可预防颈椎病吗 ……………………………… 086
颈椎病患者如何预防并发高血压 ………………………………… 086
颈椎病患者如何预防并发糖尿病 ………………………………… 087
颈椎病患者如何预防并发冠心病 ………………………………… 088
颈椎病患者进行心理调节也可预防颈椎病吗 …………………… 088
围领和颈托可预防颈椎病吗 ……………………………………… 089
颈椎病发病后要注意什么 ………………………………………… 089
加重颈椎病病情的因素有哪些 …………………………………… 090
如何预防颈椎病的加重 …………………………………………… 091

第三章
日常生活保健
——小细节成就颈椎健康

第一节 女性,别让颈椎早衰30年 093

时尚挂链也会伤害颈椎吗 ………………………………………… 093
为什么胸罩穿戴不当也会引起颈椎病 …………………………… 094

为什么说单肩挎包易挎出颈椎病 …… 094
穿吊带装会引发颈椎病吗 …… 095
为什么说低领衫也会伤颈椎 …… 095
精油泡澡可以缓解颈椎疼痛吗 …… 096
白领女性穿高跟鞋也会穿出颈椎病吗 …… 096
节食也会引发颈椎病的说法有道理吗 …… 097

第二节 点滴做起，时时处处关爱颈椎
098

日常生活中如何保护颈椎 …… 098
坐姿与颈椎病关系密切吗 …… 099
为什么说坐得太直也会伤颈椎 …… 100
低头综合征有什么特点 …… 101
如何预防"低头综合征" …… 102
长时间看电视对颈椎有什么伤害 …… 103
沉迷于电脑游戏也会伤害颈椎吗 …… 103
遇突发事件急转头有什么危害 …… 104
什么样的书桌利于坐姿的调整 …… 105
为什么说伸懒腰也能保护颈椎 …… 105
及时纠正不良习惯对颈椎的好处有哪些 …… 106
为什么说戴头盔易伤害颈椎 …… 107
经常提电脑包也会引发颈椎病吗 …… 108
为什么颈椎病患者不宜睡软床 …… 109
颈椎病患者易选用的床铺类型 …… 109
颈椎病患者如何选择枕头 …… 110
颈椎病患者宜采用哪种睡眠方式 …… 111
露天睡觉对颈椎病患者有什么危害 …… 112
晒颈椎有用吗 …… 113
佩戴颈托有什么作用 …… 113
颈托有哪些种类 …… 114

如何正确使用颈托 …… 115
春季怎样补充营养防治颈椎病 …… 115
颈椎病患者为什么夏季要预防着凉 …… 116
颈椎病患者在秋季要注意哪些 …… 117
冬季防治颈椎病有哪些注意事项 …… 118
自我保健可以延缓颈椎病的退变历程吗 …… 119
为什么说颈椎病患者要注意保暖和避风寒 …… 120
颈椎病患者如何根据病情做保健操 …… 121
如何正确理解推拿、按摩的作用 …… 121
为什么说颈椎病患者平时要注意休息 …… 122
颈椎骨质增生患者的调养有哪些妙招 …… 122

第三节 关注心理，颈椎病患者的心理调试 124

患者了解自己的病情有哪些重要的意义 …… 124
慢性颈椎病患者的心理表现有哪些 …… 124
如何鉴别"心理颈椎病" …… 125
患者有急躁情绪的危害有哪些 …… 126
重症颈椎病患者为何不宜悲观 …… 126
患者为何要有战胜疾病的信心 …… 126
颈椎病调节情绪的方法有哪些 …… 126
颈椎病患者如何进行心理调适 …… 127
医护人员如何帮助患者摆脱心理负担 …… 128

第四节 误区大扫描，让你的颈椎更健康 129

椎间盘突出与颈椎病有什么关系 …… 129
颈椎病症状得到缓解后就要停止治疗吗 …… 129
所有颈椎病患者都可服用抗痛药物吗 …… 130
找别人给"扳脖子"的方法可取吗 …… 130

颈椎病 生活调养防治 800 问

第四章
"食"全"食"美
—— "慢工"调出好身体

第一节　颈椎病患者的饮食原则
131

颈椎病患者饮食调养的优势在哪里	131
颈椎病患者如何建立良好的饮食习惯	131
颈椎病患者对食物的量有要求吗	132
颈椎病患者在饮食方面需要注意什么	132
为什么说颈椎病患者要对证进食	132
颈椎病患者饮食如何做到合理搭配	133
得了颈椎病就要忌口吗	133
为什么说颈椎病患者要多吃高营养食品	134

第二节　保护颈椎，饮食有方法
134

颈椎病患者宜吃的富含钙的食物有哪些	134
颈椎病患者宜吃的富含蛋白质的食物有哪些	135
颈椎病患者宜吃的富含B族维生素的食物有哪些	135
颈椎病患者宜吃的富含维生素E的食物有哪些	135
颈椎病患者宜吃的富含维生素C的食物有哪些	135
喝牛奶对颈椎病有什么好处	135
颈椎病患者在喝牛奶时要注意什么	136
经常喝骨头汤可缓解颈椎病吗	136
做骨头汤时有什么技巧	136
怎样喝骨头汤可避免心血管疾病	137
为什么说多喝鱼头汤对颈椎病有好处	137

为什么说经常食用金针菜对颈椎病有好处	*137*
经常吃虾有什么好处	*138*
颈椎骨质增生是因为补钙太多吗	*138*

第三节　颈椎病患者的食疗药膳
139

适合颈椎病患者食用的粥类有哪些	*139*
适合颈椎病患者食用的菜肴有哪些	*139*
适合颈椎病患者食用的汤羹有哪些	*141*
适合颈椎病患者饮用的药酒有哪些	*141*
适合颈椎病患者饮用的药茶有哪些	*142*
如何用强筋壮骨法治疗颈椎病	*143*
如何用温经通络汤治疗颈椎病	*143*
神经根型颈椎病常用的药膳有哪些	*144*
脊髓型颈椎病常用的药膳有哪些	*145*
椎动脉型颈椎病常用的药膳有哪些	*146*
交感神经型颈椎病常用的药膳有哪些	*147*
治疗颈椎病的偏方有哪些	*147*
治疗颈椎病的常用药膳有哪些	*148*

第五章
经络疗法
——长在身体上的"良药"

第一节　推拿疗法
151

什么是推拿疗法	*151*
推拿对颈椎病有哪些积极意义	*152*

所有颈椎病患者都适合推拿疗法吗 …………………… 152
哪些颈椎病患者适宜推拿疗法 ………………………… 152
哪些情况下不宜进行推拿疗法 ………………………… 153
推拿的揉捻法有哪些 …………………………………… 153
推拿提拿法的内容是什么 ……………………………… 154
推拿散法的内容是什么 ………………………………… 154
推拿弹拨法的内容是什么 ……………………………… 154
推拿的滚法有哪些 ……………………………………… 154
推拿的叩击法有哪些 …………………………………… 155
推拿的旋转扳法有哪些 ………………………………… 155
推拿疗法时患者宜采取哪些体位 ……………………… 155
患者在接受推拿时为什么会感觉疼痛 ………………… 156
患者在接受推拿后为什么会感觉疼痛 ………………… 156
患者在接受推拿时感觉痒是怎么回事 ………………… 156
患者在接受推拿时或推拿后有瘀斑是怎么回事 ……… 157
患者在接受推拿时或推拿后出现破皮怎么办 ………… 157
患者在接受推拿时忽然晕厥怎么办 …………………… 157
颈神经根型颈椎病患者宜采用哪种推拿法 …………… 157
脊髓型颈椎病患者宜采用哪种推拿法 ………………… 158
椎动脉型颈椎病患者宜采用哪种推拿法 ……………… 158
颈部软组织型颈椎病患者宜采用哪种推拿法 ………… 159
推拿疗法的要点有哪些 ………………………………… 159
什么是穴位刺激法 ……………………………………… 160
颈椎病的穴位刺激法常用的穴位有哪些 ……………… 160
患者如何知道自己是否找准了穴位 …………………… 161
中医如何揉擦大杼穴 …………………………………… 161
中医如何多穴位配合按摩治疗颈椎病 ………………… 161
如何对肩肌进行推拿 …………………………………… 162
如何对颈椎在手部的反射区进行按摩 ………………… 162
如何对颈椎在脚部的反射区进行按摩 ………………… 163
如何对耳部进行按摩来防治颈椎病 …………………… 163

第二节　拔罐疗法

什么是拔罐疗法 ································· 164
拔罐疗法所用的罐有哪些种类 ············· 164
拔罐的方法有哪些 ····························· 165
什么是火罐法 ··································· 165
火罐疗法有几种方式 ························· 165
什么是水罐法 ··································· 166
什么是抽气法 ··································· 166
如何正确起罐 ··································· 166
哪些穴位利于防治颈椎病 ··················· 166
拔罐的种类主要有哪些 ······················ 166
药罐法是怎么回事 ····························· 167
针罐法是怎么回事 ····························· 167
刺络拔罐法是怎么回事 ······················ 167
走罐法是怎么回事 ····························· 167
坐罐法是怎么回事 ····························· 167
颈椎病患者如何拔火罐 ······················ 168
颈椎病患者如何拔药罐 ······················ 168
拔罐疗法的注意事项有哪些 ··············· 168
居家自行拔火罐有哪些小窍门 ············ 169
哪些颈椎病患者不宜采用拔罐疗法 ······ 169
拔罐疗法的时间和疗程是怎样的 ········· 169
拔罐时要拔多久 ································ 169
拔罐后皮肤表面有水和血液是怎么回事 ·· 170
拔罐后皮肤为什么会肿起来 ··············· 170
为什么拔罐后皮肤上会有水疱 ············ 170
拔罐后皮肤上出现水疱如何处理 ········· 170
拔罐后皮肤变黑、变紫是怎么回事 ······ 171
为什么说拔罐后皮肤的颜色越深代表病情越重 ·· 171
为什么有些人拔罐后觉得皮肤痛且痒 ··· 171

第三节 刮痧疗法 172

什么是刮痧疗法 …………………………………… 172
刮痧疗法对颈椎病的作用机理是什么 …………… 172
刮痧疗法的刮具如何选择 ………………………… 172
刮痧疗法的介质如何选择 ………………………… 173
颈椎病患者刮痧时宜选择哪些穴位 ……………… 173
进行刮痧疗法前的准备工作有哪些 ……………… 173
刮痧疗法的具体操作方法是怎样的 ……………… 173
刮拭前颈部时的要点是什么 ……………………… 174
刮拭后颈部时的要点是什么 ……………………… 174
刮拭胸胁部时的要点是什么 ……………………… 175
刮拭上肢经穴时的要点是什么 …………………… 175
颈型颈椎病患者宜采用哪种刮痧法 ……………… 175
椎动脉型颈椎病患者宜采用哪种刮痧法 ………… 175
交感型颈椎病患者宜采用哪种刮痧法 …………… 175
神经根型颈椎病患者宜采用哪种刮痧法 ………… 176
脊髓型颈椎病患者宜采用哪种刮痧法 …………… 176
运用刮痧疗法治疗颈椎病时要注意什么 ………… 176
哪类患者不宜采用刮痧疗法 ……………………… 177
患者可以经常刮痧吗 ……………………………… 177
刮痧过程中如何减轻患者的疼痛感 ……………… 178
什么是"痧象" …………………………………… 178
从"痧象"中能看出什么 ………………………… 178

第四节 针灸疗法 179

针灸疗法的作用机理是什么 ……………………… 179
临床上常用的针灸疗法有哪些 …………………… 179
灸疗有什么作用 …………………………………… 179

灸疗时如何选择穴位 …………………………………… 179
温针疗法的内容是什么 …………………………………… 180
穴位注射的内容是什么 …………………………………… 180
电针疗法的内容是什么 …………………………………… 180
颈型颈椎病针灸的穴位主要有哪些 …………………… 181
神经根型颈椎病针灸的穴位主要有哪些 ……………… 181
脊髓型颈椎病针灸的穴位主要有哪些 ………………… 181
椎动脉型颈椎病针灸的穴位主要有哪些 ……………… 181
交感神经型颈椎病针灸的穴位主要有哪些 …………… 181
患者在进行针灸疗法时要注意些什么 ………………… 182

第六章 生命在于运动
——运动调理除顽疾

第一节 上班族让颈椎轻松动起来
183

电脑族如何做"头后仰"运动来活动颈椎 …………… 183
电脑族如何做"扶椅背"运动来活动颈椎 …………… 183
电脑族如何做"耸肩"运动来活动颈椎 ……………… 184
电脑族如何做"屈手肘"运动来活动颈椎 …………… 184
伏案工作者如何运动来活动颈椎 ……………………… 184
长期"坐位"者如何通过击拳来活动颈椎 …………… 185
长期"坐位"者如何通过肩臂力量锻炼来活动颈椎 … 185
长期"坐位"者如何通过"动头"来活动颈椎 ……… 185
长期"坐位"者如何通过"绕头"来活动颈椎 ……… 186

长期"坐位"者如何通过"伸颈"来活动颈椎 …………… 186
办公室一族如何通过"左顾右盼"法来活动颈椎 …………… 186
办公室一族如何通过调整坐姿来活动颈椎 …………… 187
办公室一族如何通过头部侧展来活动颈椎 …………… 187
办公室一族如何通过做"颈椎操"来活动颈椎 …………… 187
办公室一族如何通过"鸡啄米"来活动颈椎 …………… 188
办公室一族如何做"10点10分操"活动颈椎 …………… 188
办公室一族如何做"昂首问天"活动颈椎 …………… 188
办公室一族如何做"前俯后仰"活动颈椎 …………… 188
办公室一族如何做"举臂转身"活动颈椎 …………… 189
办公室一族如何做"提肩缩颈"活动颈椎 …………… 189
办公室一族如何做"摇头晃脑"活动颈椎 …………… 189
办公室一族如何做"颈臂较力"活动颈椎 …………… 190

第二节 居家巧运动，随心又随意 190

居家时如何通过"抬臂"动作来活动颈椎 …………… 190
居家时如何通过"右肩贴右膝"动作来活动颈椎 …………… 190
居家时如何通过"斜举臂"动作来活动颈椎 …………… 191
如何通过轻微按压来舒缓颈椎 …………… 191
如何通过伸展运动来放松颈椎 …………… 191
如何通过模仿芭蕾舞姿来美化颈部 …………… 191
如何通过米字操来缓解颈椎疼痛 …………… 192
颈椎病患者如何通过"金狮摇头"来防治颈椎病 …………… 193
颈椎病患者如何通过"与项力争"来防治颈椎病 …………… 193
颈椎病患者如何通过"回头望月"来防治颈椎病 …………… 193
颈椎病患者如何通过"托天按地"来防治颈椎病 …………… 193
颈椎病患者如何通过"伸颈拔背"来防治颈椎病 …………… 194
颈椎病患者如何通过"前伸探海"来防治颈椎病 …………… 194
颈椎病患者如何通过"站姿小燕飞"来防治颈椎病 …………… 194
颈椎病患者如何通过"半姿小燕飞"来防治颈椎病 …………… 194

颈椎病患者如何通过"标准小燕飞"来防治颈椎病 …………… 194

如何通过"自我过伸仰枕法"来防治颈椎病 …………………… 195

如何擦玻璃可有效呵护颈椎 …………………………………… 195

如何擦地板可有效呵护颈椎 …………………………………… 195

搓颈梳头如何治疗颈椎病 ……………………………………… 195

如何通过"点肩外俞穴法"治疗颈椎病 ………………………… 196

如何借助枕头来运动颈椎 ……………………………………… 196

驾车时如何做"轻松健颈操" …………………………………… 197

第三节 外出、娱乐时也要保护颈椎
198

体育锻炼对于颈椎病的意义 …………………………………… 198

体育锻炼防治颈椎病的特点 …………………………………… 198

体育锻炼时要注意些什么 ……………………………………… 199

颈椎病患者普拉提练习前的热身如何做 ……………………… 200

如何做普拉提练习"俯卧后踢腿" ……………………………… 200

如何做普拉提练习"仰卧直颈式" ……………………………… 200

如何做普拉提练习"游泳式" …………………………………… 200

如何做普拉提练习"肩脊搭桥式" ……………………………… 201

如何做普拉提练习"天鹅翘首式" ……………………………… 201

如何做普拉提练习"腿臂屈伸式" ……………………………… 201

瑜伽练习时要注意什么 ………………………………………… 202

瑜伽的"鱼式"如何做 …………………………………………… 202

瑜伽的"猫式"如何做 …………………………………………… 203

瑜伽的"眼镜蛇式"如何做 ……………………………………… 203

瑜伽的"狼式"如何做 …………………………………………… 203

瑜伽的"哈巴狗式"如何做 ……………………………………… 204

瑜伽的"鸵鸟式"如何做 ………………………………………… 204

瑜伽的"牛面式"如何做 ………………………………………… 204

瑜伽的"乌龟式"如何做 ………………………………………… 204

瑜伽的"坐姿半脊柱扭转式"如何做 …………………………… 204

瑜伽的"榻式"如何做 …………………………………………… 205

瑜伽的"燕子飞式"如何做 ……………………………… 205
瑜伽的"云雀式"如何做 …………………………………… 205
练习太极对于颈椎病有什么积极作用 ………………… 206
颈椎病患者如何练习太极 ………………………………… 206
什么是颈椎病的五步疗法 ………………………………… 207
五步疗法治疗颈椎病有哪些优势 ………………………… 208
徒手体操对颈椎病患者的益处有哪些 …………………… 208
为什么说游泳有助于防治颈椎病 ………………………… 209
放风筝有益于颈椎健康吗 ………………………………… 209
椎动脉供血不足者在放风筝时要注意些什么 …………… 210
为什么说经常打羽毛球可缓解颈椎病疼痛 ……………… 210
为什么说骑山地车可防治颈椎病 ………………………… 210
为什么说抛沙包可以缓解颈肩痛 ………………………… 211
如何做"哑铃体操"防治颈椎病 ………………………… 211
做"哑铃体操"时要注意些什么 ………………………… 213
乘地铁时如何做颈部保健操 ……………………………… 213
自驾车等红绿灯时如何忙里偷闲呵护颈椎 ……………… 213
哪些颈椎病患者不宜做运动 ……………………………… 214

第七章
药物疗法
——中西合璧好得快

第一节 颈椎病患者中药疗法
215

哪些颈椎病患者适宜中药治疗 …………………………… 215
为什么说服中药时不能喝茶 ……………………………… 215

为什么说服中药时不能吃萝卜 …… 215
为什么说服中药煎剂或丸药时忌生、冷、油腻 …… 216
患者常用的活血化瘀药有哪些 …… 216
活血化瘀药对颈椎病患者有什么作用 …… 216
患者常用的祛风通络药有哪些 …… 216
祛风通络药对颈椎病患者有什么作用 …… 216
患者常用的解表散风药有哪些 …… 217
解表散风药对颈椎病有什么作用 …… 217
患者常用的理气止痛药有哪些 …… 217
理气止痛药对颈椎病有哪些作用 …… 217
患者常用的补虚药有哪些 …… 217
补虚药对颈椎病有哪些作用 …… 218
寒湿阻络型颈椎病有哪些表现 …… 218
寒湿阻络型颈椎病如何用中药治疗 …… 218
气血两虚夹瘀型颈椎病有哪些表现 …… 218
气血两虚夹瘀型颈椎病如何用中药治疗 …… 218
脾肾阳虚夹瘀型颈椎病有哪些表现 …… 219
脾肾阳虚夹瘀型颈椎病如何用中药治疗 …… 219
颈椎病患者需要长期服用中药吗 …… 219
鹿茸对缓解颈椎病病情有帮助吗 …… 219
胡桃仁对缓解颈椎病病情有帮助吗 …… 220
肉苁蓉对缓解颈椎病病情有帮助吗 …… 220
杜仲对缓解颈椎病病情有帮助吗 …… 220
山茱萸对缓解颈椎病病情有帮助吗 …… 221
人参对缓解颈椎病病情有帮助吗 …… 221
颈椎病患者如何服用中成药"骨刺片" …… 221
颈椎病患者如何服用中成药"天麻丸(胶囊)" …… 222
颈椎病患者如何服用中成药"伸筋丹胶囊" …… 222
颈椎病患者如何服用中成药"愈风宁心片" …… 222
颈椎病患者如何服用中成药"骨刺消痛液" …… 223
颈椎病患者如何服用中成药"健步壮骨丸" …… 223

颈椎病患者如何服用中成药"抗骨增生片" ……… 223
颈椎病患者如何服用中成药"六味地黄丸" ……… 223
颈椎病患者如何服用中成药"跌打丸" ………… 224
颈椎病患者如何服用中成药"天麻丸" ………… 224
颈椎病患者如何服用中成药"木瓜丸" ………… 224
颈椎病患者如何服用中成药"祛风舒筋丸" …… 224
颈椎病患者如何服用中成药"独活寄生丸" …… 225
颈椎病患者如何服用中成药"骨仙片" ………… 225
颈椎病患者如何服用中成药"脊痛汤" ………… 225
颈椎病患者如何服用中成药"加味葛根汤" …… 225
颈椎病患者如何服用中成药"黄芪桂枝五物汤" … 226
颈椎病患者进行外用疗法时要注意什么 ……… 226
贴敷疗法对颈椎病的作用机制是什么 ………… 226
什么是颈椎病的热敷疗法 ……………………… 227
热敷疗法有哪些种类 …………………………… 227
哪类颈椎病患者最宜选用外敷疗法 …………… 228
外敷疗法的时间和疗程是怎样的 ……………… 228
颈椎病患者如何外用"正骨水" ……………… 228
颈椎病患者如何外用"麝香风湿油" ………… 229
颈椎病患者如何外用"息伤乐酊" …………… 229
颈椎病患者如何外用"天和骨通贴" ………… 229
颈椎病患者如何外用"奇正骨痛贴" ………… 230
颈椎病患者如何外用"万应止痛膏" ………… 230
颈椎病患者如何外用"正红花油" …………… 230
颈椎病患者如何外用"吴茱萸酒" …………… 230
如何运用"蟾酥麝香散调敷法"治疗颈椎病 … 231
如何运用"复方马钱子酒"治疗颈椎病 ……… 231
如何运用"黑豆陈醋热敷法"治疗颈椎病 …… 231
如何运用"炒盐熨敷法"治疗颈椎病 ………… 232
如何运用"川芎末醋调外敷法"治疗颈椎病 … 232
如何运用"地龙白糖液外敷法"治疗颈椎病 … 232

如何运用"威灵仙醋调敷法"治疗颈椎病 …… 232
如何运用"壁虎散外敷法"治疗颈椎病 …… 233
如何运用"热醋湿敷法"治疗颈椎病 …… 233
如何运用"佩戴药囊法"治疗颈椎病 …… 233
颈椎病膏药不能随意乱贴 …… 233
什么是熏洗疗法 …… 234
颈椎病患者进行熏洗疗法要注意些什么 …… 234
颈椎病患者如何外用"葛根洗方"进行熏洗 …… 235
颈椎病患者如何外用"透骨草洗方"进行熏洗 …… 235
颈椎病患者如何外用"羌归洗方"进行熏洗 …… 235
熏洗疗法的作用机理是什么 …… 236
哪类患者最适宜选用熏洗疗法 …… 236
颈椎病患者常用的药浴疗法有哪些 …… 236
为什么说饭前、饭后30分钟内不宜进行药浴 …… 237
为什么说全身热水浴时间不宜过长 …… 237
什么是药枕疗法 …… 237
用于治疗颈椎病的药枕有哪些种类 …… 238
药枕疗法为什么能治颈椎病 …… 238
药枕疗法的不良反应有哪些 …… 239
药枕疗法的时间及疗程是怎样的 …… 239
如何制作药枕 …… 239
患者可选用的药物有哪些 …… 240
药枕疗法时要注意哪些问题 …… 240

第二节　颈椎病患者西药疗法
241

药物对颈椎病的治疗有什么作用 …… 241
得了颈椎病只吃药就可以治好吗 …… 241
进口药比国产药好吗 …… 241
非处方药和处方药有什么区别 …… 242
药物疗法可以和非药物疗法一起治疗吗 …… 242

为什么说服药时不宜吸烟、饮酒 …………………………………… 243
为什么老年人不宜同服多种药 …………………………………… 243
为什么说哺乳期妇女要尽量避免用药 …………………………… 243
哺乳期妇女不得已要用药时要注意些什么 ……………………… 244
哪类颈椎病患者宜用非甾体类消炎镇痛药 ……………………… 244
常用的非甾体类消炎镇痛药有哪些 ……………………………… 244
芬必得（布洛芬）胶囊对颈椎病患者有什么作用 ……………… 244
阿司匹林对颈椎病患者有什么作用 ……………………………… 245
氯唑沙宗片对颈椎病患者有什么作用 …………………………… 245
消炎痛（吲哚美辛）对颈椎病患者有什么作用 ………………… 245
奈普生（消痛灵）对颈椎病患者有什么作用 …………………… 245
扶他林（双氯芬酸）对颈椎病患者有什么作用 ………………… 245
服用非甾体类消炎镇痛药可能出现胃肠道不适吗 ……………… 246
长期服用非甾体类消炎镇痛药对肾脏有危害吗 ………………… 246
解除肌肉痉挛的药物对颈椎病有什么好处 ……………………… 246
妙纳对颈椎病患者有什么作用 …………………………………… 246
妙纳对颈椎病的作用机理是什么 ………………………………… 247
服用妙纳的不良反应有哪些 ……………………………………… 247
哪类颈椎病患者宜服用鲁南贝特 ………………………………… 247
鲁南贝特对颈椎病的作用机理是什么 …………………………… 248
服用鲁南贝特的不良反应有哪些 ………………………………… 248
颈椎病患者如何口服"维脑路通片" …………………………… 248
颈椎病患者如何口服"脑通片" ………………………………… 248
颈椎病患者如何口服"尼莫通片" ……………………………… 248
颈椎病患者如何使用"尼莫通注射液" ………………………… 248
颈椎病患者如何使用"维脑路通注射液" ……………………… 249
颈椎病患者如何使用"脑通注射液" …………………………… 249
维生素类药物对颈椎病有什么作用 ……………………………… 249
维生素 B_1 的作用机理是什么 …………………………………… 249
维生素 B_{12} 的作用机理是什么 ………………………………… 249
颈椎病患者如何口服"维生素 B_2" …………………………… 250

颈椎病患者如何口服"维生素 B_6" ········· 250
口服维生素 B_6 时有什么不良反应吗 ········· 250
颈椎病患者如何口服"维生素 C" ········· 250
口服维生素 C 有什么不良反应吗 ········· 250
颈椎病患者如何使用"甲钴胺片"（弥可保） ········· 251
维生素类药物可以长期服用吗 ········· 251
服用维生素类药物的疗程一般多长 ········· 251
镇静剂对颈椎病的作用机理是什么 ········· 251
颈椎病患者如何口服"西洋片（安定）" ········· 252
颈椎病患者如何口服"阿普唑仑片" ········· 252
颈椎病患者如何口服"唑吡坦" ········· 252
镇静剂有哪些副作用 ········· 252

第八章

手术疗法
——颈椎病患者的终极选择

第一节 手术治疗，你要懂得这些小常识

颈椎病手术治疗的原理是什么 ········· 253
颈椎病手术治疗的目的是什么 ········· 253
颈椎病都需要手术治疗吗 ········· 254
哪些颈椎病患者需要手术治疗 ········· 254
哪些患者不能进行手术治疗 ········· 255
颈椎病的手术方式都有哪些 ········· 256
手术前需要准备什么 ········· 256

为什么有些患者需要做手术翻修 ……………………………… 258
影响颈椎病手术疗效的因素有哪些 ……………………………… 258
为什么颈椎手术有时需要植骨 ……………………………… 259
颈椎手术有风险吗 ……………………………… 260

第二节 储备知识，给自己的颈椎做导航

患者手术前还需要做哪些特殊检查吗 ……………………………… 261
颈椎病患者手术治疗的方式有哪些 ……………………………… 261
颈椎手术的麻醉方式有哪些 ……………………………… 262
哪些患者适合颈前路手术 ……………………………… 262
颈前路手术有什么特色 ……………………………… 263
颈前路手术有哪些优势 ……………………………… 263
哪些患者适合做颈后路手术 ……………………………… 264
做颈后路手术前要做哪些准备 ……………………………… 264
颈椎病患者都可以做微创治疗吗 ……………………………… 265
什么是椎间融合器 ……………………………… 266
椎间融合器有哪些优缺点 ……………………………… 267
哪些患者适合使用椎间融合器 ……………………………… 267
颈椎病非融合手术是怎么回事 ……………………………… 268
什么是人工椎间盘置换手术 ……………………………… 268
如何理解人工椎间盘的使用寿命 ……………………………… 268
哪些患者适合使用人工椎间盘 ……………………………… 269
什么是臭氧分子椎间盘融核术 ……………………………… 269
什么是激光超导汽化减压术 ……………………………… 270
什么是椎间盘镜 ……………………………… 271
什么是激光针刀治疗 ……………………………… 272

第三节 术后康复，还你健康颈椎

颈前路术后如何进行观察护理 ……………………………… 272

颈后路术后如何进行观察护理 ·············· 274
术后可能出现哪些不适症状 ················ 276
颈椎病术后适宜食用哪类食物 ·············· 277
颈椎病术后易引发哪些并发症 ·············· 277
进行术后康复训练时需要注意些什么 ········ 278
术后多久可以进行按摩 ···················· 279
颈椎手术后如何防止手术切口感染 ·········· 279
颈椎手术后多久可以恢复正常 ·············· 279
颈椎手术后如何确定复查时间 ·············· 280
复诊时需要带些什么 ······················ 280
颈椎病术后能根治吗 ······················ 280

第九章 其他疗法
——总有一种方法适合您

第一节 颈椎病的物理疗法
281

什么是颈椎病的物理疗法 ·················· 281
如何理解物理疗法的作用机制 ·············· 282
物理疗法的主要方法有哪些 ················ 283
哪些颈椎病患者可以选择物理疗法 ·········· 283
颈椎病患者的家庭理疗方法有哪些 ·········· 284
温泉浴对颈椎病的治疗作用有哪些 ·········· 285
温泉疗法如何实施 ························ 286
颈椎病的泥疗法的作用原理是什么 ·········· 286

什么是直流电陈醋药物离子导入疗法 …………… 287
颈椎病的热疗法是怎么回事 …………………… 288
激光疗法如何治疗颈椎病 ……………………… 289
橡胶锤疗法如何治疗颈椎病 …………………… 289
颈椎病的超声疗法有什么作用 ………………… 290
什么是颈椎病的磁疗法 ………………………… 290
静磁场疗法分为哪些种类 ……………………… 291
动磁场疗法分为哪些种类 ……………………… 291
应用磁疗法时应注意哪几点 …………………… 292
磁片贴敷疗法的原理是什么 …………………… 292
磁片贴敷疗法的注意事项有哪些 ……………… 293

第二节 颈椎病的自我牵引疗法 294

什么是颈椎的自我牵引疗法 …………………… 294
常见的颈椎自我牵引种类有哪些 ……………… 294
家庭牵引疗法的功效有哪些 …………………… 296
牵引疗法有没有副作用 ………………………… 297
颈椎的不恰当牵引对人体有什么危害 ………… 298
牵引疗法宜采取哪些体位 ……………………… 299
牵引疗法的牵引时间如何分类 ………………… 299
牵引疗法的牵引重量有哪些 …………………… 300
牵引疗法的牵引方式有哪些 …………………… 300
颈椎的坐位牵引法 ……………………………… 301
颈椎的卧位牵引法 ……………………………… 302
如何进行颈椎的大重量牵引 …………………… 302
哪些患者适宜大重量牵引法 …………………… 302

第一章 细说颈椎
——揭开七块骨头的秘密

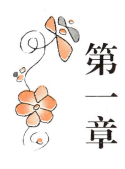

第一节 颈椎，人体最为脆弱的关节部位

颈椎的生理特点是怎样的

颈椎就是颈部脊椎，它为了支持头颅的重力，同时为了适应视觉、听觉和嗅觉的刺激反应，需要有大而敏锐的可动性。颈在头和躯干之间，较为窄细，在结构上是人体各部位中较为脆弱的部位。颈椎的下部是脊柱活动度较大的部位，也是脊柱中最早出现退行性改变征象的部位。

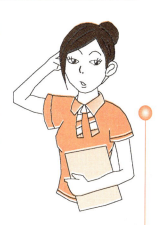

颈椎有什么生理作用

脊柱是支撑人体站立的重要骨架部分，脊柱包括了颈椎、胸椎、腰椎、骶椎、尾椎五部分，其中，颈椎位于脊柱的最上端，从大脑发出的各种神经信号首先要通过颈椎，然后才传递到全身各处。同时，大脑所需的营养也要

通过颈椎周围的血管来运送。所以说颈椎是连接大脑与全身的一个重要枢纽，我们一定要爱护它。

颈椎的一般形态

普通人体都有7个颈椎，颈椎的一般形态是由1个椎体、1个椎弓及7个突起（1个棘突、1对横突、两对关节突）所形成。其中7个颈椎中有2个和别的颈椎不太相同，分别称为特殊颈椎和普通颈椎。

特殊颈椎有哪些结构特点

第1、第2节颈椎因结构较为特殊，属于特殊颈椎，分别称为寰椎、枢椎。第一颈椎又称寰椎，呈不规则环形，由一对侧块、一对横突和前后两弓组成，上与枕骨相连，下与枢椎构成关节。其形态和其他颈椎相比虽然有共同的结构，如都有横突和横突孔，各有两个上、下关节突和一个较大的椎孔，但是最大的差别是第一颈椎没有椎体，椎孔则由前、后两弓围成，棘突很短。

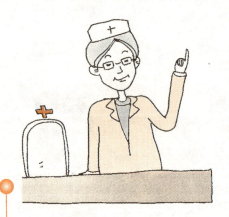

第二颈椎又称枢椎，椎体向上伸出一个柱状突起，称为"齿突"，具有枢纽作用，故称枢椎。

普通颈椎有哪些结构特点

第3、第4、第5、第6、第7节颈椎每节椎骨均包括椎体、椎弓和突起三部分，为普通颈椎。

第一章　细说颈椎
——揭开七块骨头的秘密

（1）椎体

一般较小，呈横椭圆形，上面的左右径约为 2.41 厘米，下面约为 2.28 厘米，均大于前后径。椎体中部较细，上、下端膨大，高约为 1.47 厘米，上面在左右径上凹陷，下面在前后径上凹陷。上、下椎体间形成马鞍状对合，以保持颈部脊柱运动时的相对稳定。与颈椎 4~6 节水平的钩椎关节是骨刺的易发部位。

（2）椎弓

椎弓向前和椎体相连接处较细，称做椎弓根。上、下椎弓根间合成椎间孔。椎间孔的前内侧壁是椎间盘，上下是椎弓根，后外侧壁是关节突关节和其关节囊，脊神经在此合成并从此孔中穿出。神经根的营养动脉也从此孔进入椎管中。椎弓根向后的板状部分称作椎板，上下椎板间由黄韧带连接。

（3）突起

棘突位于椎弓的正中央，呈前后位，突向后下方，棘突末端一般都分叉，第 7 颈椎分叉率只有 4%。

什么是颈椎间孔

颈椎间孔是指两个相邻颈椎的椎弓根之间的空隙。颈椎间孔中有颈脊神经通过，如果椎间孔狭窄，会出现压迫神经根的各种症状（运动或感觉障碍），且根据神经的支配范围不同，不同椎间孔变窄引起的症状发生部位也不相同。

在椎间盘退行性变狭窄时，当关节突关节或钩椎关节因慢性损伤而致骨质增生时，均可能使椎间孔变窄，而造成神经根受压。

什么是椎间盘

除了寰枢椎之间直接连接外，其他颈椎之间都有一个椎间盘。椎间盘的结构像一个扁扁的饼，"饼"的上下两面是椎体的软骨面，"饼"中间比较软的半流体状物质，被称为髓核，四周紧紧包着的是比较坚硬的纤维环。

椎间盘有什么作用

椎间盘有比较好的弹性，是一个完整的液压系统，能吸收震动，容许暂时压缩，所以一方面可以起到缓冲的作用，防止颈椎骨之间的互相损伤，避免脑部受到震荡，另一方面可以顺着颈椎的活动发生变形，使颈椎能够具有较大的活动范围。

椎间盘含有比较多的水分，年轻人的椎间盘含水分比较多，弹性就好，随着年龄的增加，颈椎间盘会发生生理性退变，髓核的含水量逐渐减少。

椎间盘突出是如何形成的

人体的颈部和腰部活动比较多，所以这两个部位的椎间盘比较容易老化或受到损伤。当颈椎间盘出现不同程度的退行性改变后，在外界因素的作用下，椎间盘的纤维环破裂，髓核组织从破裂之处突出（或脱出）于后方的椎管内，导致相邻的组织如脊神经根、脊髓等遭受刺激或压迫，从而产生一侧上肢麻木疼痛或行走困难等一系列临床症状，这个过程就是颈椎间盘突出。

什么是颈椎的生理曲度

人体端坐或站立时，从侧方看人的脖子似乎是直的，但包绕其内的颈椎

第一章 细说颈椎
——揭开七块骨头的秘密

并不是直的，在其中段有一向前凸出的弧度。这一向前的弧形凸起，医学上称为颈椎的生理曲度。

颈椎的生理曲度是如何形成的

颈椎曲度的形成是由于颈4～5椎间盘前厚后薄造成的，这是人体生理的需要。它可以增强颈椎的弹性，起到一定的缓冲振荡的作用，防止大脑的损伤。同时，也是颈部脊髓、神经、血管等重要组织正常的解剖生理需要。外伤、退变、姿势不良等，不仅可以造成颈椎生理曲度的改变，还可能引起相应的病理改变，从而导致临床症状及X线改变等。

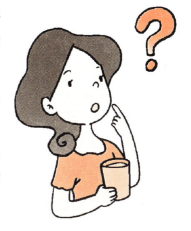

颈椎的正常活动范围有多大

颈椎的活动范围要比胸椎、腰椎大得多，如头前屈后伸（仰），左右侧屈。

医学上将关节活动范围称为关节活动度，一般用量角器进行测定。正常人的颈部活动范围如下：屈曲35°～45°，伸展35°～45°，左右侧屈均45°，左右旋转均60°～80°。

颈椎错位是怎么回事

颈椎错位是指因为颈椎椎间关节摩动运动丧失导致的颈部运动障碍。引起颈椎错位的主要原因是头部长时间处于某种固定位置，导致头部的部分肌肉痉挛，从而造成颈椎间关节处在一个不正常的位置，如同关节脱臼一样，引起椎间关节摩动运动丧失。如睡觉枕头过高，自行车比赛时头部长时间保持一个方向，用计算机时头部长时间处于一个固定姿势等。有时因为天气变化而着凉受风，也可引起颈部肌肉痉挛，造成颈椎间关节摩动运动的丧失。

颈部的肌肉有哪些

颈椎的活动是通过颈部肌肉的收缩来完成的。颈部的肌肉按功能来分包括伸肌、屈肌、侧屈肌和旋转肌。用于屈头和屈颈的肌肉有头短直肌、头长肌、舌骨肌群、颈长肌、舌骨下肌群、前斜角肌、中斜角肌；用于伸头的肌肉有头后小直肌、头后大直肌、头上斜肌和头下斜肌；用于侧屈和旋转的肌肉有头夹肌、颈夹肌、斜方肌和胸锁乳突肌等。

颈部肌肉有什么作用

颈部的肌肉不但用来活动头颈部，同时还有保持颈部稳定的重要作用，如果长期低头工作或平时姿势不良导致颈部肌肉疲劳，会增加其他组织如韧带、骨骼、椎间盘的负担，从而引起颈椎病。

颈髓的结构是怎样的

颈髓位于第1～7颈椎的椎管内，呈前后略扁的卵圆柱形，上端窄细，下端大。根据其形态可分上、下两部分。上颈髓自第1节颈椎到第3节颈椎。下颈髓由第4节颈椎到第7节颈椎。此部位横径大于矢状径，最大者是第6节颈髓。但此处椎管并不相应扩大，故形成椎管相对狭窄，这是造成颈段脊髓受压的解剖上的弱点。

第一章 细说颈椎
——揭开七块骨头的秘密

颈脊髓有什么作用

脊髓的活动受脑的控制。来自四肢和躯干的各种感觉冲动,通过脊髓的上行纤维束传达到脑,进行高级综合分析;脑的活动,再通过脊髓的下行纤维束,调整脊髓神经元的活动。脊髓本身完成许多反射活动,但也受脑活动的影响。

脊髓受伤会怎样

大脑是人体的司令部,协调和控制着全身的各种活动。而担负传递大脑指挥信息任务的就是神经,它像一根根电话线布满全身,连通各器官。

神经通讯的总干线是脊髓。脊髓呈圆柱形,上端在枕骨大孔与延髓相连,下端终止于第1、第2腰椎水平面,长约45厘米,直径约1.25厘米,它由很多神经组成,像一条"电缆"铺设在脊柱骨的椎管内。

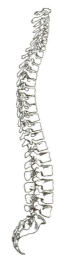
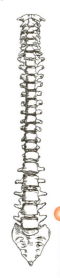

脊髓的模样像一条蜈蚣,长长的"身体"伸出31对"脚",医学上称这些"脚"为神经根。脊髓两旁的前、后神经根合成31对脊神经,支配身体的运动和感觉,其中称为颈神经的就有8对。

如果脊髓受到损伤,大脑的命令就不能很好地传达到身体的各个部位,根据损伤的部位和程度,可以出现受损伤部位以下神经支配部位的运动和感觉功能障碍,严重的损伤还可以引起瘫痪。

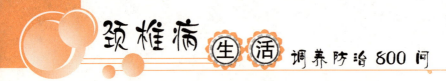

颈肩部的平衡失调是如何产生的

引起颈肩部平衡失调的原因有两方面：一是颈椎骨关节，二是颈肩区软组织。

根据生理活动的需要，颈椎骨关节形态与结构都有其特殊性。如，椎间盘是稳定颈椎骨之间的重要部分，颈椎骨上下各两对小关节同样失稳。一旦椎间盘发生退变或病损，椎骨间失稳，相互之间的平衡关系被破坏，就会影响两对小关节和钩突关节也失稳，导致关节面区病损，关节囊退变，甚至关节突也产生骨刺。在失稳情况下椎骨间滑移不稳，增加了骨刺对周围组织的威胁，极容易产生激压症状，当椎骨间失稳，平衡失调也就会牵连到周围软组织，如颈前的一对前、中、后斜角肌，两侧的胸锁乳突肌，颈后的一对斜方肌，项肌群，枕项间的肌群等都可由于颈椎失稳而失去其相互制约、互相协调的平衡关系，从而发生某些或某组肌群的痉挛和劳损。久而久之，会导致挛缩。因为这些肌腱的解剖位置、走行方向与功能都各异，但均是围绕着颈部活动，稳定颈肩部活动，所以，从功能的要求来看，其各自的大小、形态、长短、宽扁各异，这也成为较易产生劳损的条件。

当然，颈肩部平衡关系失调最先是颈肩部软组织劳损，各肌组间失稳，功能障碍，也可促发椎间盘病损和退变，导致症状发生。此外附在颈椎骨的韧带，如长的椎体前后的前纵韧带和后纵韧带、短的黄韧带，特别是黄韧带和后纵韧带发生退变，钙化增厚后，可激压椎管内的脊髓，从而产生症状。医学理论上将颈椎骨关节间与附近韧带称之为内平衡，颈肩外周肌腱等称为外平衡。内平衡间，外平衡间，内外平衡间，都处于相互制约、互相协调的正常平衡关系，如果破坏了这种平衡关系，就会发生病痛和症状。

哪些原因易引起颈肩部的平衡失调

产生平衡失调的原因，除上述原因外，主要的是生活和工作时的不良习

第一章 细说颈椎
——揭开七块骨头的秘密

惯造成的颈部的慢性劳损,如,近视眼不戴眼镜,伏案工作时间长,长期处于低头姿势,导致颈椎间盘与项背韧带肌群长时间劳损致病。又如,长时间睡高枕、长期伏案工作等。若有颈部急性损伤未能及时治疗,或有颈椎骨畸形与病变,颈肩软组织病损等都可以导致颈椎病。总而言之,上述的平衡关系必须在脑部与中枢神经系统的管理下维持。这是人体正常活动的先决条件。若属于脑部或中枢神经系统病损发生的平衡失调,则和这种失衡不同,非颈椎病所致,需要加以鉴别。

颈椎长骨刺是怎么回事

椎体骨刺是颈椎病的主要病理变化之一,也是放射科诊断颈椎病的重要依据。形成机制有如下几点:

1)椎间盘变性塌陷后,其两端椎体周围的韧带是松弛的。由于前后纵韧带松弛变性,已失去防止颈椎过度活动的能力,因此椎体的异常活动即可刺激椎体边缘的骨膜,使新骨形成而生成骨刺。此种方式形成的骨刺,多见于慢性损伤。

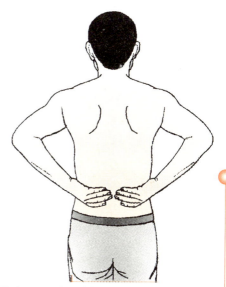

2)中急性外伤可使向四周突出的纤维环将椎体骨膜及前、后纵韧带推开,在其上、下、前、后形成四个间隙。间隙内可有血肿和渗出物,经过一定时间之后,血及渗出物被吸收钙化,即钙化或骨化而形成骨刺。

3)骨端的韧带本身受到过多的张力牵拉所致。

骨刺多发部位的顺序如下:颈$_5$、颈$_6$、颈$_7$、颈$_4$、颈$_3$、颈$_2$、颈$_1$。

第二节 了解颈椎病——颈椎病的一般常识

什么是颈椎病

颈椎病，是指颈椎椎间盘、颈椎骨关节、软骨、韧带、肌肉、筋膜等所发生的退行性改变及其继发改变，致使脊髓、神经、血管等组织受到损害，如压迫、刺激、失稳等，由此产生的一系列临床症状。

颈椎病的症状有哪些

(1) 颈部疼痛，酸胀不适

一些患者常在清晨醒后或起床时发觉颈部不适，脖子不知处于何种位置为好。

(2) 肌肉酸痛

颈、肩、背、手臂酸痛，脖子僵硬，举手投足酸痛难受，不敢主动活动。被动活动时疼痛加剧，休息可以缓解。

(3) 头痛，眩晕

头痛、头晕、耳鸣、感觉天旋地转，重者伴有恶心呕吐，卧床不起，少数会因眩晕猝倒。

(4) 颈项肩痛

头枕部和上肢酸痛难忍，有时脸的一侧发烧发热，有时还会有出汗异常。肩背部感觉沉重下坠。

(5) 四肢麻木、无力

一些患者上肢软弱无力，手指发麻，肢体皮肤感觉减退，拿东西感觉没

第一章 细说颈椎
——揭开七块骨头的秘密

有力气，有时手中的物品会因抓举不力，掉落在地上。下肢行走不稳，两脚发麻，走路时就像踩棉花的感觉。

(6) 视觉失常，心悸多汗

当颈椎病累及交感神经时可出现头晕、头痛，视力模糊，两眼发胀、发干，两眼睁不开，心跳加速，心慌气短，胸部憋闷的现象。

(7) 胃脘不适

出现胃肠胀气等症状。

(8) 咽部不适

吞咽困难，口腔发音困难。

(9) 大小便失常

有少数人出现大小便失控，性功能障碍，甚至出现四肢瘫痪。

颈部疼痛一定是颈椎病吗

"脖子疼"不一定就是颈椎病。引起脖子疼的原因还有很多，下面就给大家介绍一下可能引起颈部疼痛的原因。

(1) 颈部外伤

多见于肌肉拉伤，如扭伤、撞击伤、落枕等，是因颈部肌肉局部被撕裂而出现出血、水肿等炎症性刺激反应导致疼痛及痉挛，从而使颈部活动受到影响。如出现骨折则疼痛更加剧烈。

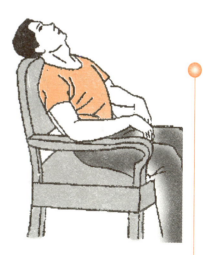

(2) 感染性疾病

如化脓性病灶、颈部痒肿、结核性病灶等多有肿胀，甚至有脓液排出。

(3) 风湿性疾病

如类风湿关节炎、肌筋膜炎等，它是一种非细菌性炎症性疾病，但其疼痛范围广泛，多不剧痛。

(4) **颈椎管狭窄症**

可为先天性，也可为后天性。

(5) **其他症状**

如后纵韧带骨化症、黄韧带肥厚症及椎体间不稳都有颈部疼痛、僵硬的表现，但可通过 X 线片或 CT 片来区别。

此外，颈部肿瘤、心脏病、头部疾患也能引起颈部疼痛，只要仔细检查，都能做出明确的判断。如果颈部长期疼痛，往往是颈椎病发出的预警信号，但这种判断并不一定百分百地正确，因为很多疾病都可能导致颈部疼痛。要想从根本上治疗，就应该找出发病的根源。

颈椎病能治好吗

颈椎病是一种常见疾病，一旦患上该病，有些人会非常焦急，担心病情加重，总希望能找到一种"灵丹妙药"，一下子治好。虽然颈椎病有一定的危害性，但它不会直接威胁到人的生命，所以颈椎病患者不必整日忧心忡忡，只要及时发现，在医生指导下做相应的治疗，大部分的颈椎病患者在非手术治疗下，其临床症状都会完全消失。并且，从全身情况来看，只要身体的主要器官功能良好，骨关节方面的部分退变对人体总的健康情况并没有很大影响。相反，骨关节方面的部分退变发展到一定阶段反而（周围韧带硬化并有骨刺形成时）能使患者的关节趋于稳定。只是颈椎病患者的活动范围会比正常人小点而已。从性质上讲，因为颈椎病属于慢性疾病，时发时

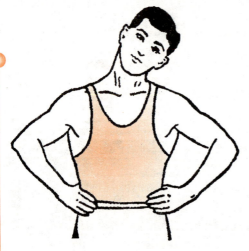

止，时轻时重，所以患者不要希望一两次治疗即可完全治愈，需要坚持长期治疗，定期观察。

为什么颈椎病很容易复发

颈椎病是一种容易反复发作的疾病，究其原因是多方面的。首先颈椎病是一种退行性疾病，发病的基础是颈部的脊椎、韧带、椎间盘等组织的退变，这些退变很多是不可逆的，在通过各种治疗方法缓解症状后，各种退变情况并没有好转，所以一旦外界条件发生改变，颈椎病的症状又可能会出现。另外，颈椎是人体中一个活动度很大的部位，平时的生活和工作中经常需要用力，比较容易受到损伤。再加上很多患者为了工作不能够很好地进行休息和锻炼。各种因素结合起来，导致了颈椎病比一般疾病容易复发。

颈椎病的发病征兆有哪些

颈椎病的种类很多，往往会有许多的报警信号提醒我们注意自己的身体。以下症状应当引起注意，因为这些可能是颈椎病的报警信号。

(1) 高血压

颈椎病可引起血压增高或降低，常以血压增高为常见，称为"颈性高血压"。该病近年有增高趋势，发病时表现为发作性交感神经兴奋而引起血压升高、心率加快、头痛、面色潮红、出汗等，常常被误诊为原发性高血压。

(2) 吞咽障碍

由骨质增生引起的颈椎病或由于颈椎病病理性刺激交感神经时，会导致食管痉挛或吞咽困难，但很少人会把两者联系起来。

(3) 猝倒

颈椎骨质增生会导致猝倒。常在站立或走路时因突然扭头，身体失去支持力而猝倒，倒地后可很快清醒站起，不伴有意识障碍，亦无后遗症。此类患者可伴有头晕、头痛、恶心、呕吐、出汗等自主神经功能紊乱的症状。

(4) 视力障碍

颈椎病会造成自主神经功能紊乱，导致椎—基底动脉供血不足，从而引起大脑枕叶视觉中枢缺血性病损。主要表现为视力下降、眼睛胀痛、畏光、流泪、瞳孔不等大、视野缩小等。

(5) 落枕

这是因为颈椎周围韧带松弛，失去了维护颈椎关节稳定的功能，被称为"颈椎失稳"。此时椎关节可能已错位。如经常落枕又没有采取有效的措施，让椎关节继续失稳、错位，就可能会累及椎间盘，导致颈椎骨质增生，逐渐发展成严重的颈椎病。

(6) 颈心综合征

这是由颈背神经后根受颈椎骨刺激和压迫所致。主要表现为心前区疼痛、胸闷、期前收缩以及心电图 ST 段改变等症状。这些症状常易被误认为冠心病。

颈椎病的患病率高吗

据有关调查数据统计，我国颈椎病的患病率高达 7%～10%，这说明全国有近 1 亿颈椎病患者，而且还在以每年增加 100 万人的速度上升。随着我国人均寿命的延长以及计算机、空调、汽车的广泛使用，人们屈颈和遭受风寒湿邪的机会不断增加，颈椎退变加快，颈椎病的发病率不断上升，且发病年龄不断提前。颈椎病的患病年龄从 20 世纪 80 年代的 55 岁提前到现今的 39 岁。可以说，颈椎病已经是危害我国民众健康的重大疾病之一。

专家曾做过一个实验：在寒冷潮湿的环境中将家兔固定于屈颈位置，几周后的病理解剖显示其椎间盘均发生退变突出。临床上情况也是如此，长期处于低头工作的人，如财会人员、银行职员、计算机操作人员等，并处于空调环境中，患颈椎病的比率相当高。在矿井这样湿潮寒冷环境中工作的井下工人，颈椎病发病率较之地面人员高得多。这不仅因为矿下潮湿，还与空气混浊易感咽喉炎有关。其他人群如中小学教师、演员、歌唱家、常与化学气体接触者等，因易感咽喉炎，发生颈椎病的比率也较高。

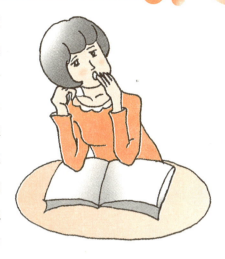

第三节　颈椎病家族——常见颈椎病的分类

颈椎病的中医分型有哪些

（1）风寒湿型颈椎病

风寒湿型颈椎病证候为颈、肩、上肢窜痛麻木，以痛为主，头有沉重感，颈部僵硬，活动不利，恶寒畏风。

主要因风寒湿邪侵袭人体，注于经络，留于关节，使气血痹阻而致本证。

（2）气滞血瘀型颈椎病

气滞血瘀型颈椎病证候为颈肩部或上肢刺痛，痛处固定，伴有肢体麻木。主要因气血瘀滞，经络不通，血脉痹阻而致本证。

（3）痰湿阻络型颈椎病

痰湿阻络型颈椎病证候为头晕目眩，头重如裹，四肢麻木不仁，纳呆（胃口差，不想食）。

主要因痰浊蒙蔽清阳，痰湿中阻，浊阴不降，气机不利致本证。

(4) 肝肾不足型颈椎病

肝肾不足型颈椎病证候为眩晕头痛，耳鸣耳聋，失眠多梦，肢体麻木，面红耳赤。

主要因肝肾亏虚，精髓不足，不能上充于脑而致本证。

(5) 气血亏虚型颈椎病

气血亏虚型颈椎病证候为头晕目眩，面色苍白，心悸气短，四肢麻木，倦怠乏力。

主要因气虚阳清不展，血虚脑失所养，血不养心而致本证。

什么是颈型颈椎病

颈型颈椎病在临床上非常常见，是最早期的颈椎病，也是其他各型颈椎病共同的早期表现。以颈部症状为主，因症状较轻往往不被重视，以致反复发作，导致病情加重。不少反复落枕的患者多属此型。此时是颈椎病的最初阶段，也是治疗的最有利时机。

颈型颈椎病早期有哪些症状

患者早期可有头颈、肩背部疼痛，有时疼痛剧烈，触压则痛，约有半数患者头颈部不敢转动或歪向一侧，转动时常和躯干一同转动。颈项部肌肉可有痉挛，有明显压痛。

如何诊断颈型颈椎病

颈型颈椎病是颈椎病中比较常见的一种，它以颈部的症状为主，主要表

第一章 细说颈椎
——揭开七块骨头的秘密

现为颈部疼痛和活动受限，少数患者也可以出现肩臂疼痛麻木，患者的症状经常在晨起、过度劳累、工作或睡眠等姿势不正确和感受风寒后加剧或复发。颈型颈椎病的发病是由于颈椎退变，引起颈椎间隙的松动和不稳，颈椎局部的内外力平衡失调后肌肉紧张，压迫刺激局部的神经末梢后，出现了相应的颈椎症状。颈型颈椎病通常见于颈椎退变的早期，以青壮年为多。

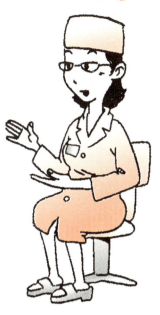

一般医生诊断的时候，会根据患者的颈、肩及枕部疼痛等感觉异常，是否伴有相应的压痛点；X线片上是否显示颈椎曲度改变或椎体间关节不稳与松动；并排除颈部扭伤、肩关节周围炎、风湿性肌纤维组织炎、神经衰弱及其他非因颈椎间盘退变所致之颈、肩部疼痛后，诊断出患者是否得了颈型颈椎病。

颈型颈椎病须与哪些疾病相鉴别

颈型颈椎病病人其头、颈、肩疼痛等有异常感觉，并伴有相应的压痛点。在X线片上，颈椎有曲度异常改变或椎间关节不稳等表现。这些症状与颈肩部的其他疾患，如落枕、肩关节周围炎、风湿性肌纤维组织炎、神经衰弱及其他非椎间盘退行性变所致的肩颈部疼痛相似。也就是说，医生会根据这些情况做鉴别诊断。

落枕和颈型颈椎病有什么区别

落枕经常发生在夜间睡眠姿势不良，或头颈长时间处于过度偏转的位置，或因睡眠时枕头不合适，过高、过低、过硬或感受风寒之后。一般起病往往是突然的，如晨起急性发病，或经过一个突然的急速动作后发病。主要表现为疼痛，疼痛范围一般集中在颈部，也可达到一侧肩臂部。头颈僵直状弯曲并转向健侧偏斜，活动受限制呈斜颈。一旦转向患侧，即发生刀割样剧痛，并可传导到头部斜方肌或肩部。严重时还出现交感神经刺激症状。

落枕的症状和颈型颈椎病的症状比较相似。但颈型颈椎病的病史一般比较长，反复发病，颈椎X线检查可以发现退行性改变；而落枕的时间比较短，发病比较急，颈椎X线检查阴性。当然，有的患者经常落枕，应该考虑颈椎病的可能。

临床检查颈型颈椎病有哪些表现

1）有的患者颈部偏歪，活动受限或正常，颈部肌肉痉挛，常常在菱形肌、斜方肌、冈上肌、冈下肌、肩胛肌或大小圆肌部位有压痛点，副神经受累还可出现胸锁乳突肌压痛和痉挛。

2）颈部触诊检查可出现棘上韧带肿胀、压痛，棘旁压痛，多无放射样痛。可出现棘间隙改变以及棘突侧突，以下颈椎较为多见。

3）椎间孔压缩试验以及臂丛神经牵拉试验为阴性，肌张力正常，无肌力减退与肌肉萎缩，上下肢肌腱反射正常，无病理反射。

4）X线正位片可见颈椎后关节呈现"双边""双突"征，相邻钩椎关节间隙不等宽与双侧钩椎关节不对称等。侧位片则可见颈椎生理曲线明显改变，如变直、中断、反张、成角或阶梯样。颈椎动态观察时或功能位片可表现得更为明显，有的可见关节突关节的重影与不协调变化等。少数患者没有X线片改变或只有颈椎生理曲线改变。

第一章 细说颈椎
——揭开七块骨头的秘密

什么是神经根型颈椎病

神经根型颈椎病是在各型中发病率最高的，占 50%～60%，以单侧发病为主，亦可双侧，多见于 30～50 岁的人。颈椎间盘突出与脱出，后方小关节骨质增生、钩椎关节骨刺形成，及其相邻的三个关节（椎体间关节、钩椎关节及后方小关节）的松动与移位都可对脊神经根造成刺激与压迫。

神经根型颈椎病有哪些表现

1）颈部痛像刀割、火灼、放电一样；痛可放射到肩、上臂、手、手指，个别可影响到前胸。

2）因头颈转动、手臂活动、咳嗽等原因使疼痛加剧；卧床时，如痛侧向下，痛即加重。

3）颈部、胸背部、肩部可找到压痛点。

4）颈、肩、上臂、手和手指的某些区域有麻木感、触觉过度敏感或减退现象。

如何定位诊断神经根型颈椎病

(1) 颈$_{2\sim3}$神经根

疼痛剧烈、表浅，屈颈部向耳郭、眼及颞部放射，患侧头部、耳及下颌可有烧灼、麻木感。

(2) 颈$_4$神经根

以疼痛症状为主，由颈后向肩胛区及胸前放射，颈椎后伸可使疼痛加剧。

(3) 颈$_5$神经根

主诉多为肩部疼痛、麻木，上肢上举困难，难以完成穿衣、梳头等动作。

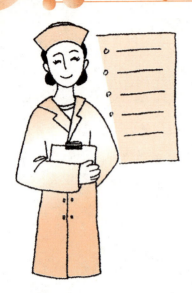

（4）颈$_6$ 神经根

疼痛由颈部沿肱二头肌放射至前臂外侧、手背侧。

（5）颈$_7$ 神经根

疼痛由颈部沿肩后、肱三头肌放射至前臂后外侧及中指。

（6）颈$_8$ 神经根

感觉障碍主要在无名指及小指尺侧，并有麻木感。

此外，还可有上肢的放射痛、上肢的皮肤知觉改变、臂丛神经牵拉试验阳性、腱反射减弱或消失、大鱼际肌或骨间肌萎缩等其他症状和体征。

神经根型颈椎病的诊断标准是怎样的

1）具有较典型的神经根型症状（麻木、疼痛等），且其范围与颈脊神经所支配的区域相一致。

2）椎间孔挤压试验、神经根牵拉试验阳性，棘突旁压痛伴患侧上肢放射痛。

3）X线片上可显示颈椎曲度改变、椎节失稳、椎间隙变窄、病变椎体节段骨刺形成、椎间孔缩小。

4）痛点封闭无显效（诊断明确者可不做此试验）。

5）临床表现与X线片或其他影像学的异常所见在节段上相一致。

6）除外颈椎结核、肿瘤等其他颈椎骨骼实质性病变、胸廓出口综合征、肩关节周围炎、网球肘、肱二头肌腱鞘炎、腕管综合征，以及尺神经、桡神经和正中神经受损等导致的以上肢疼痛为主要症状的疾患。

神经根型颈椎病与臂丛神经痛有什么区别

1）臂丛神经痛是由于炎症、外伤、肿瘤或粘连等原因刺激或压迫了臂丛神经而引起的臂丛神经疼痛症状。臂丛神经痛由炎症或外伤引起者发病较急骤，臂丛神经炎所致者时常有着凉病史，臂丛神经损伤或肿物压迫时亦有相应的病史。

2）而颈椎病常缓慢发病，一般有颈部劳损的病史。从颈部症状方面看，臂丛神经痛患者一般颈部没有什么症状，而颈椎病患者多有颈部不适及活动受限。

3）体征上，臂丛神经痛患者颈椎棘突位置多排列整齐，无明显移位和压痛，但臂丛神经锁骨上、锁骨下及腋下三压痛点有压痛，而神经根型颈椎病患者常有后颈部软组织紧张，臂丛神经牵拉试验及颈椎间孔挤压试验可呈阳性，患椎棘突常有移位、压痛。

4）颈椎病患者颈椎 X 线检查多见有颈椎退变表现，而臂丛神经痛患者颈部 X 线片一般无异常发现。

什么是椎动脉型颈椎病

椎动脉型颈椎病是因为颈椎不稳、退变骨刺直接刺激或压迫椎动脉，或因为刺激了颈椎关节囊韧带或椎动脉壁周围的交感神经所引起的反射性椎动脉痉挛，从而导致椎动脉供血不足的一种病证。

椎动脉型颈椎病的症状有哪些

椎动脉型颈椎病的症状千奇百怪，有的表现为偏头痛，有的表现为心脏病、胃肠病，也有的表现为梅尼埃症，甚至有被误诊为"精神病"的。其中，头、面部症状较多见。偏头痛最多见，大约每 10 个患者中至少 7 个具有一侧性偏头痛。10%的患者双侧都痛，表明两侧的椎动脉都有病变。其次是耳部症状，表现为耳鸣、听力减退及耳性眩晕等，发生率在70%左右。再次是视力障碍，约占40%。影响发音的大概占20%。

为什么椎动脉型颈椎病患者易产生眩晕症状

通常情况下，颈椎的屈伸运动对椎动脉的张力影响不大，不会引起脑部的供血障碍。但是，当颈椎向一侧旋转和侧屈时，因增加了该侧椎动脉的张力，而使得其供给大脑的血流量减少。在这种情况下，正常人可由另一侧椎动脉代偿，从而仍然能较好地保证大脑、脊髓、脊神经根等部位的正常血液供应。而椎动脉型颈椎病患者，则可由于动力性因素、机械性因素、血管因素等原因，使患侧椎动脉的代偿能力丧失而产生眩晕症状。

如何区分椎动脉型颈椎病与梅尼埃病

梅尼埃病是由于内耳病变引起的，内耳部管听力和平衡的神经位置很近，所以梅尼埃病的临床表现为发作性眩晕，可伴发恶心、呕吐、听力减退及耳鸣。眩晕为突然发生的症状，和颈部的活动没有直接的联系，患者所见景物常呈摇晃、旋转状；有的患者可出现眼球水平震颤体征。听力减退多发生于一侧，少数患者听力丧失。耳鸣呈高音调、持续性。

椎动脉型颈椎综合征患者所致的眩晕症状是由于颈椎部的血管受到刺激或压迫引起的，患者多无明显的耳鸣、耳聋症状，发生眩晕症状之前患者经常有颈部的活动。医生应用各种针对颈椎的治疗方法进行治疗后，眩晕症状多可缓解。

第一章 细说颈椎
——揭开七块骨头的秘密

什么是脊髓型颈椎病

脊髓型颈椎病是指由于颈椎间盘向后突出、椎体后缘骨刺、黄韧带肥厚、椎管狭窄、椎体滑移等原因对脊髓的直接压迫,或者由于交感神经的刺激,导致脊髓血管痉挛等原因造成的脊髓变性坏死,并由此引起以肢体功能障碍为特点的证候群。

脊髓型颈椎病有哪些临床表现

由于脊髓受压常合并下肢病变,早期一侧或两侧上肢麻木、酸胀灼痛,发作性无力;下肢沉重无力、发麻,步态不稳,易被绊倒,双足感觉异常;严重者,出现尿频、尿急、排尿不尽或排便无力。后期可出现四肢瘫、三肢瘫、偏瘫等。X线片检查可见颈椎退变,椎体后缘增生,骨刺后翘。

脊髓型颈椎病都有哪些类型

根据脊髓受损的部位、程度及临床表现可将脊髓型颈椎病分为中央型、椎体束型、横贯型3种类型。

(1) 中央型

又称"上肢型",为脊髓的前角和后角细胞受损而引起的一系列症状,以前角运动细胞受损者多见,是因动脉受压或遭受刺激所致。一侧受压表现为一侧症状,双侧受压表现为双侧症状,感觉上肢麻木、乏力,手指伸屈活动不能自如。有的手部骨间肌及鱼际肌萎缩,受累肌肉的肌张力及腱反射可减弱或消失。

(2) 锥体束型

因中央型颈椎病病变加重,使脊髓的椎体束受到压迫和损伤。其主要症状为缓慢的进行性双下肢麻木;发冷、疼痛和乏力,走路飘飘然像踩在棉花上，步态不稳，易跌跤。发病初期，常呈间歇性症状，每天走路过多或劳累后出现。随着病程的发展，病证可逐渐加重并转为持续性。上述症状多为双侧下肢，单侧较少见。

(3) 横贯型

锥体束病变继续向周围扩展，位于颈椎前、侧索部的脊髓丘脑束受损。患者表现为胸部以下感觉麻木，严重者可出现大小便功能障碍。

脊髓型颈椎病的发病因素有哪些

脊髓型颈椎病的发病原理主要有动力性因素、机械性因素、血管因素和先天发育因素4个方面。

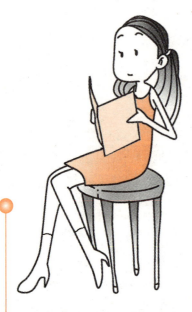

(1) 动力性因素

颈椎椎节失稳、松动；后纵韧带膨隆、皱褶；髓核后凸和黄韧带肥厚前凸等突向椎管腔而导致脊髓受压。这些情况可因体位或姿势的改变而减轻、消失（或加重），因此称为动力性因素。

(2) 机械性因素

椎体后缘骨质增生；髓核突出或脱出后形成粘连、机化，由此造成对脊髓的持续性压迫，或当颈椎活动时脊髓在凸出部位来回摩擦。这些情况均可使脊髓受压或受刺激而出现症状。是否出现症状与压迫的程度、时间及是否持续有关或与摩擦后是否发生水肿、充血等有关。

(3) 血管因素

脊髓的血液供应是保持脊髓完成各种复杂功能的重要基础，一旦某些血管因遭受压迫或刺激而出现痉挛、狭窄、相应支配区缺血，则可能产生瘫痪症状。

(4) 先天发育因素

颈椎椎管矢状径先天性发育狭窄也是不容忽视的原因。

什么是交感型颈椎病

交感型颈椎病主要是因颈椎生理弯曲消失，颈部肌群长时间紧张，颈椎间盘突出等因素造成的颈椎不稳定，刺激交感神经产生的临床症状。

交感型颈椎病有什么特点

交感神经痛的特点为酸困，有压迫感与钝痛、灼痛，产生的部位深，界限模糊不清，并有弥漫性扩散，不沿神经干的路径传导。

交感型颈椎病的表现有哪些

(1) 头部症状

头痛、头晕，特别是颈部旋转时加重，有时合并恶心呕吐。

(2) 眼部症状

视物模糊，眼目干涩，眼冒金星等。

(3) 心血管症状

心跳加速，心律不齐，心前区疼痛或血压升高等。

(4) 周围血管症状

发凉怕冷，肢体遇冷有刺痒感，头面肢体麻木等。

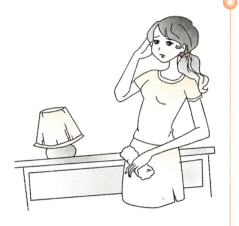

(5) 发汗障碍

表现为多汗症状。

(6) 神经兴奋症状

主要表现为：头昏眼花，眼睑下垂，流泪，鼻塞，心动过缓，血压偏低，胃肠蠕动增加或嗳气等。

交感神经型颈椎病的症状比较多，诊断的时候比较困难，容易和其他疾病混淆。医生在诊断这个疾病的时候，首先要询问病史，观察是否有交感神经的反应和其他类型颈椎病症状的伴随，再结合患者X线检查颈椎退行性改变的结果，排除冠心病、眼科疾病、脑血管疾病以及其他可以引起交感神经反应的疾病后，才可以诊断交感神经型颈椎病。

交感型颈椎病与冠心病如何鉴别

交感神经型颈椎病也会有心前区疼痛及心律不齐的症状，需要和冠心病相鉴别。一般来说，颈椎病疼痛发作常见于休息时，起病缓，并有颈肩臂疼痛和活动有关的特点，颈神经根压痛；而冠心病症状发作多见于患者活动量过大之后，起病急剧，疼痛范围局限而短暂，还会有血压下降、神态恐惧、面色苍白等改变。冠心病疼痛服硝酸甘油等药物有效。

交感型颈椎病与偏头痛如何鉴别

偏头痛发作的时候出现剧烈的头痛，疼痛通常在颞、额、眼眶等处，并可伴有恶心、呕吐、眩晕、汗出、腹痛等症状，和交感神经型颈椎病有相似的症状，但偏头痛发作前经常有先兆的视觉障碍，如出现暗点、眼冒金星等，一些患者甚至失语、感觉异常，先兆短的几分钟，长的半小时。偏头痛常有家族史，部分女患者在月经前后发病。偏头痛检查的时候无颈部压痛，颈椎X线片一般无颈椎病体征。交感神经型颈椎病患者经常可以被检查出颈肌紧张，X线片中可以发现退行性病变。

什么是食道型颈椎病

食道型颈椎病因咽喉干涩、咽喉部疼痛、明显异物、吞咽困难、喑哑等咽喉、食道症状而得名。是以在 X 线侧位片出现颈椎生理曲度变直、反张，前曲度加大，椎体移位，椎体前缘增生，以及食道后壁黏膜炎性渗出，不同程度的溃疡、憩室形成等病理改变为诊断依据的颈椎病。

食道型颈椎病的症状是什么

食道型颈椎病病证时轻时重，并可受上呼吸道感染等其他疾病的影响而加重。食道型颈椎病疼痛、干涩感位置靠下，多数患者喉结上部疼痛，随颈项部的活动加强而有逐渐减轻的可能。其咽喉部干涩疼痛较重，异物感不明显。而且异物感症状多在吞咽时发生，不同于梅核气时的异物感受。使用治疗咽喉部和梅核气药物对食道型颈椎病多无作用，或仅在某种程度上减轻，随后又恢复到原程度。而在使用颈椎病治疗方法时症状减轻明显，特别是在纠正椎体移位后有立竿见影的作用。

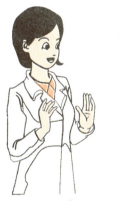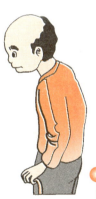

个别患者因椎体前缘增生严重，导致治疗中症状减轻缓慢，相对治疗时间延长，但仍有一定疗效。

食道型颈椎病引起的吞咽困难是如何分等级的

食道型颈椎病的典型症状为吞咽困难，分为 3 度。

1）轻度为早期症状，表现为颈部后伸时症状出现，颈部前屈时症状消失。

2）中度为吞咽硬质食物时困难，但可吞咽软食和流食。

3）重度为仅可进汤或水。

什么是混合型颈椎病

颈椎病除颈型、神经根型、椎动脉型、脊髓型、交感型、食管压迫型这6种外，临床上常可见到2种或多种类型的症状同时出现者，可称之为"复合型"或"混合型"。

混合型颈椎病的症状有哪些

主要症状有疼痛、头晕、呕吐、手麻、失眠、反射性疼痛等。若不抓紧治疗，病情进一步发展，还可能导致无规律性流涕，视力下降，面瘫或上肢肌肉萎缩等严重后果。从开始的局部炎症水肿形成积液，使患部机体代谢障碍，到后期堆积形成增生。

混合型颈椎病在日常生活中要注意些什么

混合型颈椎病患者平时应该注意：

1）睡觉时不可俯着睡，枕头不可以过高、过硬或过平。可枕蚕砂枕头，每天睡觉放在颈部下，会改善颈椎的不适。

2）避免和减少急性损伤，如，避免抬重物等。

3）积极治疗局部感染和其他疾病。

4）改正不良姿势，减少劳损，每低头或仰头1~2小时，需要做颈部活动，以减轻肌肉紧张度。预防颈椎病的发生，最重要的是要改善坐姿，埋头苦干时，也可不间断地做运动。

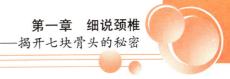

第四节 是谁惹的祸——剖析颈椎病的诱发因素

头部损伤和颈椎病有什么关系

资料表明，有头部外伤史的患者容易患颈椎病。颈椎病患者中约半数病例和外伤有直接关系，如交通意外、运动性损伤、工作与生活中的意外、不得法的推拿牵引等，均可造成不同程度的颈椎损伤，诱发颈椎病的发生或加剧颈椎退变。在颈椎退变、失稳的基础上，头部外伤更容易导致颈椎病产生和复发。患者常常在轻微外伤后突然发病，并且症状较重，伴有合并骨折、脱位，给治疗增加困难。

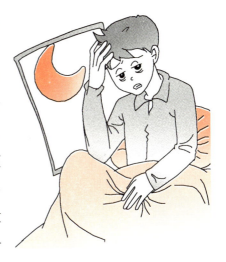

哪些头部外伤易引发颈椎病

坐车打瞌睡，遇到急刹车，头部突然前倾，可造成颈椎挥鞭性损伤；婴幼儿的颈部肌肉尚不发达，颈软，如过早抱起或抱孩子姿势不合适，甚易造成过伸性颈椎损伤；父母随意拧孩子耳朵，孩子为了防御而急性扭颈可引起颈肌及其周围软组织损伤；有些青少年体育运动不得要领或不重视运动前的预备活动如顶牛、头顶立、前滚翻等也可造成运动损伤。

如何避免外伤对颈椎的影响

避免外伤对颈椎的影响，首先就要避免参加一些剧烈的容易损伤颈椎的活动，这样可以减少颈椎受伤的可能性。其次，当外伤已经来临时，我们应该在受到外伤的时候保护好颈部，防止在损伤之后继续活动颈部。受伤的时候和受伤后的一个阶段中，注意对颈椎情况的复查。

突然刹车对颈椎有什么影响

驾驶或乘坐在快速行驶的车内，遇到突然减速或紧急刹车，由于头颅发生惯性运动，和身体减速的速度不同，就可能导致颈部的损伤。这种损伤多为颈部深层的肌肉、韧带和关节囊发生撕裂或拉伤，或小关节错位，引起椎间失稳。经常处于这种环境，容易使颈椎受到慢性损伤，增加发生颈椎病的可能，所以驾驶员发生颈椎病的机会比常人要高，经常乘车者也应该注意对颈部的保护。

踢球时用头顶球会损伤颈椎吗

在观看足球比赛时，我们会发现，足球运动员除了用脚，头是用得最多的部位了。其实高速飞行中的皮球的速度并不亚于一辆飞驰的汽车，但足球运动员为了获得比赛的胜利，对于对方守门员大脚开过来的球经常直接用头顶；射门时用头顶进的球有时比用脚射进的还多；有的时候还会发生头顶在对方队员脚上或门柱上的情况。所以足球运动员的颈椎是很容易受伤的，虽然他们的肌肉比常人强健，但颈椎受伤的概率却大大高于普通人。

第一章 细说颈椎
——揭开七块骨头的秘密

受到外伤后该如何保护颈椎

在颈部受到急性损伤时，正确保护颈椎的方法是应该保持颈部的固定，不能随意搬动或转动、弯曲颈部和身体。盲目地运动颈部可以引起颈部的进一步损伤，有时还会导致颈脊髓受损而引起瘫痪。急性期颈部不能使用热敷。早期使用热敷有加重颈部水肿和出血的可能。

哪类职业易患颈椎病

从职业角度来看，长期低头伏案工作或头颈常向某一方向转动者易患颈椎病。这些职业包括办公室工作人员、银行职员、教师、计算机操作人员、会计、手术室护士、司机、打字员、刺绣女工、长期观看显微镜者等。

为什么说伏案工作者易得颈椎病

人的颈部是承受头部重量和控制头部运动的重要部位。颈部的中间是颈椎，起到承重和支撑作用，颈椎的周围是肌肉和韧带，起到运动颈部的作用。颈前部的肌肉控制颈部的前屈运动，后部的肌肉控制颈部的后伸运动，两侧的肌肉控制颈部的侧屈和旋转。

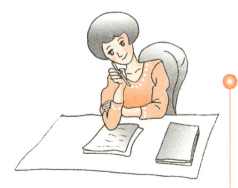

伏案工作者需要低头工作，颈后部的肌肉会长期处于紧张的状态，就像橡皮筋一样，肌肉长期处于牵拉状态也会导致老化和力量的下降，并引起慢性炎症和疼痛。肌肉损伤时间长了，还可以影响颈椎的平衡，导致颈椎骨质增生、韧带肥厚、椎间盘突出等退行性改变，出现颈部疼痛、头晕、手麻等症状，就成为了颈椎病。

伏案工作者如何保护颈椎

伏案工作者在日常工作中要善待颈椎，特别是连续保持固定姿势的人，每隔半个小时左右都要稍事休息，或者稍稍活动活动，别看只是几个小小的动作，对预防颈椎病却大有帮助。除了经常做做小运动，还应当注意保持心情舒畅。工作压力过大，不注意调节生活节奏，既有害于颈椎健康，也不利于精神面貌和生活状态。

为什么说电脑族易得颈椎病

电脑族在使用电脑和上网的时候大多长时间坐着紧盯屏幕。这种姿势和伏案工作者一样，也会使颈后肌肉负荷过重。看屏幕的时候头部经常保持一种僵直的姿势，日久之后就会使肌肉发生老化，进一步影响颈椎，而引起颈椎病。

驾驶员很容易患颈椎病吗

人在开车时，始终注视着一个方向，易致颈部肌肉痉挛，使颈椎间关节处于不正常的位置，发生颈椎微错位，压迫、刺激神经，出现头、肩、上肢等疼痛、发胀，颈部肌肉痉挛等。如果开车时的坐椅调节不够好，还会进一步影响坐姿，使头部为看清路况而微微前伸，这样就会更加大颈椎的负荷，时间长了，颈部就会出现病变。

驾驶员如何远离颈椎病

1）在睡眠充足的情况下上路。

2）开车时要尽量放松颈、肩部肌肉，避免过度紧张，否则，肌肉内部易产生大量乳酸，刺激颈、肩部而产生疼痛。

3）夏季开车时，空调温度不宜调得过低，因为颈、肩部对风寒较为敏感，受风寒后容易导致颈部肌肉僵硬、疼痛，诱发颈椎病。

4）开车时如果感到颈部疼痛或头晕，应立即将车停到路旁，保持均匀呼吸，休息片刻，等症状减轻后再上路。

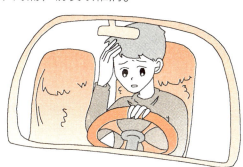

5）改善坐椅的前后与高低的调节，将坐椅调节到一个合适自己的位置，使整个脊椎的生理弯曲能充分依附在坐椅靠背上。

6）注意颈部的日常锻炼，坚持每天仰头60～100次，这要因人而异，瘦人可少做一点儿，胖人应该多做一点儿，切记不能间断。驾驶结束后可马上做一组头部后仰，对预防颈椎病很有好处。

此外，已经患有颈椎病的驾驶员，平时应选用低一点儿、比较硬的枕头，平躺在床上，多注意卧床休息。

舞蹈演员也会得颈椎病吗

舞蹈演员中容易得颈椎病的是那些专门从事热歌劲舞的演员。在跳劲舞的时候需要脖子快速地伸缩扭转，如果在休息不足、缺乏热身准备和肌肉疲劳紧张的情况下，就容易损伤颈部。纵情跳舞的时候需要跟随快节奏的舞曲迅速扭转和伸缩脖子，这容易拉伤脊髓和神经根。在频繁扭动颈部的时候，从颈椎横突孔穿越而过、供应大脑后2/5血液的椎动脉亦同时受到牵拉和扭曲。时间一长，就会影响到脑部的血液供应。

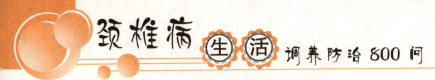

为什么武打演员也会得颈椎病

武打演员和舞蹈演员一样，也需要剧烈地活动颈部。武打演员有时需要连续翻筋斗，甚至用头支撑来做一些高难度的动作。再小的损伤，通过日积月累之后，发生颈椎病的可能性和发生的严重性都会增加。所以武打演员中患颈椎病者也大有人在。

学生也会得颈椎病吗

现在的学生学习压力重，需要长时间坐着做作业，如果姿势不对或时间太长，就容易损伤颈椎。有的学生需要背很重的书包，日久天长，也容易损伤颈部和肩部的肌肉。

据统计，脑力工作者的颈椎病发病率要比普通人高好几倍。这些人得颈椎病一方面是由于长期低头伏案工作，另一方面与从小就埋头苦读有很大关系。

公司文员也会患颈椎病

有些公司文员，公司的许多文字资料都要自己处理打印。所以，一天到晚键盘、鼠标不离手，回到家又开始"爬网"，和远方的网友"联络感情"。如此一来，慢慢就会出现手指麻木、头晕、心悸、失眠、颈肩疼痛等症状。到医院一检查，才发现是因颈部肌肉长期处于非协调受力状态，颈后部肌肉和韧带因牵拉劳损而引发颈椎病。

躺着看电视容易引发颈椎病吗

现在很多人都是白天伏案工作，晚上回家图舒服卧床看电视，谁知这样

第一章 细说颈椎
——揭开七块骨头的秘密

的习惯正违背了颈椎生理曲线的姿态和活动。据悉，我们正常人都有颈椎生理弯曲，如果没有生理弯曲，甚至向相反的方向弯曲，就称为"反弓"。颈椎反弓是构成颈椎病最常见的病理基础，能够引起很多疾病。首先是颈椎动脉受压，会引起大脑供血不足；其次是神经受压，产生神经根性病变。常见的症状是肢体麻木、恶心呕吐、头晕头痛，严重的还会引起瘫痪。

长时间吹空调易得颈椎疾病吗

空调确实给人们的生活带来极大便利，使人们免受酷夏的折磨。而过分依赖空调也会造成对人体平衡系统的损害，这点应引起大家的注意。炎炎夏日，许多人为了图凉快，总是开着空调，不注意保暖。没有灼人阳光，没有汗流浃背，一切都在空调房的电脑前轻松完成，工作环境看上去是很"舒适"。但人一时是舒服了，时间一长颈部疼痛、僵硬、发麻却随之而来并频频发作，严重时甚至连头也不敢转，还伴有心慌、全身无力的症状。

事实上，高温状态下，人体自身也有"应急机制"，人体会产生应急蛋白，使人体细胞免受高温的损害，但如果长期生活在空调营造的清凉环境中，就会抑制此种应急蛋白的产生，影响人体对高温的"应急机制"，从而失去自我保护功能，如果再处于高温环境中时，就很容易中暑。

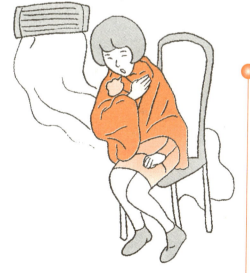

专家认为，在空调环境中，长时间的冷风刺激极易引发颈部肌肉痉挛，导致颈肩部酸痛，长此以往，可能导

致更严重的颈椎疾病。尤其是梅雨季节在空调直吹环境下低头工作者，更容易使身体受寒，导致局部血液循环不畅，加速脊椎周围组织病变性，往往会引起颈椎病的急性发作。遗憾的是，很多人依然会把这些症状和工作压力、疲劳联系到一块儿，却忽视了不健康的空调环境也是导致颈椎疾病的重要因素。

如何避免空调对颈椎的伤害

1）应避免将空调安装于床的上方，以免冷气对人直吹。

2）使用空调温度不宜过低，夏季最适宜的室温是24～27℃，室内和室外温差最好不要超过10℃。

3）长时间使用空调的房间要注意卫生，否则过多的灰尘会诱发哮喘等疾病。

4）从室外进入室内时，最好先用毛巾擦干汗水，再开空调。

5）经常处于空调环境中的人，应当适度进行体育锻炼，以提高身体的抗病和应急能力。

脖子夹着手机打电话对颈椎有什么影响

有些人为方便接听电话，习惯把手机挂在脖子上。其实，脖子上挂手机是潜在的颈椎健康"杀手"！尽管手机的重量区区数两，但长时间挂在颈部，仍有可能导致颈部不自主地前屈，不仅使颈部肌肉紧张、痉挛，甚至还有可能损害颈部的软组织，造成颈部动力平衡失调。

长此以往，颈椎会在固有的自我退行性变的基础上加速退变，最终导致椎体增生、椎间盘退变、韧带钙化等症状。而这些又会刺激或压迫相邻的神经根血管，加重颈椎负担，从而增大颈椎病的发生概率。

第一章 细说颈椎
——揭开七块骨头的秘密

乘车时打瞌睡对颈椎有什么伤害

乘车打瞌睡一不小心就会让你的颈椎受到伤害。

(1) 颈椎错位

人在睡眠状态时,脖子附近的肌肉会变松弛,肌肉对颈椎的保护作用就相应降低,当遇到车体晃动或刹车颠簸,很容易让颈椎发生错位。

(2) 颈部受损

坐车打瞌睡,急刹车时,受惯性作用,头部会在很短的时间内向前和向后剧烈晃动,因而容易使颈椎、颈髓损伤,邻近软组织挫伤出血。

(3) 发生落枕

在车上耷拉着脑袋睡觉,还容易使一侧脖子疲劳而发生落枕,加速颈椎的自我退行性改变。

乘车时如何改变打瞌睡的习惯

乘车打瞌睡是一种很不健康的行为。当你坐在座位上想打瞌睡时,不妨观望窗外风景,看看车水马龙,听听MP3(注意,音量不可过大。否则,既容易引来邻人的厌恶,又损伤自己的听力),用这些动作来摆脱昏昏欲睡的状态。对于车程较远的上班族而言,在座位上还要适当舒展一下四肢,促进周身的血液循环。

经常打牌和打麻将对颈椎有什么影响

有很多人喜欢打牌和打麻将,而且一打就是好几个小时甚至更久。打牌和打麻将会使自己全神贯注于手中的牌,而不注意颈部的劳累,使颈椎长时间处于某些特定体位,这样可以使颈椎间盘内的压力增高,而且使颈部肌肉

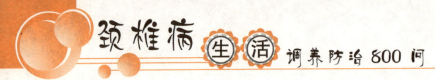

长期处于非协调受力状态，颈后部肌肉和韧带易受牵拉劳损，椎体前缘相互磨损、增生。经常打牌和打麻将，可以使颈椎反复受到损伤，容易引起颈椎病。

为什么缺乏锻炼者易患颈椎病

经常参加体育锻炼的人，肌肉的力量比较强，小关节比较灵活，比普通人有更强的适应能力。而缺乏锻炼者的颈椎容易疲劳，遇到比较轻的致病因素就可以被损伤。例如，都是低头看书1小时，缺乏锻炼者的颈椎劳损程度就比较严重一些。当然，我们在进行锻炼的时候，不宜参加剧烈活动颈部的运动如拳击、跳水等。太强的颈部运动可以导致颈椎的急性损伤。如果需要参加一些剧烈活动，应该做好颈部的准备动作。

错误睡姿会引发颈椎病吗

人的一生中有1/4～1/3的时间是在床上度过的，所以正确的睡眠姿势对人的健康尤其重要。当枕头过低、过高或睡觉时枕的部位不当，长时间采用不良睡眠姿势，在睡眠时又不注意及时调整，就容易造成颈椎旁的肌肉、关节、韧带的平衡失调，张力大的一侧容易疲劳而产生不同程度的劳损，当颈椎内外平衡被破坏时，就容易患颈椎病。所以，喜欢高枕者和有反复"落枕"病史者是颈椎病的高发人群。

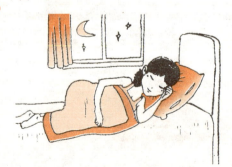

第一章 细说颈椎
——揭开七块骨头的秘密

趴桌子睡觉对颈椎有什么伤害

趴在桌子上睡觉时，身体弯曲度增加，一方面使胸廓不能很好舒展，导致呼吸不通畅。

另一方面，也会让人的颈椎长时间处于同一体位，如左侧位、右侧位、过度前屈位而造成颈椎劳损。

何种午睡姿势可减少对颈椎的伤害

午睡时一定要为颈椎找到扶托点。尽量躺在椅子上，而不是直接趴在办公桌上，拿手臂当枕头。你可以从家带个小垫子或小骨头枕到单位，以备不时之需，或当枕头，或把枕头等物垫在椅背上，靠着小睡一会儿。每次午睡时间30分钟左右即可，时间不要太长。

不良坐姿如何影响颈椎

仰脖、弯背、哈腰的不良坐姿，会使颈椎长期处于向前屈的劳累状态，颈后肌群也会因长期处于强直状态而发生劳损，引发颈椎病。

再有，人体颈椎前凸、胸椎后凸、腰椎前凸、骶椎后凸的生理弯曲，可以缓冲身体的重力。而驼背、哈腰的不良坐姿则会使得整个躯体重量全部压在腰骶部，压力承受面分布不均，故会引起腰、腹、背部肌肉下垂并疼痛，脊椎肌肉（包括颈部肌肉）也因血液循环欠佳而出现痉挛、酸痛症状，从而殃及颈椎。

为什么说"走姿不对，颈椎受累"

当人从爬行动物逐渐进化成能够直立行走的高级动物时，脊柱也"配套"地形成了4个生理弯曲（颈椎前凸、胸椎后凸、腰椎前凸、骶椎后凸）的形态来适应人体的直立行走，恰到好处地支撑着人的头、胸、腹等部位。

人走路时，如果身体违背直立行走的原则，总是处于含胸、猫腰的自然松懈状态，貌似在放松身体，其实不然。此时，脊柱的生理弯曲处在一种不正常的状态中。久而久之，容易使脊柱、颈椎受累。

吃盐太多对颈椎有什么影响

有的人很爱吃咸，喜欢吃菜的时候多放一些盐，这种习惯对颈椎是有一定不良影响的。人体的钠离子和钙离子都需要在肾脏经重吸收后进入血液。食盐的主要成分是氯化钠。

如果钠盐摄入过多，大量钠离子在肾小管与钙进行重吸收，会使钙离子的重吸收受到影响，随尿液排出体外。体内钙离子的缺乏可以导致骨质疏松和骨质增生，从而加快颈椎的退变。

嗜酒对颈椎的危害有哪些

酒精进入人体后，会抑制钙、磷的吸收，造成骨质疏松。所以多饮、狂饮、滥饮酒，就会影响颈椎的骨骼质量，加速颈椎退变的过程。

颈椎病患者可以喝咖啡吗

大量饮用咖啡可以抑制人体中磷酸二酯酶的活性，使骨吸收加快；还可以抑制小肠对钙的吸收，导致骨钙大量流失。特别是孕妇，大量饮用咖啡会加速骨质疏松症的发生。

总的来说,颈椎病患者可以适量饮用咖啡,但不能饮用太多,并要掌握饮用的时机。晚上不能喝咖啡,否则会导致失眠。

为什么说颈椎病患者不宜吸烟

吸烟时,烟草中的尼古丁被吸收入血液,使小血管收缩痉挛,血液供应量减少。另一种有害物质一氧化碳,可以置换血液红细胞中的氧,使血液中的含氧量降低。烟气中的烷基和烷氧基自由基反应性极强,可以损害细胞膜。各种因素都可以促进颈椎间盘的老化。香烟中的有毒物质对颈部肌肉、韧带、筋膜等组织有相同的损害作用。各种组织的退变,是颈椎病退变的基础。吸烟还可以引起人体维生素D的缺乏,影响人体对钙的吸收,从而增加骨质增生的发病概率。吸烟可以加快颈椎退变过程,所以颈椎病患者不宜吸烟。

颈椎病会遗传吗

颈椎病不是一种遗传性疾病,但是与一些先天性畸形有一定的联系,如先天性颈椎隐裂、颈肋、椎管狭窄等。具有这些因素的人,虽出生后多无症状,但一般到40岁后,随着年龄的增长,患颈椎病的机会比一般人大一些。因此说颈椎病的发生与先天因素有一定的关系。但颈椎病的产生主要还是由后天的各种因素引起的。就算父母是颈椎病或先天有颈椎畸形,只要我们平时注意各种姿势,合理膳食,防止损伤,也是可以远离颈椎病的。

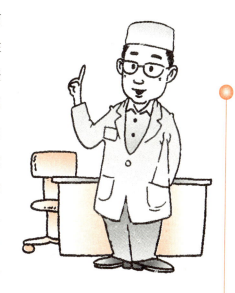

颈椎的先天性融合畸形是怎么回事

颈椎的各种先天性畸形，如先天性颈椎融合畸形、颅底凹陷等情况都容易诱发颈椎病。

先天性颈椎融合畸形是指两个或两个以上颈椎融合。主要表现为颈椎缩短。先天性颈椎融合畸形临床有颈部短粗、后发际低平和颈部活动受限三大特点。

为什么说颈椎先天性畸形易诱发颈椎病

颈椎先天性畸形可以产生颈部椎管狭窄，根据大量的研究结果表明，颈部椎管矢状径狭小和颈椎病发病有密切联系，是脊髓型颈椎病的前置因素。

颈椎结构的异常会导致内平衡失调以及运动点移动。以颈肋为例，因为颈肋或第7颈椎的横突肥大，增强了第7颈椎的稳定性，使颈椎的活动点上移，从而增加了第5与第6颈椎的受损机会，因此颈椎病多发生在颈$_5$、颈$_6$，而较少发生在颈$_7$与胸$_1$之间。椎体或棘突融合多见于颈$_2$、颈$_3$或颈基、颈$_4$，融合以下椎体的活动度必然增大，产生高应力点，创伤机会也会因此增多，这是颈椎病多见于第5与第6颈椎的又一个因素。

颈椎病与人体的体质状况有关系吗

有关系。颈椎病是一种退行性疾病。如果机体的退变过程比较快，颈椎的退变过程同样也快，就容易患颈椎病。所以我们应该多进行体育锻炼，增强自己的体质，减缓身体的退化速度，在全身素质提高的同时，患颈椎病的机会也会减少。

颈部肥胖易诱发颈椎病吗

颈项支撑着人的头颅东张西望，思考问题，发号施令，可谓劳苦功高。因此，当人体其他部位还未显老时，颈部已刻上了衰老的痕迹。与此同时，颈部形态也隐藏着疾病的先兆。没有一个人是只颈项肥而全身瘦的，肥胖的颈脖是全身肥胖的表露。颈项肥胖，不仅仅是形态不雅，更重要的是它还会限制颈部的活动，影响到颈部的血液循环，或者促发颈椎骨质增生，诱发颈椎病。

颈椎病的发病率和年龄有关系吗

颈椎病是中老年人的常见病与多发病，尤其是在50～60岁以上年龄段的人群多见。但是，随着社会发展，长时间低头工作方式的人群增多，空调、计算机的广泛使用，人们屈颈与遭受风寒湿的概率不断增加，也使颈椎病的发病年龄不断提前。根据最近调查发现，颈椎病已呈年轻化的趋势，常常有20岁左右的年轻人被确诊患有颈椎病。

为什么中老年人是颈椎病的高发人群

中老年人颈椎的生理性退行性病变，也是引起颈椎病的重要原因。一般的人，男40岁、女35岁以上，椎间盘开始向老化方向发展。随着年龄的增加，髓核含水量降低，弹性减弱，逐渐呈脱水状态。髓核内逐步为纤维组织和软骨细胞所代替，最后成为一个纤维软骨性实体，导致椎间盘变薄、椎间隙变

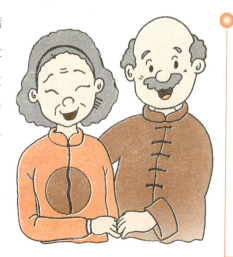

窄。由于椎间盘变薄，使椎骨的上下关节突接触面增大，而增加磨损机会。关节突也可能发生骨刺，导致椎间孔缩小。椎骨周围的韧带、肌肉也逐渐失去弹性，力量减弱，失去强有力的保护作用。正因为这些原因，中老年人比较容易患颈椎病。

中老年人如何延缓颈椎的退行性变化

颈椎的退行性变化虽是不可抗拒的生理现象，但是通过人的主观努力，可以延缓它的到来。

如果不注意保健，它也十分容易提早到来。最好的延缓老化的方法是加强脊柱的保健，科学地锻炼。如加强颈椎周围的肌肉锻炼，平衡两侧肌肉及韧带张力，增加其弹力，使脊柱周围肌肉、韧带及软组织血液循环通畅，充分得到营养，合理补充维生素和钙质等，都可以延缓椎体及软组织退行性病变，防止颈椎病的过早发生。

为什么说使用笔记本电脑易得颈椎病

研究表明，当人们正常挺胸抬头时，颈部恰好能完美地支撑起人头部的重量。头每往前探一英寸（相当于2.54厘米），颈部就要多支撑一个头部重量。人们在使用笔记本电脑时，由于其本身存在的设计缺陷，人们往往不得不让头部往前倾，如此一来，长期负重的颈部肌肉自然不堪重负，以劳损收场，导致椎体受压变形，最终压迫到椎体内的神经，诱发颈椎病。

寒风入颈会诱发颈椎病吗

风寒刺激可以引起颈部肌肉的痉挛、僵硬，引起颈椎小关节紊乱、落枕等。颈部经常受到风寒刺激，可以改变颈部原有的平衡，进一步引起颈椎骨质增生、韧带肥厚、椎间盘变性等情况，从而引发颈椎病。颈椎病患者受到风寒，就可以加重原有的颈椎病症状。

呼吸道疾病和颈椎病有关系吗

咽喉部炎症和上呼吸道感染是常见的呼吸道疾病。若患有急性咽炎、扁桃体炎、颈部软组织感染、淋巴结炎等，均应及时治疗。因为这类炎症一旦经淋巴系统向颈部及关节囊扩散，往往成为颈椎病的发病原因或诱因。因此，预防颈椎病，防止各种上呼吸道炎症、预防感冒、保持口腔清洁也很重要。

咽喉部炎症也会引发颈椎病吗

研究证实，咽喉部炎症是颈椎病的重要易患因素之一。颈椎和咽喉毗邻，两者之间的淋巴循环存在着密切联系。咽喉部的细菌、病毒等致病原，可引起颈椎部的关节及周围的肌肉、韧带、关节痉挛、收缩、变性，肌张力下降，韧带松弛，破坏局部的完整性和稳定性，最终导致颈椎病的发生。

塑身衣也会招来颈椎病吗

塑身衣能够体现美好身材，但得小心招来颈椎病。因为穿戴过紧会压迫颈部肌肉、血管、神经，累及颈椎造成颈椎劳损、骨质增生，进而又影响椎神经、椎动脉，使患者产生上肢麻木，颈部及上肢酸痛、头晕、恶心、胸闷不适等症状。

高压力人群为何受到颈椎病的青睐

现代社会很多人经常处在一个高压力的环境中。由于时刻承受着压力，肌肉经常处于紧张状态，紧绷的肌肉会压迫肌肉中的小血管，血管变小变细，肌肉的血液供应减少，代谢产物不容易排出。长期的高压力，会导致肌肉功能下降，肌肉变硬，缺乏弹性，容易疲劳。颈部的肌肉长期处于紧张状态，就会导致颈部的平衡失调，逐渐变成颈椎病。

精神因素与颈椎病有关系吗

中医认为忧思伤脾、抑郁伤肝，不良情绪可导致肝、脾等脏器的功能低下，气血运行不畅，肌肉筋骨失去气血的正常温煦和调养作用。这样就会加重颈椎的退变和老化，影响颈椎病的预后。

为什么说颈椎病与环境气候关系密切

颈椎病经常与潮湿、风寒等环境改变、季节气候变化有密切的关系。这是由于风寒、潮湿、寒冷、刺激等因素，通过患者机体植物神经系统，引起患者皮肤、肌肉、皮下组织等血管舒缩功能失调，血管痉挛、缺血，局部组织供血不足，使淋巴液回流受阻，组织出现水肿，代谢产物积蓄，结缔组织间渗出，纤维蛋白沉积、粘连等一系列变化，当外界的环境和气候发生变化时，颈椎病患者的主观感觉是畏寒发凉，酸胀不适，久之则因为粘连引起肌肉僵直，关节活动受限，局部疼痛等症状，尤其是在环境、气候、温度、湿度突然发生变化时，症状极为明显，这和患者的植物神经功能紊乱有关。

第二章 诊断与防治
——两手抓，两手都要硬

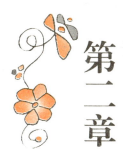

第二章 诊断与防治
——两手抓，两手都要硬

第一节 盘点颈椎病的临床表现

鼠标手与颈椎病有什么区别

经常需要与电脑接触的人很可能会过度使用鼠标，除了手腕疼痛外，手指麻木主要集中在大拇指、食指、中指及小指，按压腕掌面时麻木加重，甚至出现过电样的疼痛，或拇指肌肉无力。但这种症状不一定完全是鼠标手，还应看看颈椎，因为颈椎病压迫神经根也会造成手腕部的不适，如手指麻木、放射样疼痛等。

现在很多白领的颈椎都有些问题，因此，出现手部麻木，疼痛等不适时，不要光想到手的问题，还得去查查颈椎。

颈椎病会引发中风吗

颈椎病可引起中风是肯定的。这是由于颈椎的解剖、生理和病理特点所决定的。正常情况下，头位变化通过颈椎活动而发生，这种变位运动，因富有弹性的椎间盘而不会使椎体出现前后错位。

随着年龄的增长，颈部肌肉韧带劳损、退化，固定关节的力量和功能减弱，在低头或仰头时颈部关节失稳、摆动和错位，就会刺激在颈椎横突孔中穿行的椎动脉，使之痉挛、收缩或扭曲变形，导致脑部供血不足。

另外，因椎间盘纤维附着在椎体边缘，错位还会使纤维环反复牵拉，刺激椎体边缘而发生骨质增生，压迫椎动脉导致椎动脉狭窄或痉挛，同样会造成脑供血不足。临床上会出现恶心、头晕、耳鸣、视物模糊等症状。

颈椎病多发生在中老年人身上，而中老年人又多伴有脑动脉硬化，这样脑血流速度会变慢，易形成血栓，从而发生中风。

颈椎病会影响性生活吗

头晕、肩痛都是颈椎犯病常见的症状，但如果出现了性功能障碍、月经不调，却很少有人会把这些和颈椎病联系到一起。其实，颈椎有病也会影响到性生活。

因为颈椎病可造成高级神经功能及神经中枢机能失调，使内分泌功能紊乱，抑制垂体促性腺激素的分泌，从而影响性功能。此外，颈椎病因刺激和压迫交感神经及椎动脉，会反射性地使大脑皮质中枢受抑制，影响阴茎的勃起。

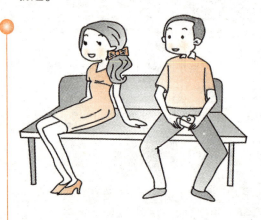

月经不调、不孕则可能是由于错位的脊椎刺激颈椎和胸椎旁的交感神经，使自主神经功能紊乱，引起垂体功能紊乱，导致内分泌功能失调和垂体、肾上腺、甲状腺功能失调。当体内雌激素分泌出现失调时，就会引起排卵功能障碍，导致月经失调或不孕。因此，当身体其他部位正常而在性生活中却力不从心时，不妨查查颈椎。

第二章 诊断与防治
——两手抓，两手都要硬

为什么说留长发易引发颈椎病

很多女性喜欢留长发，长发飘飘，万缕青丝，的确是美不胜收，殊不知，长长的青丝也会惹出许多病痛。一般留有长发的女性，都喜欢把头发分成两半或将其垂到脑后，这样在工作或学习时，垂下的头发就易随头的活动悄悄溜到面前挡住视线，于是就得采取各种方法把秀发恢复原位：有的人简单地用手轻拨；有的人则是快速地将头往后外侧轻抖——甩头发；有的人动作则更夸张，要先稍微低头，然后在用手向后整理头发的同时，头发顺势朝后外方转个圈。因为头发容易滑到头部一侧，所以甩发动作久而久之就变成了习惯性的下意识动作。而甩发是一个长期、反复、单侧的颈椎活动，容易使颈部出现慢性劳损而引起颈椎病。

颈椎病与肩周炎有什么关系

颈椎病与肩周炎关系密切。一些颈椎病主要的临床症状就表现为肩部疼痛，同时颈椎病又可合并肩周炎。因此，这两个疾病的诊断需要特别仔细，以下从肩痛、压痛点、疼痛性质、肌萎缩、X线片等项加以鉴别。

（1）从肩痛鉴别

肩周炎以局部的肩痛为主，肩臂上举、外展和旋转运动时疼痛明显加重；以肩关节的功能障碍为特征，不能向患侧侧卧，多有夜间疼痛加重，无手指麻木的症状。颈椎病以颈项肩背疼痛不适为主，上肢上举抬高，疼痛反而减轻，牵拉下垂时疼痛加重，疼痛为神经根性，多伴有放射性的手指麻木或麻痛。

（2）从压痛点鉴别

肩周炎以肱二头肌长、短头附着在肩部的压痛点和沿三角肌前后或三角肌肱骨段压痛点最为常见，冈上肌腱通过的肩峰与肱骨大结节之间等处可有压痛点，个别病例在斜方肌、冈下肌、小圆肌等处亦可有压痛。颈椎病在肩部无压痛点，肩背及颈项部有压痛，如椎旁肌、项肌在枕骨附着处，斜方肌、冈上肌、冈下肌、提肩胛肌、大小菱形肌、大小圆肌等处可有压痛点。

(3) 从疼痛性质鉴别

肩周炎在活动肩关节时，可诱发钝痛、酸痛，疼痛限于肩部，伴随肩关节的功能障碍，突出的是上举、外展和旋转动作受限，无感觉障碍等神经症状。颈椎病的疼痛常为麻痛、灼痛、放射性痛，多向手部放射，无肩关节活动障碍；肩痛伴颈项疼痛不适和颈项僵硬及颈项活动障碍，上肢及手指麻木疼痛，有时发麻的手指有感觉障碍。

(4) 从肌萎缩鉴别

肩周炎在肩周围的肌肉可有萎缩，如三角肌、肱二头肌、冈上肌等。颈椎病表现为肩、臂、手等上肢肌肉皆可萎缩，但以手部内在肌肉萎缩多见。

(5) 从X线片鉴别

肩周炎X线片多正常，个别病例可见关节间隙稍窄，或见肩关节周围软组织内钙化斑，病久者可有骨质疏松脱钙。颈椎病X线片可见颈椎的排列及生理曲度异常，骨关节骨质增生等退行性病损。

颈部转动时有弹响声是怎么回事

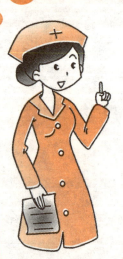

脖子转动时，有时会有弹响声，这是因为：

1) 可能是做颈部旋转运动时，椎体周围的软组织，如肌腱、韧带、关节囊滑过椎体骨骼各部位时发出的声音。

2) 可能是做颈部旋转运动时，一侧的小关节张开，让这一小关节腔内形成负压，进而使溶解在周围组织液中的气体进入到小关节腔内。当颈部反向旋转时，原来张开的小关节腔随之闭合，于是，把原先进入关节腔内的气体挤压出来，故产生弹响。

为什么说肩疼是颈椎病的潜在信号

肩部疼痛有可能是颈椎病的潜在信号。这是因为颈椎处增生的骨质压迫颈神经时，会影响到肩部血液的供给，进而引起肩部及上肢麻木、疼痛，手指活动不灵等症状。所以说，对疑似与颈椎病有关的肩痛者，最好请放射科医生拍摄颈部 X 片，以便明确诊断，并及时对证治疗。但是，肩膀疼痛，不一定就是颈椎病，也有可能是其他一些潜在疾病的特殊表现。

为什么说肺尖癌患者也会有肩臂疼痛呢

肺尖的周边区域有许多神经丛，如支配颈部皮肤和肌肉的颈丛，支配肩背部及上肢皮肤和肌肉的臂丛等。当肺尖部发生癌肿后，不断发展的癌组织可压迫或侵犯这些神经丛，如果是侵犯臂丛就会出现肩部疼痛，对此我们应加以警惕。

颈椎病引起的颈痛有什么特点

1）颈椎病引起的颈痛一般位置都比较深，可以在肌肉，也可以在韧带、关节等部位。疼痛的感觉往往和病变椎节相一致，多显钝痛或隐痛，少数为刺痛。

2）颈椎病引起的疼痛在劳累、受风寒、受刺激后往往会加重。

3）颈椎病引起的急性疼痛还多伴有运动功能受限，头颈偏向患侧，颈部肌肉紧张；慢性期的疼痛一般轻一些，但也有活动时的灵活性下降，后伸受限比较明显，患侧旋转角度比健侧明显减小。

4）临床检查的时候经常可以发现病变一侧的颈椎棘突旁或小关节处有压痛或结节等。

为什么颈椎病会引起颈部强硬

颈部强硬是指颈项部的肌肉僵硬，不能前俯后仰且转颈困难，有时稍用力转颈时，会有较剧烈的疼痛，使患者不敢继续活动颈部。颈部强硬可以出现在各型颈椎病中。

颈椎病患者在颈椎间盘退变过程中，颈椎间盘受压、突出后，可以释放大量炎性介质，刺激周围的神经、肌肉等组织而产生颈部强硬。有的患者椎体失稳、小关节错位后，颈部肌肉可出现保护性痉挛。有的时候，风寒等外界刺激也可能引起颈部肌肉的痉挛，而出现颈部强硬。

为什么颈椎损伤会造成颈椎病

急性的颈椎外伤，如外力等造成颈椎轻度骨折，使颈椎产生轻度移动和颈部严重挫伤，可导致颈椎间盘的损害，局部软组织受损产生水肿、刺激或压迫神经根而产生颈椎病症状。

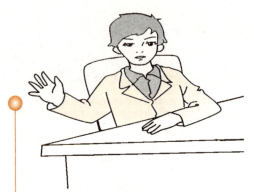

颈椎损伤与慢性劳损和长期从事某种职业及不良的生理姿势有关。如刺绣、缝纫与誊写等需长久低头的工作，或睡眠时枕头高度不合适等，会引起颈部关节囊、韧带等松弛乏力，从而加速颈椎的退变而逐步发生颈椎病症状。

吞咽困难是怎么回事

吞咽困难是指在饮水、进食的时候因咽喉食管部阻塞而感到无法下咽。

颈椎椎体前缘骨刺太大，直接压迫食管是主要病因。骨刺刺激自主神经引起食管痉挛也可导致吞咽困难。这些因颈椎病引起的吞咽困难、咽喉疼痛甚至声音嘶哑等，医学上称为颈性吞咽困难。

吞咽困难和颈椎病有什么关系

人的食管位于颈椎椎体的前侧，当椎体前缘增生时，增生的骨刺会对食管造成刺激或压迫，使食管通道产生狭窄，从而导致吞咽困难。

颈椎病引起的吞咽困难发病年龄与食管癌发病年龄相仿。往往易于误诊或给病人增加不必要的精神负担。如是颈椎病所致的吞咽困难，切除较大的骨刺后吞咽困难可以彻底解除。

颈性吞咽困难有什么特点

吞咽障碍时轻时重，与颈部的位置有关，可以经常发作，但可自行缓解，仅少数病人伴有吞咽疼痛感。也可因与吞咽动作有关的肌肉萎缩，造成吞咽无力。

如何判断吞咽困难的轻重

吞咽困难程度可分为3度：

(1) Ⅰ度（轻度）

可表现为吞咽硬质食物时困难及食后胸骨后有异常感，如烧灼、刺痛等，当颈部后伸时症状出现，颈部前屈时症状消失。

(2) Ⅱ度（中度）

仅在吞咽硬的食物时困难，但可吞咽流食和软食。大多数病人属中度吞咽困难。

(3) Ⅲ度（重度）

平时只能喝些水或汤。大多数吞咽困难的病人伴有脊髓、脊神经根或椎动脉受压等颈椎病的症状。

吞咽困难的患者在饮食上要注意些什么

吞咽困难的患者一般采用比较软的食物，如馄饨、面条、稀饭等。干燥坚硬的食物容易损伤食管，并增加患者进食的难度；酒、大蒜、辣椒、葱等刺激性食物都会引起咽喉部充血肿胀，这些食物都不能食用。如果吞咽困难的症状长期存在，会影响食欲，减少患者营养的摄入，所以有吞咽困难的颈椎病患者应该采取积极的措施以尽早解除症状。

视力障碍和颈椎病有什么关系

颈部交感神经节发出的神经纤维，有一部分分布于眼部，支配眼球的运动、眼睑的张合、瞳孔的收缩和放大等。当患者患有颈椎病的时候，颈部脊髓及周围的韧带、小关节、神经根、椎动脉等受到刺激，反射性地刺激交感神经，造成交感神经功能紊乱和椎动脉供血不足，就会引起眼部一系列的症状和体征。

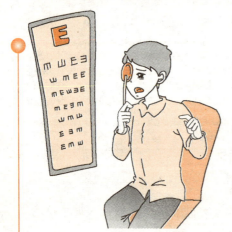

对于颈椎病引起的视物不清及眼部异常，要在明确诊断的基础上积极治疗颈椎病。如果颈椎病能得到较好的治疗和控制，眼部的症状自然会缓解。单纯治疗眼部症状常常是无效的。

第二章 诊断与防治
——两手抓，两手都要硬

颈椎病引起的视力障碍有什么症状

颈椎病常会引起视力模糊、视力下降、眼睛胀痛、畏光流泪、眼冒金星、睁眼乏力等症状，甚至会造成视野缩小、视力锐减等症状。这些由颈椎病引起的问题，统称为颈性视力障碍。

颈椎病为什么会引起视力障碍

眼部的一些症状（如视力障碍、眼睛胀痛、眼睑疲劳、睁眼无力、怕光流泪、眼冒金星等）与头颈部姿势改变有明显的关系，当这些症状和颈椎病的症状同时发生或相继出现，而眼科检查时查不出明显的病因，则应考虑到患颈椎病的可能性（颈性视力障碍）。

然而要诊断为颈性视力障碍，病人一定还有颈椎病的其他临床表现；也就是说，在有颈性视力障碍的病人中，几乎100%存在颈椎病的症状和体征。

颈性视力障碍有哪些特点

1）眼部症状与头颈部姿势的改变密切相关，当处于某一种头部姿势时，眼部症状和颈椎病症状都减轻，而换了其他姿势时症状就会加重。

2）眼科检查查不出明显病因，按照颈椎病治疗，视力可有不同程度的改善。

3）多有颈椎病病史，眼部和颈椎病症状同时发生或相继出现，与颈椎病病情变化关系密切。

何为"颈性高血压"

高血压可分为原发性高血压（高血压病）和继发性高血压（症状性高血

压）。颈椎病引起的高血压，医学上称为"颈性高血压"。近年来，"颈性高血压"的发病率有增高的趋势。

颈椎病会引起高血压吗

据研究，颈椎病所导致的椎—基底动脉供血失常和颈部交感神经受刺激引起的功能紊乱会导致高血压。颈上交感神经节附着于颈$_2$～颈$_4$横突的前方。颈椎错位使横突移位，或颈椎错位伤引起的无菌性炎症，均能导致交感神经节后纤维兴奋，而发生脑血管痉挛，若此种刺激持续存在，会继发性影响脑血管舒缩中枢功能，而发展成为全身小动脉痉挛，使血压持续增高。

颈性高血压有什么特点

颈性高血压患者除了高血压外，一般还有其他颈椎病的症状，如头痛、头晕、颈肩背部强硬、疼痛、上肢无力、手指麻木等。病程一般在1年以上。X线检查可以发现颈椎退变的表现。有的病人并不因血压升高前来就诊，而是在体检或因颈痛等就诊时才发现血压升高。也有的病人按"高血压"久治不愈，当治疗颈椎病后血压也随之降至正常或接近正常，才知道自己的高血压是由颈椎病引起的。因颈椎病引起的血压异常，按颈椎病治疗多能获得较好效果。

为什么会发生落枕

落枕的病因主要有两个方面：一是肌肉扭伤，如夜间睡眠姿势不良，头颈长时间处于过度偏转位置，或因睡眠时枕头不合适，过高、过低或过硬，使头颈处于过伸或过屈状态，均会引起颈部一侧肌肉紧张，使颈椎小关节明显扭转，时间较长即可发生静力性损伤，使伤处肌筋僵硬不和，气血运行受阻，局部疼痛不适，动作明显受限等。二是感受风寒，如睡眠时受寒，盛夏贪凉，使颈背部气血凝滞，经络痹阻，以致僵硬疼痛，行动不便。

落枕对颈椎有什么影响

颈椎小关节结构比较平坦，关节囊比较松弛，活动度大，稳定性差。如果睡觉时枕头高度不合适，姿势不良，或感受风寒侵袭，就可以发生关节囊滑膜充血、水肿，引起疼痛。肌肉同时受到刺激，痉挛收缩，导致颈椎活动不利。

落枕有哪些表现

落枕起病往往突然，如晨起急性发病，也可在任何时候，由一个突然的急速动作后发病。主要表现为疼痛，但范围各不相同，一般集中在颈局部，也可超过颈根部至一侧肩臂部。头颈僵直状弯曲并转向健侧偏斜，活动受限制呈斜颈。一旦转向患侧，就会发生刀割样剧痛，并可传导到头部斜方肌或肩部。严重时还会出现交感神经刺激症状。

生活中如何有效预防落枕

预防落枕，首先要防止颈肌劳损。学习工作不宜低头过久。如果必须长时间低头，每小时应该放松几分钟，前后左右活动脖子，或用双手搓热，轻轻揉捏后枕部。休息、睡眠的时候应使用高度、形状符合生理曲度的枕头。经常落枕的患者，可以使用药枕，以促进局部的血液循环。为了预防落枕，还应该多食新鲜蔬菜、水果和含钙丰富的食品，以充分补充钙质和维生素，促进骨骼及肌肉代谢，延缓颈椎退变的进程。

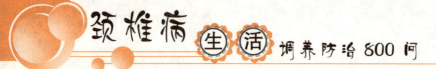

用米醋热敷能治疗落枕吗

米醋具有活血化瘀、散寒止痛的作用，局部热敷后能有效缓解"落枕"带来的不适。具体做法为：取米醋300~500毫升，准备一块棉纱布浸入米醋中，然后将浸湿的棉纱布平敷于颈部肌肉疼痛处，上面用一个70~80℃的热水袋热敷，保持局部温热20~30分钟。热水的温度以局部皮肤感觉不烫为度，必要时应及时更换热水袋中的热水，以保持温度。热敷的同时，也可以配合活动颈部，通常治疗1~2次，疼痛即可缓解。若家中没有棉纱布，也可用纯棉毛巾代替。

为什么颈椎病会引起手指麻木

颈椎病患者发生的一系列病理变化，如髓椎突出或脱出、椎体后外侧关节突关节骨质增生以及关节松动与移位等，均可对脊神经根造成刺激、牵拉和压迫，导致脊神经根和周围组织的反应性水肿、根管狭窄及粘连，产生手指麻木的症状。

颈椎病引起的手指麻木有什么特点

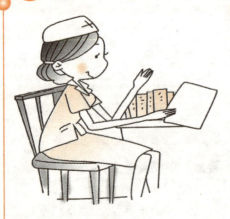

颈椎病患者常有手指麻木的症状，且具有一定的特征性，或是表现为桡侧（拇指、食指或合并中指、无名指）麻木或是表现为尺侧（小指、无名指或合并中指）麻木；或是5个手指麻木。有时，不仅指尖发麻、感觉迟钝，还可累及前臂、上臂，严重者还可伴有握力下降的现象。

颈椎病引起的手指麻木说明了什么

由于累及部位不同，产生麻木的部位也不相同。若颈$_6$脊神经根受累时，往往是前臂桡侧及拇指麻木；若颈$_7$脊神经根受累时，则可使小指、无名指有麻木感。如果同时累及颈$_{5～6}$椎节、颈$_{6～7}$椎节、颈$_7$～胸$_1$椎节，则可能5个手指都发麻。症状可伴随病程而渐渐加重，并且常因外伤、颈部过度活动、睡姿不良等诱因反复发作。

如何区分哪种病引起的手指麻木

很多慢性病都可引起手指麻木，尤其是糖尿病，糖尿病引起的手指麻木是由于长期的高血糖引起的周围神经炎所致。麻木的感觉多在四肢末端，两侧对称出现，有的时候就像戴了手套袜子一样的感觉。有些肾病、免疫障碍、药物中毒等都可以引起类似于糖尿病的手指麻木。而颈椎病引起的手指麻木多在一侧上肢，并同时伴有其他颈椎病的症状。

眩晕是怎么回事

眩晕是多个系统病变时引起的主观感觉障碍，病人感到自身或周围静物有旋转或摇动的感觉。眩晕是一种常见的症状，在眩晕出现的时候，还经常会伴有平衡失调、站立不稳、眼球震颤、指物偏向、恶心呕吐、面色苍白、出汗以及血压、脉搏的改变。

什么是颈性眩晕

椎动脉参与大脑供血，若由于颈椎病等颈椎问题引起椎动脉供血不足而导致中枢性眩晕，则称为颈性眩晕。

为什么会出现颈性眩晕

正常情况下，走行于颈椎横突孔内的椎动脉虽可因为转头而影响一侧椎动脉的供血量，但另一侧的椎动脉可以代偿之，而不出现任何不适。然而，当颈以上有钩椎关节增生时，椎动脉可受到直接的挤压而使管腔变小，从而影响该动脉的血流量。特别是第5颈椎横突孔距椎体较近，更易造成椎动脉的压迫，还可因为刺激了该处的交感神经而造成反射性的血管痉挛，则更加影响到椎动脉的供血量。在上述病理改变的基础上，每当头部旋转或侧屈时，极易加重椎动脉的刺激和压迫，加之对侧椎动脉代偿性减弱，就会发生一时性的大脑供血障碍，因而出现眩晕等症状。

颈性眩晕有什么特点

首先，症状发作时，可有旋转、摇晃等感觉，而且眩晕的发生、发展及加重与颈部活动或姿势改变有直接关系，尤其是在突然向某一方向转头或颈部旋转时诱发或加重。

其次，颈性眩晕的产生有两种情况：一是椎动脉受骨刺的机械性压迫，发生狭窄或闭塞，当椎动脉自身存在动脉硬化等病变基础时，这种压迫更加容易发生；二是颈部交感神经受刺激，引起椎动脉痉挛。这两种情况的发生都以头颈部转动到某一位置，使椎动脉受压或交感神经受到刺激为前提。

最后，眩晕症状严重的患者，甚至还可产生猝倒现象。猝倒发作前一般无任何先兆，患者常处于某一体位，头颈转动时，突然感到头晕、头痛，双下肢随即发软无力而跌倒在地。发作过程中无意识障碍，跌倒后可自行爬起。

第二章 诊断与防治
——两手抓，两手都要硬

引起头痛的原因有哪些

目前临床认为，颈椎病引起的头痛主要有以下5个原因：

1）因颈椎病累及颈部肌群，引起颈部肌肉持久痉挛性收缩，造成肌肉的血流循环障碍，可游离出乳酸、5－羟色胺、缓激肽等致病物质而引起头痛。

2）颈椎病直接刺激、压迫或牵拉头部头痛敏感组织而引起头痛。

3）病变刺激、压迫或损伤第一、第二、第三对颈神经而引起头痛，特别以枕部为重，也可通过延髓或脊髓三叉神经核的反射作用，而使疼痛放射到头部。

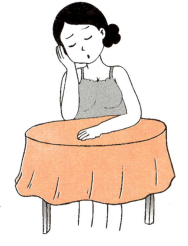

4）病变可刺激或压迫椎动脉周围的交感神经丛，或颈部其他交感神经，使椎—基底动脉系统或颅内外动脉舒缩障碍而产生头痛。

5）动脉型颈椎病患者，由于病变直接累及椎动脉，使椎—基底动脉系统供血不足而产生头痛。

颈椎病引起的头痛与其他类型头痛有什么区别

除颈椎病外，常见的头痛原因有高血压、偏头痛和脑血管意外。高血压头痛有明显的血压升高，容易和颈椎病头痛相鉴别。偏头痛呈反复发作性头痛，发作前有视觉异常和情绪变化，并常有家族史。脑血管意外引起的头痛，来势凶猛，有的迅速进入昏迷，或伴有瘫痪症状出现，病理反射也呈阳性。现在通过CT、磁共振等检查就可以鉴别清楚。

颈椎病为什么会引起头痛

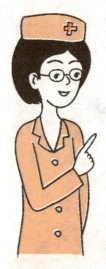

人体的颈部由骨骼、肌肉、韧带、血管、神经、淋巴结、脊髓等多种组织组成，这些组织之间联系紧密，互相交错，构成了极其复杂的一个功能体，任何组织因为形态、炎症等因素影响到神经时，都有可能引起疼痛，包括头痛。尤其是在枕部和颈部的上段，神经自颈椎的椎间孔穿出后会沿头皮与颅骨之间走向头顶及耳部，这些走向头顶及耳部的神经（枕大神经、枕小神经以及耳大神经等）受到刺激就构成了头痛发生的基础。这些神经都各有多个分支，互联成网，遍布头顶和耳部，所以颈部、枕部有问题时出现后脑勺、头顶和耳部的疼痛就不难理解了。

颈椎病引起的头痛有什么特点

颈椎病引起的头痛，疼痛部位多在枕部、枕顶部或颞部，多为跳痛、灼痛或胀痛，可向耳后、面部、牙齿、眼眶和鼻根放射。疼痛发作时间不一，可持续数分钟或数小时，甚至连续几天。晨起、头部活动、乘车颠簸时，容易发作或加重。颈椎X线检查可以发现颈椎退变的征象。

为什么会出现胃肠功能紊乱等不适症状

正常人的胃肠也有神经控制，但不能随我们的主观意识运动，胃肠和手脚不同，不是我们叫它动，它就可以动的，但在进食之后，胃肠的蠕动会自动增强，有的时候闻到食物的香味，也可以加强胃肠的活动。控制胃肠活动的神经是交感神经和副交感神经，如果这两个神经出问题，就可以出现胃脘不适、没有胃口、嗳气、打嗝、恶心呕吐等症状。

第二章 诊断与防治
—— 两手抓，两手都要硬

颈椎病为什么会引起胃肠不适

颈椎和胃相距较远，它们的结构和功能各不相同，之所以会有联系是自主神经系统在起媒介作用。自主神经系统分为交感神经和副交感神经，又叫内脏神经，不受人的意志所支配，分管内脏器官的营养调节、腺体的分泌（如胆汁和肠液的分泌）、平滑肌的舒缩功能（例如肠的蠕动、心脏的跳动等）。自主神经的中枢在下丘脑。当颈椎病病人颈椎有了骨刺、椎间盘退行性变化（老化）和椎间隙变狭窄，会对交感神经（在颈部分布极其丰富）产生不良刺激。在颅内动脉周围有交感神经网络，刺激信号通过该网络传入下丘脑自主神经中枢，产生优势灶。此优势灶的兴奋再沿自主神经系统（交感或副交感神经）下传到胃及十二指肠，就会促使胃及十二指肠功能性变化或器质性变化（即胃、十二指肠病变）。

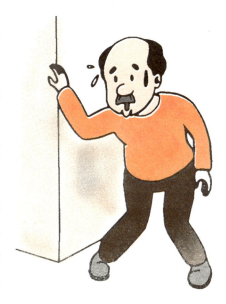

如何判断胃肠不适是由颈椎病引起的

胃肠功能紊乱的原因很多，颈椎病在其中只占很小的比例。如果胃肠功能紊乱是颈椎病引起的，应该在患者的颈部检查到肌肉紧张、颈部压痛、X线显示颈椎退变等情况，而且要排除胃部本身的疾患和其他影响胃肠部交感神经的疾病后，才可以考虑是颈椎病引起的。

要确定是颈椎病引起的胃肠功能紊乱还需要做一些针对颈椎病的治疗，如果胃肠功能紊乱也一并好转，就可以说明问题了。

第二节 颈椎病的危害面面观

颈椎病会导致听力下降吗

有些人耳朵总是蝉鸣般响,并且频率越来越高。响时浑身感到不舒服,头昏脑胀,脖子与肩膀也跟着痛。找了耳鼻喉科医生诊治,治来治去仍没有效果。后来,由于脖子痛,他到康复科做理疗。康复科医生检查后发现患者脖子右转与后伸明显活动受限,每次头往右转,颈痛与耳鸣就明显加重。于是,做错位颈椎的手法纠正治疗,再进行了一段时间颈椎牵引与物理治疗,症状才得到改善。

专家指出,有很多患者花了很多钱仍治不好病,主要是没有找到病灶。像颈椎外伤、劳损和退行性改变会导致颈部的交感神经受到直接和间接刺激与压迫,影响内耳功能,引起耳聋或耳鸣,这是很常见的问题。

颈椎病是否会造成睡眠障碍

长期伏案工作的白领大多有睡眠障碍,原因非常多,但脊椎的病变造成睡眠障碍的发生概率越来越高,应引起警惕。专家解释,这是由于脊椎病变造成大脑供血不足所致。长年如此,会引发头痛、多梦、恶心、心悸以及注意力不集中等其他并发症。有时候还会导致眼供血不足、视物模糊重影。

第二章 诊断与防治
—— 两手抓，两手都要硬

颈椎病能引起瘫痪吗

部分脊髓型或以脊髓型为主的混合其他类型的颈椎病，由于得不到系统的、良好的治疗，致病因素不能解除，随着病变发展，出现脊髓变性液化这样的不可逆病理变化，那么瘫痪也就无法避免了。

颈椎病是否会引发颈胃综合征

近年发现一些交感型的颈椎病患者，多伴有消化道症状，通过胃电图、胃镜检查证实有慢性胃炎，胃液分析发现患者存在不同程度的胆汁反流。经过临床观察研究，表明交感型颈椎病和慢性胃炎有相关影响。两者相辅相成，影响病情的加重与减轻，医学上称为"颈胃综合征"。

颈胃综合征，兼有头晕、头痛与头部酸沉感，颈项易疲劳及僵硬感；眼胀痛发干，视物易疲劳；耳鸣、听力减退；易出汗症状和上腹部胀痛不适、恶心、口干、口苦、便秘、胃脘有压痛；还有心烦、急躁及失眠等症状。

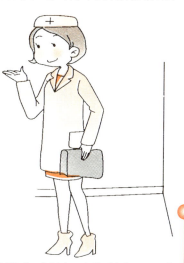

研究认为，颈椎骨质增生刺激交感神经，引起颈交感神经功能亢奋，同时又反射地造成胃肠交感神经功能增高、胆汁反流的长期刺激而损害胃黏膜，构成颈胃综合征的发病机制。

颈胃综合征的治疗，主要是防治骨质增生，改善自主神经营养，因为其中包含交感神经，调节自主神经功能。具体治疗有牵引疗法、推拿按摩、红外线局部照射、中药离子透入及气功疗法等。改善了颈椎症状，慢性胃炎便随之好转。

失眠、不孕与颈椎病的关系有哪些

睡眠障碍、不孕，有时这类疾病与颈椎病有关。专家指出，有些患者常被表面症状所迷惑而耽误诊治，如，失眠多梦、排汗异常、慢性腹泻、月经失调以及性功能障碍等。长时间伏案工作的人大多有睡眠障碍，其原因很多，但是脊椎的病变导致睡眠障碍的发生率越来越高，应引起警惕。专家解释，这是脊椎病变导致大脑供血不足所致。长年如此，会引发头痛、恶心、心慌、注意力不集中等其他并发症，有时候还会导致眼睛供血不足、视物模糊。

颈椎病是否易引起肢体肿胀

肿，是指肢体浮肿；胀，是患者感到膨胀的感觉。肢体肿胀可出现在各型颈椎病中。颈型颈椎病患者，早期在颈、项肩背部出现肿胀，这是因为局部的神经肌肉受物理或化学因素刺激后所产生的水肿所致；神经根型颈椎病发作期，颈肩上肢肿胀，并伴有灼痛，是因为神经根水肿造成；交感型颈椎病患者，会出现上肢肿胀，开始时局部皮肤温度降低，怕冷，遇冷有刺痒的感觉，继而出现红肿，疼痛加重，这是因为上肢血管的痉挛造成；脊髓型颈椎病患者，上肢会出现肿胀，皮肤发亮，活动障碍，甚至失用，这是由于脊髓受压造成。

颈椎病也会引起脱发、白发吗

排除遗传、环境和饮食等因素后，专家认为，轻度颈椎偏位是导致脱发、白发和严重秃发的原因之一。

颈椎病能引起大脑神经系统、血液供养系统的供给不足，也使供给头发的营养受到阻碍，造成脱发和白发。当你发现自己过早脱发或有白发时，在排除其他因素后，可到医院骨科，检查一下颈椎是否有病，以便对证施治。

多数眩晕与颈椎病有哪些关系

调查显示，60%患者的眩晕症状是由颈椎病引起的。专家提醒，冬季要谨防颈源性眩晕病的发生。据专家介绍，冬季颈椎病患者病变部位容易发炎、水肿，引发脑供血紊乱，从而形成颈源性眩晕。颈椎病有很多种表现，其中颈源性眩晕最为常见。某患者躺在沙发上看着电视就进入了梦乡，第二天一早醒来，突觉天旋地转，视物倾斜、摇晃，并伴有阵阵恶心，经检查，未发现任何脑部病变，但医生通过核磁共振成像检查发现该患者颈椎间盘膨出，椎基动脉供血紊乱，从而引发了颈源性眩晕。

据专家介绍，颈源性眩晕多发于中青年，青少年发病率也明显上升，长期操作电脑者和司机发病率更高。患者常感到眩晕、头痛、恶心、呕吐，可导致失眠、多梦、烦躁、记忆力减退；严重者可出现耳鸣、复视、血压异常波动，诱发脑血栓、脑萎缩。专家建议，应避免卧姿看书、看电视，睡觉时不要使用过高的枕头。

颈椎病是否会引起心绞痛

由颈椎错位而造成颈交感神经节功能紊乱，颈上、颈中、颈下心支受到刺激而致兴奋，导致心律失常和血管痉挛，最终造成心绞痛的临床病例已越来越多。

第三节 现代诊断手法，揭开颈椎病真面目

什么是前屈旋颈试验

令患者颈部前屈，其向左右旋转活动。如颈椎处出现疼痛，表明颈椎小关节有退行性变。

什么是椎间孔挤压试验

令患者头偏向患侧，检查者左手掌放在患者头顶部，右手握拳轻叩左手背，出现肢体放射性痛或麻木，表示力量向下传递到椎间孔变小，为有根性损害；对根性疼痛厉害者，检查者用双手重叠放在头顶，向下加压，即可诱发或加剧症状。

颈椎病的引颈试验如何进行

引颈试验又称颈椎间孔分离试验。具体做法为：让患者端坐，检查者双手分别托住患者下颌并以胸或腹部顶住患者枕部，逐渐向上行颈椎牵引，逐渐扩大椎间孔。如果上肢麻木、疼痛等症状减轻或有颈部轻松感，则为阳性，此多为神经根型颈椎病。

什么是臂丛神经牵拉试验

臂丛神经牵拉试验：患者低头，检查者一手扶患者头颈部，另一手握患肢腕部，做相反方向推拉，看患者是否感到放射痛或麻木，这称为臂丛神经牵拉试验。如牵拉的同时再迫使患肢做内旋动作，则称为臂丛神经牵拉加强试验。

颈椎病的上肢后伸试验是如何进行的

上肢后伸试验:检查者一手置于健侧肩部起固定作用,另一手握于患者腕部,并使其逐渐向后、向外呈伸展状,以增加对颈神经根的牵拉,患肢出现放射痛,表明颈神经根或臂丛有受压或损伤。

如何对患者进行压痛点部位检查

检查者立于患者背后,令患者颈部轻度前屈,用一只手的拇指自上而下逐个触压棘突,从内向外触压椎旁。

棘突间压痛:此对颈椎病的定位关系密切,特别是在病变早期,压痛点的位置一般均和受累的椎节一致。但对于后期病例,因为椎间关节周围韧带已经硬化或骨化以及骨刺形成,则压痛点反不明显。

椎旁压痛:沿着棘突两侧自上而下、从内向外按照顺序进行检查有无压痛。常见的压痛点是下颈椎横突、肩胛骨内侧以及第1、第2颈椎旁,基本上是沿着斜方肌的方向走行。

徒手肌力检查的测定方法是怎样的

徒手肌力检查的方法在临床上应用较为方便,故很常用。这种测定方法将肌力分为6级。具体的肌力测定标准为:

(1) 0级

肌肉无收缩。

(2) Ⅰ级

能看到肌肉有轻微收缩,但不能够移动关节,接近完全瘫痪。

(3) Ⅱ级

虽然肌肉收缩可带动关节水平方向运动,但不能够对抗地心引力(重度

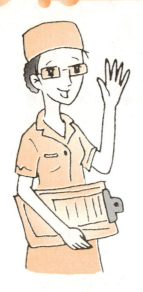

瘫痪）。什么叫做对抗地心引力呢？举例来说，上肢做侧向平举动作，靠的是三角肌的外展肌力。要想完成侧向平举动作，就要克服上肢的自身重量。而上肢的自身重量是由地球的吸引力而产生的重力。

(4) Ⅲ级

能够对抗地心引力移动关节，但不能够对抗阻力（轻度瘫痪）。例如上面所举的例子，三角肌的外展肌力能使上肢完成侧向平举动作，并且若有人将该上肢往下压，正常人能抵抗强大的阻力使上肢完成侧向平举动作。如果病人的三角肌肌力只有Ⅲ级，那就不能抵抗阻力完成侧向平举动作。

(5) Ⅳ级

能对抗地心引力运动肢体，而且能够对抗一定强度的阻力（接近正常）。

(6) Ⅴ级

能抵抗强大的阻力运动肢体（正常）。

颈椎X线片有哪些优势

颈椎X线片不但可以用来诊断颈椎病，更重要的是可以用来诊断出许多其他颈部疾病。如颈椎后纵韧带骨化、骨关节结核、类风湿性关节炎、颈椎先天畸形、骨折脱位以及肿瘤等。

颈椎X线检查有哪些体位及意义

拍颈椎X线片时医生常让病人摆出各种不同的姿势，这主要是为了使要观察的部位显示更清晰，以便确定颈椎病变究竟发生在什么部位。不同体位的X线片有不同的诊断价值。

第二章　诊断与防治
——两手抓，两手都要硬

（1）颈椎侧位片

为首选位，可观察颈椎曲度，前后椎体缘骨刺、椎间隙、椎体脱位、椎体融合、棘突畸形、椎管前后径大小，并可观察后关节错位及钩椎关节骨刺，但往往需结合斜位片。

（2）颈椎正位片

可观察棘突有无偏歪、寰枢关节脱位、齿状突有否骨折或缺失（必要时拍张口位）、钩椎关节有否骨刺、椎间隙有否狭窄及有无颈肋、横突肥大、隐裂等。

（3）左右斜位片

主要观察椎间孔是否缩小及其缩小的原因。

（4）功能位片

如有必要需拍颈椎过屈、过伸、左右斜位片等，以动态观察不同位置骨刺及有否颈椎各部畸形。

（5）自然位片

即病人平时喜欢保持的颈部姿势。这种体位可准确显示颈椎的现有状态，如曲度、椎间隙大小及有无错位等，并可避免颈椎外伤后因摆各种体位而引起的继发性损伤。

在临床实践中，多数人仅根据正、侧位片即可诊断，必要时才加拍其他体位片。

如何从X线检查报告单上判断"生理弧度"

正常人的颈椎有一个略微向前的生理弧度，如果这个生理弧度正常，报告中就描述为"颈椎生理弧度正常"，如果报告上描述为"颈椎生理弧度变直"、"颈椎排列不齐"、"颈椎生理弧度消失"等语句的时候，就是不正常了。

如何从X线检查报告单上判断患者的骨质情况

如果描述为"颈椎骨质疏松"、"$C_4 \sim C_6$椎体后缘骨质增生"等就是有问题,反之就是正常的。需要注意的是颈椎X线报告中经常可以看到大写的英文字母C,它是颈椎英文的缩写。如果描述颈椎,C_4颈椎代表的就是第4颈椎,"$C_4 \sim C_6$椎体后缘骨质增生"代表的是第4～第6颈椎都有骨质增生。如果C的后面有连续的两个数字,则代表椎间隙,如C_{45}代表的就是第4颈椎和第5颈椎之间的那个椎间隙。椎间隙有问题一般都是狭窄,间接反应了其中椎间盘可能的病变。描述的时候就用类似"C_{45},椎间隙狭窄"这样直接的语句。

如何从X线检查报告单上判断韧带部分情况

如果患者的韧带或周围组织有问题,医生会逐个描述,如"项韧带钙化"等,如果没有问题,可能不描述,或以一句"附件无殊"表示一下。

项韧带是什么

项韧带为颈项部强而有力的韧带,基底宽而紧密地附着于枕骨外嵴和枕外隆凸上,其弹力纤维呈三角形,尖部向下与寰椎后结节和下面6个颈椎棘突相连,其深部与棘上韧带相延续,后缘游离而肥厚,有斜方肌附着,与颈椎部其余韧带一起参与保护脊柱颈段,维持头颈部的直立姿势,防止颈椎过度屈曲所致的损伤。

为什么会出现项韧带钙化现象

颈椎病患者在椎间盘、椎体边缘和钩椎关节退变的同时,长期的过度负

第二章 诊断与防治
——两手抓,两手都要硬

荷和劳损也导致了包括项韧带在内的颈椎有关韧带的退变。在椎体失稳、颈椎曲度改变的条件下,项韧带早期可出现纤维增生或硬化,后期则因长时间的慢性刺激,碳酸钙和磷酸钙不断沉积于与病变椎体相一致的局部,最终导致项韧带钙化,甚至骨化。

仅做 X 线检查就可以确定颈椎病的类型吗

X 线检查可以看到一些肉眼在表面看不到的东西,对于颈椎病的诊断是很重要的。但是 X 线检查要求被检查组织和周围组织的对比性强,故仅对骨骼的情况有较好的诊断意义。常规 X 线可以显示颈椎生理弧度的改变、骨质增生的情况及椎间隙的狭窄,反映出患者颈椎的退变。但 X 线对软组织层次的显影效果不好,不能反映出椎间盘的变性或突出,不能显示椎管的狭窄,不能显示骨质增生和脊髓、神经根之间的关系,不能显示后纵韧带钙化和脊髓、神经根之间的关系,所以单凭 X 线检查是不能够确诊颈椎病的类型的。

做颈椎 X 线检查对穿戴有什么要求

颈椎 X 线检查的时候最好不要带金属的项链,衣领太厚的衣服也不宜穿着,围在颈部的围巾及装饰品都应该除掉,如果有膏药贴在颈部也应该撕掉。虽然 X 线的穿透力很强,但是各种遮挡物的存在都会影响 X 片的清晰度和准确度。

为什么 X 线检查与临床表现不相符合

1)刺激或压迫脊髓、脊神经根可产生临床症状明显的髓核突出或脱出,黄韧带和后纵韧带纤维化、肥厚、硬化等病理改变在 X 线片上就可能

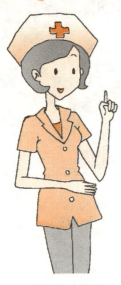

表现得不明显。

2）刺激或压迫脊神经根产生上肢疼痛等症状的病理改变是由于水肿、肿胀、渗出、粘连等反应性炎症所致，而这些病理表现同样在X线片上无法充分体现。

3）患者本身有动脉血管硬化的基础，或是因自主神经系统的原因导致对椎动脉型颈椎病"雪上加霜"，而使患者症状较为严重。但是，X线片上却不会有明显的钩椎关节骨质增生表现。相反，单纯的骨质增生若未累及脊髓、神经、血管，也可无症状。此时，也会造成临床表现与X线片上的变化相矛盾的情况。

因此，只有通过系统的病史询问、全面的物理检查，或是借助CT、核磁共振成像等进一步对其加以鉴别，才能综合分析、判断，获得更为准确的诊断。

颈椎骨质增生就是颈椎病吗

颈椎X线片上若有密度增高的表现，则一般提示有不同程度的骨质增生。那么，颈椎骨质增生与颈椎病是否等同呢？

从颈椎骨质增生的起因来看，颈椎部位的骨质增生只是由于颈椎为了适应长期的运动和负荷而产生的一种生理性退行性变化。这种退变伴随着年龄增长逐渐产生，并成为老年人所共有的现象。除了颈椎之外，四肢的活动关节，特别是下肢承重关节也可见到这种情况。

在大多数情况下，颈椎骨质增生并不预示着骨刺已经压迫神经、脊髓，临床上也可能不产生任何症状。所以，颈椎骨质增生只是人体整个退变过程中的一种表现而已。

但是，颈椎骨质增生之后进一步造成椎管、椎间孔、横突孔等解剖结构的狭窄，形成对脊髓、脊神经根和椎动脉的刺激或压迫，并出现相应的临床

第二章 诊断与防治
—— 两手抓，两手都要硬

症状时，这就不是单纯的颈椎骨质增生，而是名副其实的颈椎病了。

所以，颈椎病的病理变化可有骨质增生，但存在骨质增生并不意味着一定都是颈椎病。另外，颈椎病的严重程度也并非与骨质增生的有无和大小成正比，而更重要的是看其病理变化所在的部位，对局部脊神经、脊髓的刺激或压迫情况。

CT 检查的原理是什么

CT 即计算机体层摄影。它是应用 X 线穿过人体不同组织后不同衰减度所造成的密度差，来判定正常或异常。

CT 检查对颈椎有什么积极意义

1）能准确地判定椎体与椎管的矢状径大小。
2）有助于断定骨质大小和部位。
3）可观测到后纵韧带钙化的范围。
4）可观测到脊髓在椎管内的位置、形态以及与周围的关系。
5）可排除骨质本身破坏性病变。

哪些情况下需要做 CT 检查

为了诊断颈椎病，一般来说做一个普通的 X 线检查就可以了。但 X 线检查不能发现软组织的疾病，所以在怀疑患者可能有椎间盘突出的时候，需要做 CT 检查以明确诊断；怀疑颈椎椎管里有病灶如肿瘤、结核等需要鉴别的时候，需要做 CT 检查；想明确某个节段有神经根压迫的时候，可以做 CT 检查；想了解椎管和椎间孔狭窄程度的时候，可以做 CT 检查。

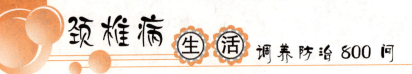

做CT检查有哪些体位

常规CT检查要采取仰卧位横断体层扫描,扫描框架倾斜角度视不同检查部位而定,也可从定位扫描图像上选定。特殊的体位还有俯卧位或侧卧位,需根据具体情况而定。做胸腹部检查还要举高双臂,做颈椎扫描还要把双肩做往下拉的动作,目的是尽可能地减少双肩对颈椎的影响。

做CT检查要有哪些准备

检查前自觉去除检查部位的金属物和异物,防止严重的伪影产生。做腹部或胸部CT检查的病人,扫描当中要求吸气、屏气和呼气。有碘过敏史者,扫描前一定要告知扫描医生。

CT检查报告单上包括哪些内容

CT报告中对病灶的主要描述是从形态和密度两方面分析,形态方面主要包含了大小、形态、轮廓的变化。密度方面主要有增高或减低。凡是病灶密度低于所在器官或结构的密度,称之为低密度灶;若病灶密度高于所在器官或结构的密度,称之为高密度灶;若密度相等或相近,称之为等密度灶。

CT检查报告与X线检查报告有什么区别

颈椎的CT报告与X线的报告基本是一致的,但也有不同,因为颈椎CT图像是以横断位为主,一般先对椎间盘有无突出或膨出征象,硬膜囊及两侧神经根有无受压,硬膜囊前脂肪间隙是否存在,软组织有无肿胀等做出描述。CT报告同样也会描述颈椎小关节骨质是否异常,颈椎生理弯曲是否存在,是否有骨质增生等。

做 CT 检查时要注意什么

现在很多疾病检查中都会涉及 CT 检查，那么，在 CT 检查中应该注意什么呢？

1）检查前须将详细病史及各种检查结果告知 CT 医生，如有保存的 X 线片等资料需交给 CT 医生，供其参考。

2）去除检查部位衣物，包括带有金属物质的内衣和各种物品，如发夹、头饰、耳环、项链、钱币、皮带、钥匙等。

3）检查前禁食 4 小时。腹部扫描者，在检查前 1 周内不能做钡剂造影；前 3 天内不能做其他腹部脏器造影；前 2 天内不服泻剂，少食水果、蔬菜、豆制品等多渣、易产气的食物。

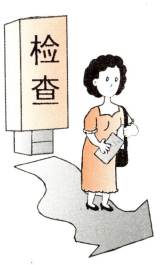

4）做 CT 增强扫描的儿童及神志不清者，需有健康人陪同，陪同者应穿上 CT 工作人员提供的 X 线防护服。

5）CT 增强扫描，如用国产造影剂需做静脉注射造影剂碘过敏试验，20 分钟后无反应，才可进行检查。

6）检查时，听从医生的指导，保持体位不动，配合检查进行平静呼吸、屏气等。CT 机上配有对讲机，在检查中如有不适或发生异常，应告知医生。

CT 对颈椎病的适应证有哪些

（1）颈椎间盘突出症

CT 能直接显示突出的髓核及其对硬膜囊和神经根压迫的程度。

（2）颈椎椎管狭窄症

CT是诊断及定位椎管狭窄较准确的方法，能测量椎管各径线及面积，观察椎管形态，了解其骨和软组织情况，显示椎管内受压迫的程度。

（3）明确骨折、脱位

椎弓骨折及骨折片突入椎管或椎间孔在平片上易漏诊，而CT能明显提示，可准确测量病变对椎管及椎间的侵犯程度。还可准确显示寰椎的骨折。

（4）排除肿瘤和炎症

对X线片证实的病灶，CT更能明确病变范围，椎体及附件情况，病变是否侵犯了椎管及椎间孔，有无椎旁肿块，病变是否为侵蚀性，病变是多血管还是无血管，组织有无坏死、钙化、囊性变等。

（5）观察先天性异常

CT能观察骨质和软组织的结构，进一步明确脊椎先天性畸形情况。

核磁共振检查的原理是什么

核磁共振检查就是利用核磁共振原理，测定各组织中运动质子的密度差加以判别。

核磁共振检查有哪些优势

核磁共振成像检查能够在不同的解剖平面直接观察硬膜囊、椎管。由于能区分水肿或是出血，有助于早期发现脊髓损伤。由于具有清晰的高分辨率，因而有利于发现颈椎的早期病理变化、微小变化和发生在小关节上的改变。核磁共振成像对软组织的改变，如脊髓组织受压情况，椎间盘突出的位置、移位方向、大小显示更为清晰，对颈椎病的早期诊断和及时治疗更有帮助。

核磁共振检查就是万能的吗

核磁共振检查对骨质的改变，如增生、骨化、钙化等，不如 X 线平片和 CT 清晰，在实际工作中，一般应该掌握先易后难、先简单后复杂的原则，合理运用各种检查技术及手段，以达到事半功倍的效果。

做核磁共振检查有哪些体位

核磁共振检查一般体位都是仰卧检查床上，按检查部位，可以采取头先进检查孔或脚先进，如果检查体部，还会被要求举高双臂。总的来说，如果没有自身疾病的影响，做该检查的体位还算舒适。如做颈椎磁共振，我们只需仰卧于检查床上，双手自然放于胯旁，面部朝向正上方，不要做舌、下颌的活动及吞咽动作。

金属物品对磁共振检查有什么影响

核磁共振检查要求有一个均匀的强磁场，如果患者身上有金属物品，就会破坏磁场的均匀性。在磁场中，体积小的金属物品（如硬币、钥匙、发夹等）会被吸出，损坏机器，甚至损伤人体。磁卡如信用卡、电话卡及手表等进入强磁场环境也将会损坏，因此，在做磁共振检查时一定要远离金属物品。

哪些情况下不能进行核磁共振检查

1）置放心脏起搏器、自动复律除颤器者。
2）铁磁性植入物患者，如眼球金属异物者或枪炮伤后弹片。
3）动脉瘤术后金属血管夹，换有人工金属瓣膜者。

4）放置人工金属关节、固定用钢板、金属标记物、下腔静脉滤器血管钢圈、金属内支架、植入性耳蜗等。

5）体内植入了其他用于诊断或治疗的电、磁、机械装置。

6）幽闭恐怖症患者。

核磁共振检查有什么意义

核磁共振检查可以在一张片上显示多节颈椎、椎间盘、脊髓、前后纵韧带、黄韧带及其相互关系；可以显示椎间盘早期变性的表现；可以显示晚期脊髓变性如萎缩、胶质增生、囊变及空洞形成；还可以用磁共振血管成像观察椎动脉本身的迂曲狭窄情况。

颈椎病的诊断标准有哪些

颈椎病的诊断标准目前无统一的规定，但公认的诊断颈椎病的原则有四条：

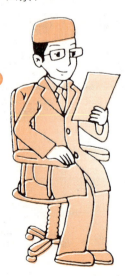

（1）病史和症状

中老年人，有慢性发作性颈部僵硬并伴有肩臂麻痛，或有头晕、头昏、视雾、耳鸣、猝倒症，或有肢端发凉、发绀，或有下肢麻沉无力及震颤、瘫痪等。

（2）体征

有颈丛、臂丛神经根受激压表现，或有颈脊髓受激压表现，或椎动脉、脊前动脉受激压表现，或有颈交感神经受激压表现。

（3）X线检查

可有颈椎生理前凸消失或后突、椎体缘或钩突骨刺形成、椎间隙狭窄、项韧带钙化等表现。

第二章 诊断与防治
——两手抓,两手都要硬

(4) 化验与其他特殊检查

三大常规、血沉、抗"O"一般正常,类风湿因子阴性,脑血流图可见左右椎动脉不对称,特别是在转动颈部时,患侧出现波幅明显下降,脊髓造影可见颈段不全或完全性梗阻等。

临床上如果排除了其他的器质性疾病,并且上述四项中有三项符合者即可确诊为颈椎病,有两项符合者为疑似颈椎病,在前三项内有两项明显符合者也可确诊为颈椎病。

颈椎病诊治的一般原则有哪些

诊断颈椎病主要从临床表现与颈椎 X 线片两方面综合分析,一般的原则有以下几点:

1)临床表现与 X 线片所见均符合颈椎病者,能确诊。

2)具有典型颈椎病临床表现,而颈部 X 线片没有出现明显异常者,应在排除其他疾病的前提下,方可诊断为颈椎病。

3)临床上没有主诉与体征,而在颈部 X 线片上出现异常者,应慎重诊断为颈椎病。并可将在颈部 X 线片上所见的阳性体征在病历上加以描述。

颈椎病的就医要点有哪些

(1) 及早就医

颈椎病是一种慢性进展型疾病,及早就医可以及时诊治,延缓疾病进程,解除症状,减少复发。

(2) 正确就医

颈椎病需由专科医生根据病史、症状、体征及影像检查结果综合评估,做出正确诊断,康复医师长期从事该病诊疗工作,一般经验较多。

(3) 正确治疗

目前治疗颈椎病的方法很多，须由康复医师根据病情予以优先选择，综合处理。

(4) 正确预防

颈椎病的预防比治疗更为重要，只有正确预防才能减少复发，减轻发病程度。

就诊时挂什么科室

医院里的科室大体可以分为两种。一种是以疾病的种类来分的，如骨伤科、神经科、肿瘤科、消化科、呼吸科等；另一种是按照治疗方法来分的，如针灸科、推拿科、理疗科、冷冻科等。我们第一次看病，需要明确诊断，一般可以在挂号处咨询一下或根据自己的判断选择一个可能的科室。如果诊断明确，我们可以根据需要的治疗方法，选择相应的科室。

如何找到适合自己的医生

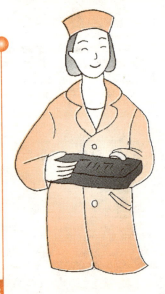

1）咨询医院的挂号室，医院的挂号人员长期接触各种患者，对各种症状应该看什么科比较有经验。

2）咨询熟人，我们身边有一些懂医的熟人，如医生、护士等，他们对各种疾病的认识要比一般的患者深一些，可以通过他们替自己找一个合适的医生。

3）通过类似症状的患者，我们的邻居、朋友、同学，他们可能生过和我们一样的病，并找到医生治愈了疾病，我们可以找他们看过的医生，成功机会就大一些。

第二章 诊断与防治
——两手抓，两手都要硬

第四节 未雨绸缪——颈椎病的防治

预防颈椎病的重要性有哪些

我国颈椎病的发病率正呈不断上升的趋势，颈椎病发病率越来越高，随不同年龄段的增长，其发病率也成倍增加。相关调查也显示，目前，全国有7%～10%的人患上了颈椎病。50～60岁年龄段颈椎病的发病率为20%～30%；60～70岁年龄段达50%。与此同时，发病明显趋向低龄化，中小学生颈椎病的发病率正急速上升。

预防是防止颈椎病发生、发展的最基本的环节。包括：

1）工作方面。坐姿、伏案姿势等。

2）学习方面。看书、写字、长时间的学习等。

3）日常生活方面。睡姿、睡眠环境等。

4）性生活方面。频率等。

5）护理方面。各种颈椎病的按摩操及医疗体操等。

对于颈椎病，患者应做到"四早"，即早就医，早诊断，早治疗，早康复。让患者了解颈椎病是临床常见病、多发病，中老年人好发，且随着年龄的增长而增多；颈椎病的危害；主要症状及体征（方便自我诊疗）；颈椎病的防治知识等。

如何"防"住颈椎病

众所周知，颈椎病已不再是中老年人的"专利"了，长时间在电脑前工作的白领们和沉溺于电脑游戏中的学生们颈椎病的发生率正逐渐上升。不难看出，颈椎病的发生也与不良习惯有密切关系，只要我们平时多注意防范，就可以免受颈椎病侵扰之苦。

(1) 防低头时间太长

伏案工作每隔40分钟应抬头让双眼远视，同时头颈略向后1~2分钟，使颈椎间隙内的高压状态得到缓解。超过2小时的持续低头工作，会加重加快颈椎的退变，应注意工作时颈部的姿势，尽可能选用倾斜式桌面，减少伏案时头颈前屈的程度。

(2) 防不良工作姿势

颈椎长期处在某种姿势也容易引发颈椎病，在屈颈状态下，周围肌肉、韧带长时间处于牵张状态，易导致颈椎的不稳、颈椎间盘的退变。所以财会、计算机、显微镜、雕刻、刺绣、驾驶等长时间低头工作者，都是颈椎病高发人群。

(3) 防不良生活习惯

长时间低头玩麻将、打扑克、靠在床上看电视等都是不良的生活习惯。这些习惯的共同性是颈椎长时间处于屈曲状态，引起颈部肌群的过度劳损。常有人在长时间搓麻将后引起颈椎病急性发作。趴在床上看书也不可取，这时颈部的负担比一般低头还要重得多。

(4) 防锻炼方式不当

健身锻炼时要防止动作失误或者幅度过大，以免给颈椎造成伤害。

(5) 防头颈部外伤

头颈部外伤与颈椎病的发生和发展有着直接的关系。因此，日常生活中要注意防护颈椎受伤，颈部不适时要到医院诊治，且勿自作主张，因为错误的推拿、牵引等均可导致颈椎病的发生。

第二章 诊断与防治
—— 两手抓，两手都要硬

怎样注重工作中的间断活动

工作 1~2 小时后应做全身及颈部活动至少 5~10 分钟，比如：

（1）左顾右盼

头先向左后向右转动，幅度宜大，以自觉酸胀为好，30 次。

（2）前后点头

头先前再后，前俯时颈项尽量前伸拉长，30 次。

（3）旋肩舒颈

双手置两侧肩部，掌心向下，两臂先由后向前旋转 20~30 次，再由前向后旋转 20~30 次。

（4）摇头晃脑

头向左－前－右－后旋转 5 次，再反方向旋转 5 次。

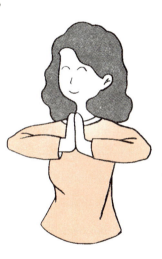

（5）头手相抗

双手交叉紧贴后颈部，用力顶头颈，头颈则向后用力，互相抵抗 5 次。

（6）双手托天

双手上举过头，掌心向上，仰视手背 5 秒钟。

腰椎要注意不要用力，每天轻微活动数次，也可以买一把按摩椅，每天做腰脊按摩两次，每次 20 分钟。

此外，预防慢性劳损也是重要的环节，要参加工间操，经常锻炼身体，特别是头颈项部肌肉的锻炼；注意劳逸结合，保持劳动时身心愉快；劳动出汗后应及时擦干，避免吹冷风；积极对慢性病进行防治，以保持良好的身体素质；重劳动时应加强对颈部的防护，扭伤后要积极进行治疗，以防由新伤转变成陈伤、急性转变成慢性。

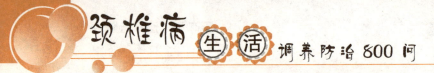

为什么说颈椎病的预防要趁"早"

颈椎病的好发年龄是中老年,由此可见其发病时间较晚,但导致其发生退变的病理基础却是一个慢性老化的过程。在这个过程中,若能积极采取预防措施,及时消除病理隐患或控制其进展,就可预防颈椎病的发生。并且,预防一是要早,要从青少年时期做起,二是要持之以恒。中医强调预防为主的思想,主张"防患于未然",注重养生保健,提倡"慎风寒、适劳逸、调情志",这些对于预防颈椎病是很重要的。

经常进行形体锻炼可预防颈椎病吗

预防颈椎病的形体锻炼,要重在颈背肌群的锻炼及平衡运动的锻炼。运动锻炼的目的,是促进脊柱及其周围组织的血液循环和代谢,加强对代谢产物及某些因素造成的局部的炎性反应及炎性产物的及时排除,保证其正常的生理功能。进行有序的、适当的运动锻炼,还可以增进脊柱内外肌肉、韧带的活力,减少其疲劳,从而加强脊柱的内外稳定性,有效地防止颈椎病的发生。

颈椎病患者如何预防并发高血压

高血压在中老年人中发病率逐年上升,已占老年性疾病的首位。因而,老年人,特别是老年颈椎病患者,要积极预防高血压的发生。

高血压的防治概括起来为10个字:减肥、戒烟、限盐、运动、放松。具体而言,在饮食方面,坚持低盐、低脂饮食,饮食以清淡为主。胖人要节制饮食,控制体重,主要是控制热量、减少食量。鱼、鸡、瘦肉、豆制品、蔬菜以及水果等,都是老年脊椎病、高血压患者的适宜饮食。而动物脂肪油、动物内脏(脑、肝、肾)、肥肉、蛋黄、鱼干、奶油等高胆固醇食物,以少食或不食为好。有些蔬菜如萝卜、芹菜、猪毛菜等还有降压作用,可以多吃。生活起居方面,要注意合理安排工作与休息,消除精神紧张、忧郁、恐惧、焦虑,坚持"早睡早起,戒烟限酒,起居有时,勿妄作劳",同时,还要坚持做医疗体操、静练气功等,进行适度的体育运动。

颈椎病患者如何预防并发糖尿病

老年颈椎病患者,特别是体重超标的,应适当控制饮食,防止过度肥胖。同时,坚持适量的体育锻炼和体力活动,定期进行医疗检查,早预防、早治疗。糖尿病和精神、饮食密切相关。应保持情绪稳定、生活规律、饮食有道,注意控制甜食的食用量。一旦发现糖尿病,除了积极用药治疗外,可多食用用黄豆粉和面粉以1:2的比例混合做成的馒头、饼、面条。还可用蚕茧30枚煎水服用。

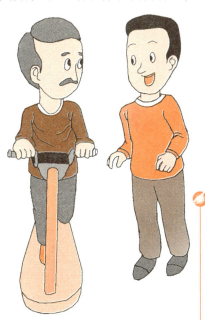

以上方法都可作为预防之用。糖尿病患者更易患颈椎病,或加重颈椎病病情。在神经根型及脊髓型颈椎病中,除了有常见的症状外,还可以有手足部感觉异常(如手套样感觉和袜套样感觉)。在椎动脉型颈椎病中,可加速椎动脉硬化,加重眼花及视力下降的程度。另外,糖尿病还可以并发冠心病、高血压、肢体缺血性坏死,使病情更加复杂化。

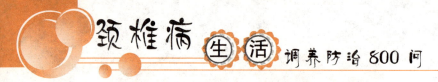

颈椎病患者如何预防并发冠心病

近几年来，随着生活水平的提高，冠心病的发病率也越来越高，特别是城市中，冠心病已成为仅次于高血压的一种老年性多发病。因而，老年人要时时处处预防冠心病的发生。饮食上少吃动物脂肪和高胆固醇食物，多吃蔬菜、水果，饮食宜清淡，食量不宜过多。避免发胖，饱餐也常会诱发心绞痛。同时，要戒烟限酒，起居活动有规律，活动要适量。适量运动有利于人体气血运行、心脉通畅。气功、太极拳、体操等运动最有益于心身健康。中医认为，百病和情志因素有关，紧张、恼怒、气机紊乱，均可导致胸痛、胸闷。所以，老年人应注意调节情志，保持愉快的心情。秋冬季节还应注意保暖，暑天则不可贪凉，不可过吃冷饮。

另外，老年交感型颈椎病患者还可出现心慌、心律紊乱等类冠心病症状。若老年颈椎病患者出现心慌、心悸表现，先要保持镇静，然后及时到医院进行全面检查，以求确诊。一旦排除冠心病也不要放松警惕，而要依据上述措施积极进行预防。

颈椎病患者进行心理调节也可预防颈椎病吗

情绪不好直接影响颈椎病的预后。因此，颈椎病患者保持愉快心情是至关重要的。

中医学认为人的心理活动是以脏腑为物质基础，脏腑的功能活动可在心理活动中得到反应，两者关系密切。不良的情绪对机体健康有很大的影响，常常造成免疫功能低下，容易使人患病或使病情加重，不利于患者康复。

颈椎病是一种严重折磨中老年身心健康的顽固性疾病。患者除了生理、病理上的改变外，尚有对颈椎病的多种异常心理反应，如对颈肩痛的焦虑不安、对有可能致残致瘫的恐惧心理等。不良情绪不仅会诱发颈椎病，还导致对颈椎病的恐惧心理等，影响其治疗与康复。同时长时间地患病，患者易在日常工作中产生急躁情绪和不愉快的心理。因此分析患者心理，合理运用心理疗法，努力使患者保持良好情绪，是颈椎病患者康复的一个重要方向。

围领和颈托可预防颈椎病吗

围领和颈托可应用于各型颈椎病。它们均可制动和保护颈椎、减少神经的磨损、减轻椎间关节创伤性反应，并有利于组织水肿的消退和巩固疗效，并起到防止复发的作用。但是，长期应用颈托和围领可能引起颈背部肌肉萎缩、关节僵硬，非但无益，反而有害。所以穿戴时间不可过久，一般只对急性发作者应用，且在应用期间要经常进行医疗体育锻炼。在症状逐渐减轻后，要及时除去围领及颈托，加强肌肉锻炼。

颈椎病发病后要注意什么

颈椎病一旦诊断明确，一般要注意以下几个方面。

（1）对疾病要有正确的认识，树立战胜疾病的信心

颈椎病病程比较长，椎间盘的退变、骨刺的生长、韧带钙化等与年龄增长、机体老化有关。病情常有反复，发作时症状可能比较重，影响日常生活和休息。因此，一方面要消除恐惧悲观心理，另一方面要防止得过且过的心态而放弃积极治疗。

（2）休息

颈椎病急性发作期或初次发作的病人，要适当注意休息，病情严重者更要卧床休息2～3周。卧床休息在放松颈部肌肉，减轻肌肉痉挛和头部重量对

椎间盘的压力,组织受压水肿的消退方面具有重要的作用。但卧床时间不宜过长,以免发生肌肉萎缩、组织粘连、关节粘连等变化,阻碍颈椎病的恢复。所以颈椎病的间歇期和慢性期,应适当参加工作,不需长期休息。

(3) 保养

人体犹如一部复杂的机器,需要时常加以保养。尤其是颈椎病,本身就是一种退行性病变,更要对颈部加以保护,尽量避免不必要的损伤。无论是睡眠、休息,还是工作学习,甚至一些日常动作,都要保持良好的习惯,时刻不忘对颈椎的保护。同时加强颈肌的锻炼。

(4) 治疗

颈椎病的治疗方法有非手术治疗和手术治疗之分。绝大多数病人经非手术治疗能够缓解症状甚至治愈不发。但每一种治疗方法均有其独特的操作、作用和适应证,需要有专科医师指导,而且有一定的疗程。

加重颈椎病病情的因素有哪些

颈椎病的加重,与生物力学有一定关系。颈椎的好发部位之所以最常见于第5~6颈椎,是由于头颈部的负荷(包括自身重量和各种运动的负荷)集中在下颈段,并以第5~6颈椎的压力最大,特别是长期低头伏案的工作者,第5~6颈椎常处于高压力、高扭曲力状态,所以第5~6颈椎通常最易、最早、最重地引起退变。当然还有其解剖基础,颈椎的椎管矢状径由

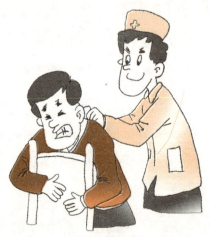

上而下逐渐减小,最狭窄处为第5~6颈椎,而此处又恰为脊髓颈膨大所在。因此,一旦出现退变,则易出现症状。在颈椎骨质增生、韧带钙化等退化造

成椎节制动后，生物力学方面的因素会进一步加重颈椎病的病情。颈椎屈曲时，其压力和扭曲力的最大承受椎节逐渐向下转移，而后伸时则逐渐向上转移，从而造成多节段的病变。

此外，正常情况下，颈髓在椎管内其侧方和前、后方均有缓冲间隙，颈椎的退变产物可破坏颈髓在椎管内既松弛又固定的生物力学平衡，而产生脊髓受压症状。处于正常状态的椎动脉在侧屈、旋转时也可因关节—横突角度的自控作用而不至于造成同侧受压、对侧拉长的现象，但骨质增生、椎关节不稳等情况可使这种自控的生物力学作用丧失，造成同侧椎动脉受压或对侧受拉而出现症状。

如何预防颈椎病的加重

预防颈椎病的加重，可以从以下5个方面着手。

（1）纠正不良姿势

避免颈椎长时间保持在一个固定的姿势，一般1个小时左右应改变一下姿势或做一些简单的颈部活动。同时，还要避免半躺半坐的姿势。

（2）避免颈部受冷

包括出汗、淋雨、直接受风、受寒等。

（3）选择正确的睡觉姿势和合适的枕头

一般枕头的高度应略高于自己的肩宽，枕头的质地应柔软且富有弹性；仰睡时，枕头宜尽量垫于项（颈后部）下；侧睡时，避免将枕头压于肩下。切忌睡觉时使用质地坚硬并有固定形状的枕头。

（4）颈部垫枕法

取仰卧位，将浴巾折叠后卷成圆柱状垫于项下，注意调节好垫枕的高度，一方面要把颈椎的弧度垫出来，即颈下有支撑感；另一方面，头的后枕部又不能离开床面。每天1次，每次垫的时间以30~60分钟为宜，切忌时间过长。这种方法一方面有助于恢复颈椎的生理弧度，另一方面也可作为一种非常实用、方便的牵引方法，它运用力学上的杠杆原理，利用身体和头部自身的重量实现对颈椎的牵引作用，比较自然舒适，长期坚持可以取得比较好的效果。

(5) 颈椎保健操

颈椎前屈、后伸、左右侧屈、左右旋转，共六个角度，每个角度单独活动到最大范围，各做3~6次。每天可重复多次。切忌进行过快、过猛的头部环形摇动。

第三章 日常生活保健
——小细节成就颈椎健康

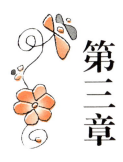

第一节 女性，别让颈椎早衰30年

时尚挂链也会伤害颈椎吗

有好多女孩脖子上挂着音乐手机听音乐，或是玩超大炫酷的PSP游戏机、看MP4视频，这样看起来既时尚，又能消磨无聊时间。可能大家还不知道，这样也会在无形中伤害到颈椎！现在越来越流行大号的手机，比如音乐手机，加上挂带挂在脖子上，身体再随着车子左右摇晃，很容易压迫到脖颈的动脉或神经。再有，时尚一族们低着头玩游戏机看视频时，精神高度集中，也可能会忽略颈椎疲劳，长久下去，颈椎就会感到不适。

所以，时尚一族们在车上听歌、看视频、玩游戏的时候，要把手机或者游戏机放在衣兜里或者拿在手上，不要挂在脖子上。另外，看视频、听歌或玩游戏的时候，要不断地变换姿势来休息颈椎。

为什么胸罩穿戴不当也会引起颈椎病

时代在变,现在的女人们更注重"内在美",越来越宠爱那些漂亮、性感的内衣。各种款式的胸罩摆放在琳琅的柜台上等待着美女们来挑选,可是选择胸罩不慎也会使人患上颈椎疾病,性感、漂亮的胸罩并不是每一个人都适合。女孩们选择胸罩的时候,不仅要看款式、颜色,还要看看是否适合自己。

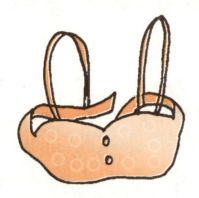

长期使用窄带式的胸罩或胸罩尺寸偏小、穿戴过紧,会不利于颈椎健康,因为当身体活动时,上肢肩部肌肉不断运动,而窄肩带的摩擦,会压迫到颈部的肌肉、神经,时间长了,就会产生上肢麻木、颈部酸痛等颈椎病症状。

所以,女孩们一定要选购大小适中、宽肩带的胸罩。平常生活中要经常趁别人不注意的时候把肩带移动一下。在家休息的时候就把胸罩摘下来,换上宽松的家居装。睡觉时就更不要穿胸罩了!

为什么说单肩挎包易挎出颈椎病

女性上班族最好两肩交替挎包,将包包的重量控制在1.5千克以下。对于挎包型颈椎病的治疗,轻者只要停止使用单肩挎包,症状即可缓解。如果长期单肩挎包,已造成肌肉痉挛、颈强直、颈肩疼痛等症状,则应停止挎包,并及时进行治疗,如局部热敷、按摩等。

第三章 日常生活保健
——小细节成就颈椎健康

穿吊带装会引发颈椎病吗

现代女性喜欢追求时尚，而穿吊带也是时尚的一种类型。但是吊带不利于颈椎健康，因为吊带衫只有一根带子系在脖子上，长时间地穿吊带会导致颈部不自主地前屈，使颈部肌肉痉挛、紧张，组织发生损害，造成颈部动力平衡失调。时间长了，颈椎在原有生理性退化的基础上会加速退化，最终导致病变的椎体增生、椎间盘蜕变、韧带钙化等，压迫或刺激相邻的神经根血管，从而加重颈椎负担。此外，穿吊带衫易使颈部受寒，特别是夏天在有空调的办公室里工作时，穿吊带衫也是诱发颈椎病的一个重要因素。

长期穿吊带衫易导致颈椎早衰，颈椎早衰是因颈部长时间处于姿势不良或过度使用的情况下，这些不当外力使得软骨渐渐受到磨损，进而引起的局部发炎肿胀。如周围肌肉弹性不好或韧带损伤，加上持续不当外力的影响，就会使颈部软骨一再地磨损肿胀，逐渐刺激颈椎体边缘骨质增生，形成骨刺变形，导致各种颈椎病变随之而来。

值得注意的是，颈椎早衰症有年轻化的趋势，以往退化性关节病变好发于40岁以上人群，但近来30岁左右的患者越来越多。颈椎早衰的发生是由很多因素促成的，年轻女性酷爱穿吊带装就是其中之一。

为什么说低领衫也会伤颈椎

彰显个人魅力成为时代的主流，冬季穿上高高的毛领衣已不被推崇，女人们一年四季都想露出美丽的脖颈、性感的锁骨。但是，这种低领衫也容易让脖子在路途中受凉而导致颈椎病。

颈部是最怕着凉的。当天气凉的时候，即使个人体质很好，也要注意颈部保暖。女白领们长时间使用电脑，颈部肌肉已经很僵硬了，如果再有凉风的侵袭，肩上区、肩胛区的肌肉就会容易痉挛、疼痛，颈椎就会不舒服了。

最简单的方法就是围条围巾，方便又美观，到了室内，就可以摘下来，不影响露出美丽脖颈。围巾既能保暖，又不会让你的美丽打折扣。相反，一条别具风格的围巾还会让你的魅力加分，何乐而不为呢？

精油泡澡可以缓解颈椎疼痛吗

对于很多忙忙碌碌的现代女性而言，长时间维持相同姿势，或姿势不正确时，颈部肌肉会因过度紧绷而僵硬，血液和淋巴的循环也会受到影响而变差。为了不让这种僵硬演变成慢性症状，不妨采用精油泡澡的方式来缓解颈椎的压力。研究证明，精油泡澡是一种温和的舒缓颈椎疼痛的方式，可以帮助稳定神经系统，缓解颈部肌肉紧张、酸痛状态，对于坐骨神经痛也有一定程度的帮助。

下面就为大家介绍一下缓解颈椎疼痛的精油配方：在水中滴入洋甘菊精油3滴、薰衣草精油3滴、薄荷精油2滴。水量以没过胃部为宜，水温以26~34℃为宜，然后将身体慢慢浸入浴缸中，安静地享受20分钟，不仅身体内部得到了热疗，还能缓解身体与情绪上的紧张，微微地发汗还可以排出毛孔里的堵塞物，起到保健与美容的双重效果。

需要提醒的是，泡澡前要先淋浴，冲洗干净身体，特别是要彻底卸妆，而且最好将淋浴后的上半身擦干，以防受凉。如果还觉得冷，可以在肩膀上披一条毛巾。如果实在没有时间和条件，泡手和泡脚也是一种变通的方式。

白领女性穿高跟鞋也会穿出颈椎病吗

高跟鞋，总是让女人们深深迷恋。特别是盛夏，各式各样的高跟鞋配上摇曳多姿的裙装，总是让无数女性朋友痴迷不已。

可是，高跟鞋在给女人带去美丽、优雅的同时，也暗藏杀机。长期穿过高的高跟鞋不仅容易让女士们的足部、腿部、腰部健康受损，也会累及颈椎，危害女性健康。

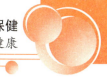

第三章 日常生活保健
——小细节成就颈椎健康

穿高跟鞋走路,容易使人的重心过度前移,为了平衡前倾的身躯,腰部自然会向后仰,造成骨盆前倾,脊柱弯曲增大,腰椎和颈椎受力集中,容易形成损伤。这种损伤积累到一定程度后,必将引发腰痛、肩部、颈部酸痛等颈椎病症状。因此,从健康角度讲,女性还是少穿高跟鞋为好。

节食也会引发颈椎病的说法有道理吗

"肥胖"在很多女性朋友心中无异于一枚重磅炸弹!不少人为了防止变胖,痛苦地节食减肥。特别是随着夏季的到来,新一轮减肥风潮也正在女性中流行。盲目节食,也会引发颈椎病。

(1) 影响钙的摄入

不健康的饮食习惯,不正常的作息时间,沉重的工作、生活压力,让很多人身体内的环境由碱性变为酸性。如再盲目节食减肥,会导致钙元素摄入不足,身体为了最大限度地保护自己,只好动用自身存储,从骨骼中释放出大量钙离子以维持健康。身体过度释放钙时,很容易导致骨质疏松、关节炎等骨骼疾病,影响骨骼的坚实度。对活动频繁的颈椎来说,坚实度下降,自然容易受到损伤。

(2) 胶原蛋白含量降低

骨骼中除了钙、镁、磷元素外,还有70%是胶原蛋白。如把骨骼比作大厦,钙比作沙子,胶原蛋白就好比是水泥。身体吸收的钙须依附在胶原蛋白上才可大量沉积于骨骼中。人体缺失胶原蛋白,就会导致钙流失,诱发骨质疏松。

胶原蛋白会随年龄增长而逐渐减少,而人体自身又不能高速合成胶原蛋白。一旦盲目节食减肥,很容易降低身体中胶原蛋白的含量。在体内缺乏胶原蛋白的情况下,就算是坚持补钙,钙也会白白流失掉,骨质自然不断下降,长此以往,便会发生骨质疏松症,累及颈椎健康。

此外,人体的软骨成分几乎100%是胶原蛋白,一旦盲目节食减肥,就会造成体内缺乏胶原蛋白，易造成软骨柔软度下降，导致关节灵活度降低。这时，总是处在不断活动中的颈椎就会有灭顶之灾。椎体间软骨弹性不佳，当椎体运动时，其磨损度势必会加大。而软骨的更新与修复也必须通过胶原蛋白完成。

第二节　点滴做起，时时处处关爱颈椎

日常生活中如何保护颈椎

颈椎是脊柱中活动度较大，而且十分灵活的部分。平时不经意的动作和持久的不良姿势，容易引起颈椎慢性劳损或急性损伤，从而促进颈椎的退行性改变。随着年龄的不断增长和不良姿势的继续，会导致各种颈椎病发生。那么，如何防止颈部外伤，纠正不良姿势，减缓或杜绝颈椎病的发生呢？

（1）注意颈部姿势

保持抬头挺腰的行走姿势，双眼平视前方，不要总是低头弓背走路；培育良好的坐位工作姿势，避免职业性"低头综合征"的发生。长期从事低头工作的人员，如教师、医务人员、财会金融人员、办公室文秘人员和科研工作者等，在工作过程中要适当、有间歇、有节奏地调整颈部位置，定期做一些颈部的后伸、旋转动作和护胸、仰伸、耸肩活动，改善颈部的疲劳状态，防止颈椎病萌生。

（2）预防颈部外伤

老人在回头转颈时不要过急、过猛及幅度过大，以免发生晕厥、昏倒、颈椎受伤等意外。老人的颈椎多数有骨刺及椎间隙变窄，横突孔排列不一定整齐，而椎动脉也有不同程度的硬化，管径变小，在此基础上发生颈椎急转，会使椎动脉突然受压，供应脑干的血流量急剧减少，极易引起眩晕昏倒，或

第三章 日常生活保健
——小细节成就颈椎健康

继发颈椎操作及其他骨折。平时坐出租车应系好安全带，防止急刹车或颠簸振荡时因惯性发生颈部脱位性损伤。专家指出，伤前一瞬间如果对意外早有预感，及时防范，可减少头部惯性晃动，减轻或避免颈椎损伤。参加各种体育活动，如跑、跳、蹦、游泳和跳水等，均需先做充分的准备活动，正确掌握动作要领，以免发生颈部意外损伤。

（3）减轻对颈部的压迫或压力

男士的衬衣或领口、领带和领结不能系得过紧。颈部一旦受压，颈动脉先受其害，进而使椎动脉供血不足，会引起患者心动过缓，血压下降，导致脑部缺血而晕倒。对中老年人来讲，更易并发颈动脉球过敏，经过一系列连锁影响，会使视力下降。颈部持久受压是椎动脉型颈椎病的根源之一。另外，睡眠时枕头不适当的高度也会给颈部、颈椎带来压力。资料表明，就诊的患者中有约25%的人有喜卧高枕的不良习惯，这其实是不可取的。但枕头过低或不用枕头睡眠也不妥。平时一定要养成良好的睡眠习惯，严防"落枕"。

坐姿与颈椎病关系密切吗

很多白领在办公室坐着时习惯于驼背弯腰，加上长时间低头伏案，或抬头对着电脑，使颈椎长时间处于屈位或某些特定体位，这种做法对颈椎的伤害极大。颈椎在正常屈伸的过程中，所承受的压力只有一个脑袋的重量，如果往前倾，超过了正常的屈伸角度，其承受的压力就会加倍，使颈部肌肉长期处于非协调受力状态，颈后部肌肉和韧带易受牵拉劳损，再加上扭转、侧屈过度，更进一步导致损伤，所以极易诱发颈椎病。

正确的坐姿实际上是正确站姿与走姿的延伸，应尽量拉近与工作台的距离，将桌椅高度调到与自己身高比例合适的最佳状态。腰部挺直，双肩依然后展，工作间隙应经常随呼吸做做自然的提肩动作，每隔5～10分钟应抬头后仰休息片刻，使头、颈、肩、胸处在一种微微绷紧的正常生理曲线状态，并尽量避免头颈部过度前倾或后仰；描图、绘图等专业设计人员可调整工作

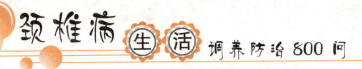

台，使其倾斜10°～30°，以减轻端坐疲劳。臀部要充分接触椅面，可经常用椅背顶住后腰稍作休息。还要特别提醒有头部偏左或偏右写作习惯的白领应注意纠"偏"，如一时改不过来，可每小时缓缓转动头部片刻以消除"偏颈"状态导致的肌肉疲劳。

这里可以为大家提供一则姿势训练方法，此法主要是强调椎间孔、后方关节面张开的前屈运动。通过对颈背肌肉的放松，达到舒缓肌肉、缓解压力的最终目的。

具体方法是：保持上体正直坐位，将1.5～3千克重的沙袋置于头顶，尽可能地保持头颈部直立和头顶重物的平衡，使颈椎处于生理曲度上。每日练习1～2次，每次持续10～20分钟。稍感疲劳时可以做颈部的前屈后伸、左右旋转等动作，切记动作要缓慢，每个动作做5～8次，从而达到舒缓颈部肌肉的作用。

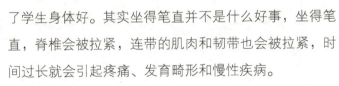

为什么说坐得太直也会伤颈椎

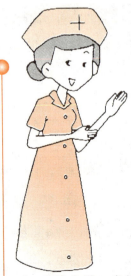

在上学的时候，老师经常教育学生，听课的时候要坐直，认为坐直是为了学生身体好。其实坐得笔直并不是什么好事，坐得笔直，脊椎会被拉紧，连带的肌肉和韧带也会被拉紧，时间过长就会引起疼痛、发育畸形和慢性疾病。

对于需要长期保持坐姿的人来说，背部与地板呈135°角是最理想的角度。因为做出这样的动作，可以将身体自然放松，脚和地板保持最大面积的接触，这样的姿势可以将身体对脊椎的压力降到最低。

在实际生活中135°角确实不太好把握，所以我们没有必要刻意去追求，只要在坐着的时候，尽量使动作、姿势满足人体的正常生理曲线。即颈椎向前，胸椎向后，腰椎向前，身体稍微向后倾，让肩部靠在椅背上，并在腰部垫个软垫，使身体感觉舒适即可。不过需要提醒大家的是，即使是这种最合理的姿势，也不要保持很长时间，否则依然会对脊柱造成伤害。

低头综合征有什么特点

我们说过，因职业原因导致的长期低头姿势是引发颈部不适的根源之一，部分人有可能发展为颈椎病，有的则在一段时间内由于症状不伦不类，所以很难马上诊断是什么病。事实上，大量伏案工作者所患的颈肩痛既不像典型的颈椎病和颈肩部软组织劳损，也不像特定的眩晕症，而往往是几种疾病部分症状的组合，我们姑且称它为"低头综合征"，这种颈肩痛发展到一定程度有可能成为混合型颈椎病。患这种病的大多是白领等脑力劳动者。患者具有以下特点：

1）一般有5～10年以上埋头学习、写作和工作的历史，发病年龄在25岁以上。

2）头颈部持续处于前屈45°～60°的位置，一次至少3小时以上，日复一日，年复一年，虽然颈部长期处于疲劳状态，仍坚持上班，不以为然。

3）平时可能有头痛、头晕、头昏、头沉、眩晕、眼花、耳鸣、恶心、出汗、颈部和颈肩酸痛。部分病人在肩胛间区、肩部和上臂部有间歇性麻木感。少数病人出现短暂的神情呆滞、视力减退现象。进行抬头转颈锻炼数次后，上述症状即减轻或消失。本病无旋转感，无听力下降，无眼球震颤，无共济失调；颈肩部酸麻胀痛不沿神经走行方向放射；无排尿排便功能障碍。

4）枕后、颈周或颈胸椎交界处，双肩胛部或肩胛间区，有局限或广泛压痛；少数患者在这些区域有感觉迟钝，但无头颈运动障碍。

5）颈椎及头颅拍片无病变。确诊本病需逐一排除：颈椎先天畸形，中重度退行性变，颈椎病、颈肩部软组织劳损，颈椎、脊髓和颅脑器质性病变，眩晕病（周围性、中枢性和全身性），高血压和贫血等疾病。

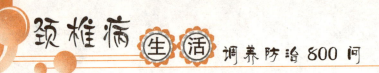

"低头综合征"的危害不可小看。从某种意义上讲，它已成了长期低头工作者的"职业病"，发展下去，就可能是颈椎病，对学习和工作的影响很大。

如何预防"低头综合征"

预防"低头综合征"，可采用以下方法：

（1）颈肩肌锻炼

抬头、伸颈、转颈和扩胸练习，每次各10~20下，抽空每2小时做1次。学生除上课时必须端正坐姿外，可利用课间操练习。每日练习2~3次。

（2）骶棘肌训练

早晨起床前做俯卧撑20下，做时昂首伸颈，使骶棘肌紧张，可为一天的低头工作储备颈力。每晚睡前做"仰卧挺腹"练习，取"五点式"（头枕部、双肘部和双足部五点支撑）练习数次，再改"三点式"（去掉双肘支撑点）练习，每次挺腹伸腰10~15下（也可酌情增加次数）。此时骶棘肌收缩，头颈部必后仰。可消除一天低头所致的头颈部疲乏。

（3）仰望远视练习

外出散步，有意识地抬头望天；工间休息时欣赏室内悬挂的书画册和照片等。这既是一种心情的放松和愉悦，又是一种怡然自得的颈部训练，可松弛颈肌和椎间关节，消除眼睛的疲劳。

（4）低枕而卧

长期低头工作、学习者，睡眠枕头要略低，以使颈部基本处在中立位，使颈部肌肉比较放松，得到充分休息。

（5）家庭颈椎牵引

如坐位牵引，使头颈处在中立位或略后伸位。仰卧牵引，颈取过伸位。每日牵2次，每日30~60分钟。牵引重量可逐渐增加，以无特殊不适为度。有助于纠正颈椎小关节紊乱，扩大椎间盘孔，舒松脊髓，纠正颈前屈或驼背畸形。

（6）症状明显者，可适当服用中西药物

如颈肩酸痛服用美洛昔康、苏榕或芬必得；肩臂麻木用新维生素 B_1 和地巴唑；眩晕可服晕海宁、维生素 B_6；夜间难眠可酌用安定和利眠宁等。中成药有人参再造丸、舒筋活血片、独活寄生汤、六味地黄汤、复方四物汤和杜仲散等。

在上述锻炼和治疗的基础上，还可增加颈项部和颈肩部推拿、理疗和针灸等治疗，以提高疗效。

低头综合征是一个过渡性病象，治疗也是过渡性对证处理。其结局有两种可能：一种情况是经加强自我保健和科学调理，症状慢慢缓解或消失；另一种情况则是病情继续进展，特征日渐明显，可明确诊断是何种颈部疾病。当然，我们应努力争取前者。

长时间看电视对颈椎有什么伤害

随着社会的进步，高清晰度的电视收到的高质量的电视节目，不但可以增长我们的见识，也大大丰富了我们的业余生活。看电视的时候，不少人喜欢坐在沙发上，一些人习惯半躺半靠倚在床头，还有人斜卧在躺椅中，遇到感兴趣的节目或电视连续剧，可以几个小时保持这种状态。正常人过久地保持这样一个不良的姿势看电视，都可以导致颈部肌肉紧张痉挛，局部血液供应受到影响，加上全身活动减少，容易发生颈腰部的劳损。颈椎病患者长时间看电视，更容易引起颈椎病的各种症状加重。所以颈椎病患者是不能长时间看电视的。

沉迷于电脑游戏也会伤害颈椎吗

电脑游戏越来越受到白领一族的喜爱了。魔幻，时尚，益智，能让人忘却压力和烦恼，进入奇妙的娱乐世界。可是，长时间沉迷电脑游戏就会伤害

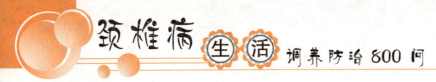

到你的颈椎。

首先，视觉紧张。长期接触电脑的人都会眼肌紧张，有眼涩的感觉。因为在正常状态下眼睛的泪腺是打开的，可以使眼睛滋润。玩游戏的时候精神高度集中，眼睛很容易一眨不眨，眼肌长时间处在高度紧张的状态，导致晶状体收缩、鼓起，堵住了泪腺，眼睛自然会干涩不适，长时间就会引起眼痛，严重者视力明显下降。

其次，电脑游戏很容易让人高度兴奋。由于高度兴奋本身就是精神紧张，边操作边思考更加剧了精神的紧张。再加上如果电脑桌椅的高度不合理，以及坐姿不正确，使得腰背肌与大脑一样也会处于高度紧张状态。高度集中精力于电脑里的游戏，会让你的头部不知不觉地向电脑靠近，长期下去，颈椎紧张、疼痛、腰背肌紧张、腰肌劳损、腰痛等"游戏综合征"就会出现了。

玩电脑游戏虽然可以让你忘却工作的压力和生活的烦恼，走进游戏的快乐世界，但是，一定要适可而止，不能沉迷。在电脑前操作一段时间就要休息一下，走动走动，放松放松。电脑桌和椅子的高度要适合自己，晚上不要玩电脑游戏到很晚，以免造成高度兴奋失眠，使颈椎过度劳累。要把握好自己的时间和精力，放纵自己要适度哦！

遇突发事件急转头有什么危害

急转头可能会扭伤颈椎或压迫椎动脉。在正常情况下，颈部转动的幅度十分有限。当身体固定不动，仅凭转颈观察身侧事物，正常人仅可转颈30°~40°。若要扩大观察范围，只有将身躯整体转向。而突发情况下，人们会本能地做出非常急促的应激反应，在身体来不及调整姿势前，会将头急急向侧方或后面转去，扭转力往往很大，超过正常限度，此时颈椎的寰枕关节及寰枢关节极易损伤，周围的韧带及肌肉也可能同时受损，表现为剧烈疼痛，颈功能明显受限。如果发生这种情况，应立即拍X片，若有骨折或脱位，即

第三章 日常生活保健
——小细节成就颈椎健康

入院观察，做颈椎牵引等治疗，确保颈椎稳定。

专家还指出，脑干及前庭系统的供血全来自椎动脉，而椎动脉与颈椎的关系极为密切，故其血流易受颈椎损伤的影响。老年人的椎动脉不同程度地出现硬化，管径变小。当颈椎急转时，可致椎动脉突然受压，血流急剧减少，致使供应脑干的血流急剧减少，脑干前庭系统缺血缺氧，引起眩晕及平衡失调，以至跌倒摔伤。因此，对于骨质已退化、脱钙或骨质疏松的中老年人，包括绝经后的妇女，要特别注意避免急转头，因为更有扭伤颈部的危险。

什么样的书桌利于坐姿的调整

如果颈椎病患者在工作和生活的时候经常需要用到书桌，那么一个合适的书桌是非常重要的。颈椎病患者使用的书桌应使患者在坐姿上尽可能保持自然的端坐位，在头部略微前倾，保持头、颈、肩、胸的正常生理曲线的情况下就可以完成看书的动作。书桌的高度应该在患者自身坐位肘关节与地面的距离加5厘米左右；桌面最好做一个10°～30°的斜面工作板，更有利于坐姿的调整。

为什么说伸懒腰也能保护颈椎

对于坐办公室的人来说，每天坐在空调房中，轻敲键盘，这样的工作条件不知有多少人羡慕。殊不知，即使在这样舒适的环境里，仍然存在对健康有害的隐患。像"白领"一族，经常会出现头晕目眩、腰酸背痛症状，其主要是由于长时间保持一个动作，局部肌肉紧张和脑部血液供应不足造成的后果。轻者仅仅是单纯的局部肌肉痉挛，但反复发作就有导致颈椎病的可能。

据医学统计，坐办公室的人是颈椎病最青睐的对象。究其原因，多与不良的工作和休息习惯有关,比如,有些人在电脑前一坐就是五六个小时,甚至更久,一侧的颈肩肌肉长期处于过度伸展状态(单手操作鼠标所致),以致局部的肌肉痉挛、僵直、酸痛,虽然轻者不久就可自愈,但是,反复发作或疼痛剧烈就会造成器质性改变,继而引发颈椎病。又如,头高低不适,导致颈椎小关节错位,继而引发颈椎病等。如果坐办公室的人能在工作之余,休息片刻,伸个懒腰,打个哈欠,不仅可以使疲劳的大脑得以休息片刻,还能使僵直的肌肉得以舒展,局部肌肉的血液供应得以调整,心情自然也会变得轻松。

及时纠正不良习惯对颈椎的好处有哪些

体位、工作和生活中的不良习惯姿势可加重颈项部的载荷,破坏颈椎与颈部软组织的张应力平衡,造成颈部的无菌性炎症和退行性改变,这是颈椎病发生、变化和复发的重要因素,但常常被人们忽视。

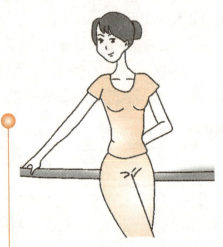

(1) 定时调整头颈部体位

对因学习或工作需要头颈仅向某一个方向(以前屈或左、右旋转颈项者居多)相对固定或者不断转动者,应嘱咐患者每当头颈向某一方向转动时间较长之后,应再向相反的方向转动数次。这样可减轻疲劳,也有利于颈椎保健。

根据让头、颈、胸保持正常生理曲线的原则设计和调整工作台或写字台的高度和倾斜度,避免头颈长时间处于仰伸或前屈。如有条件使用升降式桌椅,因人调整台面高度最好。对于需要长期伏案工作、学习者,建议制作一块与桌面呈10°~30°的斜坡面平板,这比单纯升降桌椅高度更有利于调整坐姿,以维持头颈正常的生理曲度。此板特别适宜于中老年伏案工作者。

第三章　日常生活保健
——小细节成就颈椎健康

（2）定时远视

每当低头伏案近距离看物时间太长时，应抬头远视 30 秒左右以缓解眼睛疲劳，调节颈椎及颈项伸、屈肌群间的张应力平衡，然后再继续工作，这对颈椎具有重要保健作用。

（3）提倡工间操和工后操

可以根据不同职业和工作体位，选择肢体对抗平衡操，例如：端坐低头伏案者，对抗平衡操以伸臂仰颈为主，平时还可常做"托天轻摇"操，动作要领是两腿微屈，两臂上举，前臂旋前，手掌心向上如托天状，抬头望天空，小幅自然摇摆身躯。长期站立仰头位工作者，在工作间隙，做抱膝、躯体弯弓动作即可恢复颈肌张应力平衡。

工作引起重度肢体疲劳时用 40～45℃ 的热水洗浴 15 分钟，同时自我按摩疲劳的软组织，可促进血液循环和淋巴循环，加速体内代谢产物排泄，改善劳损部位肌肉神经的营养，增加肌肉储备力量和耐力而迅速消除疲劳。

（4）外出

颈椎病患者外出旅行应尽量选择火车、轮船等较为平稳的交通工具。汽车，尤其是高速公路中行驶的汽车对脊髓型、血管型颈椎病患者较为危险，当急刹车时，可造成颈部挥鞭式损伤，会加重病情或引发脊髓损伤，重则会导致瘫痪。所以在郊外乘车旅行时最好戴颈围起到保护作用。

外出旅行时，还应保持充足的休息，以免过度劳累诱发颈椎病或使症状加重。适当带些内服和外用药，一旦发病，可及时服用及外用。

为什么说戴头盔易伤害颈椎

骑摩托车的人员为了防止发生交通事故，要戴头盔。但是，若戴头盔不得法，则很可能引起一种常见的颈部疾病——颈椎关节病。

人的颈椎是由 7 块颈椎骨构成的，它具有支撑头部重量、保持头部平衡

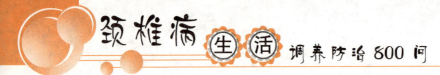

的功能，是人体脊椎骨中活动范围最大但又最薄弱的部位。如果头部负荷过重，颈部反复活动或姿势不正，则可使颈椎稳定性降低，致使颈椎骨膜受到牵扯与刺激，很容易引起颈椎骨质增生。

摩托车驾驶人员比一般人更容易发生颈椎病的原因在于，他们戴的头盔一般重1千克左右，戴上后无疑增加了头部的重量，加重了颈椎的负担。如果戴用头盔不得法，就会引起颈部肌群的疲劳，进而导致颈椎骨质增生。颈椎病变的常见症状有颈肩部疼痛、上肢和手指麻木、头晕、头痛、肩臂肌肉萎缩，严重者甚至出现走路不稳等现象。

所以，经常骑摩托车的人从一开始就要注意预防颈椎病的发生，养成良好的习惯。首先，戴头盔要正规，要戴正头盔，放下面罩，系紧带子，使头盔和整个头部稳固结合，减少晃动。松动的头盔不仅会增加颈部负担，还起不到安全保护作用。其次，姿势要正确。行驶中头要端正，两肩放松，身体保持平衡并微向前倾，下巴向后收，颈部稍稍挺直，可以有效地减少颈椎所承受的压力。

经常提电脑包也会引发颈椎病吗

网络时代，电脑越来越普及，笔记本电脑与上班族如影随形。大大小小的笔记本，成为上班族路上又一个沉重的负担。

大街上、地铁上、公交车上，到处都能看到男男女女们背着沉重的电脑包行走匆匆。重重的电脑包长时间背在肩上，一定会压迫颈部肌肉、血管、神经，累及颈椎而造成颈椎劳损，甚至会造成骨质增生，影响椎神经、椎动脉，导致颈椎病。

如果是单肩电脑包，人们还会习惯性地抬高肩膀来防止背带的滑落。时间一长，肩部肌肉会收缩、紧绷，造成肩部肌肉劳损，更增加了诱发颈椎不适的概率。

所以，应尽量用双肩背的电脑包，或者减少一些包里过重的东西，减轻

第三章 日常生活保健
——小细节成就颈椎健康

单侧的肩背负担。走路的时候一定要用正确的走姿，抬头挺胸，保持颈椎的正常生理弯曲。

为什么颈椎病患者不宜睡软床

从颈椎病的预防和治疗角度来看，如果床铺过于柔软，会由于人体重量压迫而形成中央低、四边高的状态。这样，不仅增加了腰背部卧侧肌肉的张力，也势必会导致头颈部的体位相对升高。长年如此，就会导致局部肌肉韧带平衡失调，从而直接影响颈椎本身的生理曲线。因此，选择合适的床铺对颈椎病的预防和治疗是十分有帮助的。

颈椎病患者易选用的床铺类型

（1）木板床

可维持脊柱的平衡状态，如果被褥铺垫松软合适，就更有利于颈椎病患者的康复，并且经济实惠，经久耐用。

（2）棕床

透气性好，柔软，富有弹性，比较适合颈椎病患者使用。但是如果长时间使用，人体重量压迫形成床铺中央低、四边高的状态，编织物就会逐渐松弛。这样不仅会增加腹背部卧侧肌肉的张力，还会使头颈部体位相对

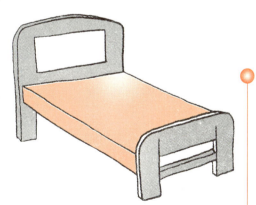

增高，以至局部肌肉韧带平衡失调，从而直接影响颈椎的生理曲线。所以颈椎病患者使用棕床间隔3~5年后就应重新更换。

（3）沙床、气垫床、水床

分别采用在床垫内通过沙、气体、水的流动来不断调整患者躯体负重点，

使人体各个部位符合生物力学要求,能保持颈椎、腰椎正常生理曲线,适宜颈椎病患者使用。但因为这种类型的床铺价格昂贵,目前仅有个别大医院作为治疗床使用。

(4) 火炕

在我国北方寒冷地区的农村,常用火炕作为床铺。火炕在加温后,由于有类似热疗作用,所以有利于对痉挛和疼痛的肌肉、关节起到放松与缓解的作用,并在一定程度上可以起到缓解颈椎病症状的作用。

颈椎病患者如何选择枕头

(1) 枕头的长度

一般来说长度有 40~60 厘米即可。它可确保在睡眠体位变化时,始终能支撑颈椎。

(2) 枕头的高度

不包括弹性膨起的部分,在人仰卧时,与其本人的拳头等高,这一高度能使后脑部分与床面微微离开;在侧卧时,枕的高度应为一侧肩膀的宽度。这两种不同的高度可确保在仰卧及侧卧位时颈椎的正常曲度。枕头过高、过低均不宜用,切忌"高枕无忧"。高度以 10~12 厘米为好。因为人有男女之分、高矮之分、胖瘦之分等,因此枕头的高度应该因人而异。有人认为,可按公式来计算:(肩宽－头宽)/2,这样更加合理。

(3) 枕头的外形设计

一种呈圆柱形,另一种呈现哑铃形。圆柱形的枕头设计及制作都很简单。外观呈哑铃状的枕头,中间的圆面能与颈后部的外形相吻合,两边的突起可有效地防止头颈歪斜,有助于维持睡眠中头颈的位置。

两种形状的枕头使用时各有利弊。圆柱形的枕头能有效地发挥对颈椎的牵引作用,但对颈椎局部的压迫力很大,易引起局部不适;哑铃状枕头用时很舒适,但牵引的力量不足。所以枕头应根据不同病情选择使用。若在短时

第三章 日常生活保健
——小细节成就颈椎健康

间内，需较大力量牵引时，可选择长圆柱形的枕头；若病情很轻微，需长时间轻微的牵引力时，可选择哑铃形枕头。

(4) 枕芯

从颈椎病的防治角度来说，枕芯内容物选择也应该围绕着使枕头符合颈椎生理曲度要求这个基本要求。让我们来比较一下常用的各种枕芯的优缺点：①蒲绒枕芯质地柔软，透气性好，可随时调节高低。②绿豆壳枕芯不仅通气性好，而且清凉解暑，如果加上适量的茶叶或薄荷则更好，适于在夏天使用。③荞麦皮枕芯价廉，透气性好，可随时调节枕头的高低。④鸭毛枕芯虽然也不错，但价格较贵。

总之，枕芯要求有一定的硬度和透气性。若能在枕芯内放置一定的药物或磁片，亦可发挥药物及磁疗的协同作用。目前有一种新材料（一种胶状高分子材料）枕头（记忆枕），可随头颈位置的改变，自动发生形变，随时保持与颈部紧密结合的位置，值得推广。

颈椎病患者宜采用哪种睡眠方式

睡觉是生活中不可缺少的部分，可是随着生活水平的提高，人们在睡眠中出现的问题也越来越多。比如，歪着头俯卧的睡姿，一侧的肌群就很容易长时间处于高度伸展状态而发生痉挛导致落枕。

研究证明，年轻时尚的人可倚仗颈椎间的韧带、关节囊和筋膜的代偿能力强，使颈椎得以维持在亚健康状态。但随着年龄增长，到了颈部慢性劳损达到一定程度时，就会比拥有科学睡姿的人更容易"落枕"。而频繁的落枕很容易使颈椎周围的韧带松弛，减弱固有的维护颈椎关节稳定性的功能，甚至造成椎关节错位。一旦椎关节失稳、错位，就会累及椎间盘，加速骨质增生，诱发颈椎病。

对一般人而言，正确的睡眠姿势是：胸、腰部保持自然曲度，双髋及双膝呈屈曲状，四肢可以不拘形式地自由变动到最合适的位置。这种睡姿既能维持整个脊柱的生理曲度，又能达到让全身肌肉放松、消除疲劳、调整关节生理状态的功效。

话说回来，人体侧卧入睡固然可维持整个脊柱的生理曲度，但肩颈部受到的来自身体本身的压力很大。为了避免起床时发现自己颈肩僵硬，可结合你的睡姿，准备一个抱枕来分散体重对颈肩的压力。

C形抱枕：习惯像猫样蜷缩着侧睡的人，不妨选择一个C形抱枕。睡觉时，把手放进中间开着的大孔中，让颈肩得到完全放松。

S形抱枕：习惯侧卧睡姿的人，可选择S形抱枕，将腿蜷起放入下面的孔中，把手臂放入上面的孔中，可以保持安定不牵强的睡姿。

露天睡觉对颈椎病患者有什么危害

夏日三伏，酷暑炎炎，有些人习惯在露天睡觉，特别在长江中下游某些地区，夏天气温尤高，搬张竹床或铺张草席，在阳台或室外空地上露宿的人更多。这种习惯有什么危害呢？

首先，容易引起感冒、腹泻等疾病。一般情况下，后半夜时气温即开始下降，凌晨时降至最低点，由于露天空旷，通风条件好，因而温度下降较室内来得更快而且更低，在露天睡觉就可能因受凉诱发感冒，引起发热、头痛等。倘若腹部着了凉，就会影响消化功能，使肠蠕动加快加强，引起腹泻、腹痛等症状。

其次，经常在露天睡觉，颈肩部、膝关节等部位可因受寒、受湿（露水）、受风的影响而发生功能障碍，出现颈肩背疼痛、关节疼痛、活动不利等症状。

颈椎病患者原来就有颈椎的退行性病变，如果受凉，就比常人更容易患病，引起颈椎病各种症状的发作。所以颈椎病患者不能贪图凉快，露天睡觉。

第三章 日常生活保健
——小细节成就颈椎健康

晒颈椎有用吗

天气日渐转暖，公园里常有颈椎病患者伸着脖子晒太阳，还不时慢慢扭动着脖子。这到底是怎么回事呢？

专家表示，晒太阳可有效缓解颈椎疼痛。因为太阳光照射可造成局部加热，能加速局部血液循环，使得血气和经络畅通，也有利于营养成分的输送，因此可以缓解颈椎的疼痛，有助于颈椎病康复。此外，经常晒太阳有助于维生素 D 的吸收，进而促进肠道对钙、磷吸收，有防治骨质疏松的作用。这对提高颈椎病患者的生活质量，也有一定帮助。

晒太阳时适当活动一下脖子，对缓解颈椎疼痛也有帮助。脖子可一前一后慢慢活动，几分钟后换一种姿势，变为一左一右，动作一定要缓慢，如有疼痛应立即停止，另外千万不要让脖子做转圈运动，这样有可能会加重病情。

但需要注意的是，晒太阳的时候一定要选择晴朗无风的天气，室内外温差不能太大，最好在开阔的环境，空气流通状况良好，不然裸露着脖子，很容易着凉，加重病情。

佩戴颈托有什么作用

颈部围领俗称颈托。过去有人认为颈托的使用价值不大，但近年来根据大量观察发现，无论在颈椎病的急性期还是慢性康复期，根据个人的具体病情佩戴颈托，对颈椎病的治疗和康复都是非常有益的。可根据治疗要求使用颈托，使病人的头颈部保持轻度屈曲位，而这种体位能使颈椎后部关节分离，并使椎间孔开大。当颈椎完全屈曲时，椎管延长，硬膜内神经根被拉长而处于紧张状态，被拉长的神经根可能在骨刺或轻度突出的椎间盘表面受到牵引，变得更为紧张，引起神经根痛。且屈曲时被拉紧的肌肉和韧带亦可发生反射性收缩而引起疼痛。颈部过伸（背屈）时，颈髓下段和神经根变得松弛，椎间孔闭合变小，神经根在椎间孔内被挤压，也可以引起疼痛。颈托的使用限制了颈椎的过度屈、伸和旋转活动，减少了颈部肌肉收缩，给肌肉以良性刺激，使疼痛冲动减少，局部症状和根性疼痛减轻；同时它又不完全固定颈椎，可使肌肉在颈托的范围内进行等长收缩，避免了颈部肌肉的废用性萎缩。颈托的作用还在于触碰的动觉提醒病人注意颈部姿势，并非机械性限制或支持，旅行时应用可预防"挥鞭"损伤。

颈托有哪些种类

目前使用的颈托主要有3种：

（1）软颈托

是由毛毡或类似的材料制成。颈托前部较矮，毡垫的大小适合于下颌外形，"支持"颊部，使头—颌—颈处于轻度屈曲位，后部较高，达枕部，触碰时可作为提醒物，防止头部后仰，避免颈部过伸。

（2）充气式颈托

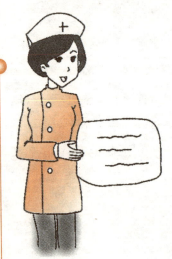

一种是由软塑料制成，用时充气戴于颈部；另一种是由橡胶制成，犹如弹簧，用时先戴在颈部，再充气。充气量多少可根据每个人的颈部尺寸、用途及病情而定。这种颈托较为实用，因为任何两个人的颈部尺寸和轮廓都不相同，除非根据每个人的情况制作特定的颈托，否则就不能将颈部固定在理想的姿势上而起到预期的效果，这种颈托则弥补了这个缺陷。

（3）硬颈托

是由硬塑料制成，有的附有金属支持器或调节器，它的固定和限制作用较大，多用于颈部急性严重损伤，如颈椎骨折、脱位的固定。

第三章　日常生活保健
——小细节成就颈椎健康

如何正确使用颈托

使用颈托的指征和时机及持续的时间，应根据具体病情而定。

（1）伤后即刻颈托制动为早期使用

伤后卧床治疗，不必早期使用颈托，但如起床活动，则必须应用。颈托制动一般至少1周，接近第1周末可间断使用，即短时间摘掉颈托，教病人"收下巴"，做轻柔的旋转活动，但应避免屈与伸，去除颈托要循序渐进。伤后2周，只在开车或坐车、剧烈活动、疲劳或强迫动作较难保持颈部姿势时佩戴。颈托既能保护颈部免受不合适的活动和姿势的影响，也使颈部温暖、舒适、肌肉松弛。但不论何种原因，在病人身体不适，或因某种心理作用不愿戴颈托时，都不宜坚持使用，否则达不到预期效果。

颈部急性损伤后佩戴颈托一般不超过2周，否则会导致：

1）肌肉废用性萎缩。

2）由于水肿、机化出现纤维性挛缩。

3）持续收缩的肌肉短缩。

4）关节囊组织增厚。

5）病人对颈托产生依赖性，并使外伤性神经官能症加重。

（2）颈椎病病人佩戴颈托，主要是起预防作用及支撑、牵引作用

用于牵引时，每日可戴数次，每次持续20~30分钟。用于预防主要是在剧烈活动及乘车时佩戴，使颈椎保持正确的姿势，并预防急刹车时的"挥鞭"损伤；另一方面是预防剧烈活动时不慎加重脊髓、神经根及椎动脉受压症状。

春季怎样补充营养防治颈椎病

对于颈椎病患者来说，生机盎然的阳春时节，是调养颈椎病的黄金季节。春意盎然、繁花似锦时，人们纷纷走出空调房，到户外活动活动筋骨，这对

于颈椎病患者而言非常有利。春天是个天然的大养房,没有了冬的冷、夏的烦躁,配以优质的寝具,颈椎患者的"春眠"也可以"不觉晓"。使颈椎在近乎零压力的条件下得到充分的休息,避免由于昼夜的持续疲劳而造成的颈肩部疼痛。冬去春来之时可在庭院或阳台种些花草,摆些盆景,使居家披绿。开窗透气,花草映眼,何其惬意?多眺望绿色的植物,没事多伸伸懒腰,"广步于庭",这些都对身体有益。

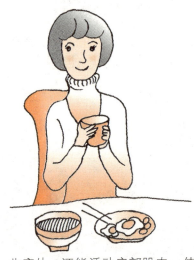

春季阳光充足宜人,晒太阳益处多多。它能让人体充分摄取维生素D,而维生素D可促进人体对钙的吸收,强健骨骼,这对于维护颈椎稳定、健康非常有帮助;晒太阳还可祛寒,并促进血液循环,对于风寒湿痹经络受阻型颈椎病有一定的调节作用。而最适宜颈椎病患者的活动——放风筝,在春季也非常流行。对于早期颈肌型颈椎病患者而言,放风筝除锻炼颈部肌肉,维系颈椎生理曲度外,还能活动肩部肌肉,使其远离颈肩疼痛。

春季人体细胞活跃、代谢旺盛,能够摄取大量的营养,患者可利用这个时节充分补充营养,调节身体功能。唐代药王孙思邈曾言:"春日宜省酸增甘,以养脾气。"可适量吃些大枣、蜂蜜之类滋补脾胃的食物,少吃过酸或油腻、糯米团饼等不易消化的食品。还要多吃蔬菜,如芹菜、菠菜、白菜、油菜、莴笋、绿豆芽等,以补充维生素、无机盐及微量元素。

颈椎病患者为什么夏季要预防着凉

夏季人体阳气升发,身体状态一般较好,很容易忽视对颈椎的保护,从而使颈椎病成为夏季的多发疾病。这是由于夏季天气炎热,空调、风扇使用率增加,而空调、风扇直吹颈肩部是诱发颈椎病的罪魁祸首。另外,在夏天

第三章 日常生活保健
——小细节成就颈椎健康

人体能量消耗较大，普遍容易感到困倦，在睡觉的过程中不注意盖被子，感受寒凉，或者睡眠姿势不正确及枕头不合适，很容易引发颈椎病。还有，人们在夏季锻炼身体的时间和次数增多，在运动的过程中，由于防护不当、锻炼方式错误等原因，很容易造成损伤，发生颈椎病。预防夏季颈椎病的发生，需要特别注意以下几点：

1）要避免空调、风扇直吹身体，尤其是空调直吹人体时，过冷的刺激不仅可以引发颈椎病，还可以诱发疲倦、皮肤干燥、头晕、头痛、咽喉痛、胃肠不适、食欲不振、反复感冒、关节炎等其他病证的发生。

2）睡觉时要盖好被子，不要着凉，同时要注意保持正确的睡眠姿势，不要使用过高、不透气的枕头。

3）注意选择正确的运动方式和运动防护，夏季最适合防治颈椎病的运动是游泳，可以锻炼颈肩部肌肉，改善颈椎功能。在锻炼身体时，注意颈椎的保护，尤其对有颈椎病病史或颈椎病症状的人，颈部运动时，要缓慢适度，禁止猛力旋转或晃动颈部，否则易诱发颈椎关节紊乱，甚至造成颈椎间盘突出。青年人在进行剧烈运动时，要做好热身和防护，避免在运动中发生意外损伤颈椎。

颈椎病患者在秋季要注意哪些

在中医范畴内，肝肾亏虚、气血不足型颈椎病是由于肝血不足，肾精亏损，经脉失去营养所致。在秋季，尤其是夏秋交替时节，天气逐渐变得干燥，肝肾上火容易导致虚火过旺，引起肝肾功能失调，引发颈椎病。再者，入秋后温度多变，很多人的作息习惯仍然还停留在夏季，继续熬夜、不盖被子、睡凉席和凉枕，易受风寒温邪侵袭，引起血管痉挛、肌肉僵硬等。

因此，秋季应随时关注气候变化，及时更换床上用品，挑选合适的枕头。还要做到起居有规律，避免熬夜在床上看书、看电视导致颈椎疲劳等。此外，还要特别注重颈部保暖。男士在季节变化时，尽量穿高领衬衫。女士出门最好带上一条围巾或者披肩，稍感凉意就马上戴上。这样可以避免颈部受寒，消除颈椎病的诱发因素。

在饮食上，秋季应多吃"清火"食物，新鲜蔬菜、黄瓜、橙子、绿茶等都有很好的效果。或者吃一些比较有针对性的食物，如"葛根煲猪脊骨"、"桑枝煲鸡"、"天麻炖鱼头"等，这些都是补肾精、通经络、舒筋活络、补益肝肾之品，对治疗颈椎病有良好的效果。

冬季防治颈椎病有哪些注意事项

每到冬季，颈椎病患者的病情就容易出现反复。原来，颈椎病的发病除了与日常的工作生活习惯有关外，与冬季寒冷、潮湿等气候变化也有着密切关系。这是因为颈部肌肉大都暴露在外，容易受到冷天寒气的刺激，使局部

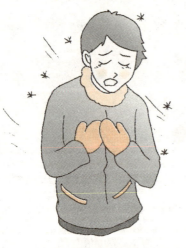

肌肉保护性收缩，从而导致颈部张力增高，容易出现颈部力量失衡，颈部肌肉紧张痉挛，进而压迫到神经、血管，从而发生颈部疼痛不适。若原来颈部已有病变，就更容易诱发颈椎病。

"虚邪贼风，避之有时"，这是中医养生学里一条极其重要的原则，是身体健康、延年益寿所必须遵循的。概括而言，冬季防治颈椎病需要注意以下方面：

(1) 加强饮食营养，补充钙及维生素

冬季是进补强身的好时机，饮食调配不能忽视。为了保阴潜阳，宜食谷类、羊肉、鳖、龟、木耳等食品，食热饮食，以保护阳气。减少食盐摄入量，增加苦味食品以坚肾养心。多食新鲜蔬菜和水果以防维生素缺乏。钙和维生素能够增强颈椎本身的生理功能，增强温度变化对颈椎影响的抵

第三章 日常生活保健
——小细节成就颈椎健康

抗能力。

（2）适当活动和休息

低头工作或仰头看电视1小时左右，应起身适当活动，向远方眺望5～10分钟。如果有条件，最好借助治疗颈椎病的医疗器械，治疗15分钟左右，以消除疲劳，防止劳损。

（3）工作之余注意放松

如果长期在颈部劳累的状态下工作、看书、上网等，会导致颈部劳损或者使颈椎病证更加严重。因此，工作之余可将双手搓热，轻轻揉捏枕部，充分放松脖子。

（4）注意颈部保暖，避免受风和着凉

穿高领的衣服或戴围巾对脖子保暖，可以避免颈部受寒，消除颈椎病的诱发因素。也可以在冬天自己制作热敷袋。方法就是用布袋装满精盐，然后放到微波炉里加热后对颈部进行热敷。

（5）枕头高度要适当

过高、过低的枕头均会影响颈部正常的生理曲度，诱发颈椎疾病。一个成年人每天需要有1/4到1/3的时间用于睡眠。选择舒适的枕头是呵护颈椎健康的重要因素。一个合适的枕头，仰卧时，枕头的高度是自己的一拳，侧卧时，枕高是一拳的高度再加一掌的厚度。另可在制作枕头时加入研细的中药，如当归、黄芪、甘草等。

自我保健可以延缓颈椎病的退变历程吗

研究发现，颈椎间盘突出症和脊髓型颈椎病在退变的不同阶段避免外伤及加强自我保健，可以延缓其退变过程。

研究人员自1996年5月至2001年5月共取胎儿、正常青壮年、颈椎间盘突出症、正常老年人和脊髓型颈椎病患者共五组的椎间盘66个，分别测定软骨终板、纤维环和髓核的主要基质成分，即水分（干重法）、胶原蛋白（羟脯

氨酸测定法)、蛋白多糖(比色测定法)的含量,蛋白多糖包括总己糖胺、葡萄糖胺、半乳糖胺、糖醛酸、硫酸软骨素/硫酸角质素等5项指标,同时采用透射电镜观察各组细胞的胶原形态和细胞结构的变化。

结果表明,颈椎间盘突出症组与脊髓型颈椎病组颈椎间盘的生化成分和超微结构有显著的差异。颈椎间盘突出症是颈椎间盘退行性变化的早期,即功能代偿期;脊髓型颈椎病是颈椎间盘退行性变化的晚期,即功能失代偿期。颈椎间盘较早发生生化和细胞结构的变化而导致退行性变化,其中的软骨终板先于髓核和纤维环,此退行性变化随年龄增大而日渐加重。

这项研究还发现,生理年龄增长与颈部慢性损伤是颈椎间盘退变的主要因素。在颈椎病的预防中,特别不能忽视正常人、尤其是中老年人的自我保健工作,应注意避免外伤、过度劳累及不良姿势和运动方式不当的损害,从而延缓或减轻退变,避免颈椎病的发生。

为什么说颈椎病患者要注意保暖和避风寒

颈椎病患者常与风寒、潮湿等环境改变、季节气候变化有密切的关系。这实际上是风寒潮湿、寒冷刺激等因素,通过机体自主神经系统,引起皮肤、皮下组织、肌肉等的血管舒缩功能失调,血管痉挛、缺血,局部组织供血不足,淋巴液回流受阻,组织水肿,代谢产物蓄积,结缔组织间渗出,纤维蛋白沉积、粘连等一系列变化,患者主观上感觉畏寒发凉、酸胀不适,久之会因粘连引起肌肉僵直,关节活动受限,局部疼痛等症状,特别是在环境、气候、温度、湿度突然变化时,症状最明显,这与自主神经功能紊乱有关。所以,颈椎病患者应该特别注意保暖,避风寒,尽量不在潮湿阴冷的环境下居住。

颈椎病患者如何根据病情做保健操

1）颈部动作主要是活动颈部肌群，增强肌肉的力量，保持肌力的平衡，并有意识牵拉较为紧张的肌群，以提高和巩固疗效。

2）所有动作要求缓慢用力，动作要逐步增强，可在站立和坐位下进行。

3）椎动脉型颈椎病患者，进行侧转运动容易压迫椎动脉而加重原有眩晕症状。所以，椎动脉型患者眩晕症状明显或伴有供血不足症状，侧转和旋转动作要少做、慢做，甚至暂时不做。

4）颈椎病患者会伴有体温升高，化脓性疼痛，各种内脏器官自病患急性期，有出血倾向的疾病，有化脓性疾病，局部骨折或者损伤未愈，恶性肿瘤晚期等疾病时，体育疗法则暂时不要采用。

5）颈椎病手术之后，因恢复和愈合的基本条件之一是局部完全制动，故在术后 3 个月内忌做过多的颈部体操和活动，特别是颈椎前路椎体间及后路大块骨片架桥植骨和人工关节植入的患者更不要进行锻炼。

6）由于后仰时常会增加对神经根的压迫，神经根型颈椎病患者应尽量少低头，也不要做颈部后仰动作。

如何正确理解推拿、按摩的作用

按摩、推拿疗法对颈椎病是一种较有效的治疗方法。其对颈椎病的治疗作用为：

1）疏通脉络，止痛止麻。

2）加宽椎间隙，扩大椎间孔，整复椎体滑脱，解除神经压迫。

3）松解神经根及软组织粘连，缓解症状。

4）缓解肌肉紧张，恢复颈椎活动。

5）对瘫痪肢体进行按摩，可减轻肌肉萎缩，防止关节僵直和关节畸形。大致可分为两类：

①传统的按摩、推拿手法；
②旋转复位手法。

为什么说颈椎病患者平时要注意休息

颈椎间盘突出症以及各型颈椎病的急性发作期或是初次发作的患者，要注意适当休息。病情严重者最好卧床休息2~3周。待急性期症状基本缓解以后，患者才可在围领保护下逐渐离床活动，并应积极进行项背肌的功能锻炼。此外，卧床休息的作用还在于可以使颈部肌肉放松，减轻由于肌肉痉挛和头部重量对椎间盘的压力，减少颈部活动，有利于组织充血、水肿的消退，特别对突出的椎间盘消肿有好处。

卧床休息期间如果能配合应用热疗、颈椎牵引和药物治疗，那么效果更好。但值得注意的是，卧床时间不宜过久，以免发生肌肉萎缩，肌肉、韧带、关节囊粘连，关节僵硬等变化，造成慢性疼痛及功能障碍，不容易恢复。还需强调的是，在各型颈椎病的间歇期和慢性期，除了症状较重的脊髓型患者外，应当根据患者的具体情况，安排适当的工作，不要长期休息。

颈椎骨质增生患者的调养有哪些妙招

老年人颈椎骨质增生是一种非常普遍的生理现象。有人统计，40岁以上的正常人60%有颈椎骨质增生，到60岁几乎100%有骨质增生。有的症状明显，有的无任何颈椎病的症状。

因此，不要一发现颈椎疼就很担心。何况，即使有了症状，也不单纯是因骨质增生引起的，一般都还有其他原因。例如，工作劳累、精神紧张、感冒以及平时颈部缺乏锻炼等因素，都会引起疼痛症状。只要在日常生活中注意防治，绝大多数患者，增生的骨质虽没有消失，但症状可以完全消失或好转。

第三章 日常生活保健
——小细节成就颈椎健康

（1）康复操

康复操能改善患者颈部的血液循环，松解粘连与痉挛的软组织。颈椎病康复操中不少动作对颈椎病有独特疗效；没有颈椎病者能起到预防作用。

姿势：两脚分开和肩同宽，两臂自然下垂，全身放松，两眼平视，均匀呼吸，站坐均可。

1）双掌擦颈：十指交叉贴在后颈部，左右来回摩擦 100 次；

2）左顾右盼：头先向左后向右转动 30 次，幅度宜大，以自觉酸胀为好；

3）前后点头：头先前再后，前俯时颈项尽量前伸拉长 30 次；

4）旋肩舒颈：双手置两侧肩部，掌心向下，两臂先由后向前旋转 20～30 次，再由前向后旋转 20～30 次；

5）颈项争力：两手紧贴大腿两侧，两腿不动，头转向左侧时，上身旋向右侧，头转向右侧时，上身旋向左侧，10 次；

6）摇头晃脑：头向左一前一右一后旋转 5 次，再反方向旋转 5 次；

7）头手相抗：双手交叉紧贴后颈部，用力顶头颈，头颈向后用力，互相抵抗 4 次；

8）翘首望月：头用力左旋，并尽可能后仰，眼看左上方 5 秒，复原后，再旋向右，看右上方 5 秒；

9）双手托天：双手上举过头，掌心向上，仰视手背 5 秒；

10）放眼观景：手收回胸前，右手在外，劳宫穴相交叠，虚按膻中，眼看前方，5 秒，收操。

（2）日常保健

1）情绪稳定，劳逸结合，注意颈部锻炼；

2）避免长时间低头伏案工作或仰头看电视；

3）选择适当的枕头，高度一般以 10 厘米为宜；

4）保持头颈正确姿势；

5）防止各种外伤事故，尤其是经常进行体力劳动者，要注意休息，以减轻颈部的疲劳。

第三节 关注心理，颈椎病患者的心理调试

患者了解自己的病情有哪些重要的意义

当确诊自己患了颈椎病后，病人及其家属都应明确有关颈椎病的概念、病因病机、病情演变规律、预后等，消除顾虑，随后，了解颈椎病的常用康复治疗方法及病情、个人情况、与其相似且疗效显著的典型病例，以消除对治疗的紧张情绪，增加对医生的信任感和治疗康复的信心，这点对于颈椎病的康复是有效的和十分必要的。

慢性颈椎病患者的心理表现有哪些

颈椎病患者患病后，在不同的时期会有不同的心理表现。刚开始的时候，由于对颈椎病这个疾病了解不深，患病后会有急躁情绪，希望自己能很快好起来。但当阅读了一些书籍后，容易对其中的严重后果产生恐惧心理。当治疗没有很快获得效果的时候，可能出现悲观、想放弃的想法。有些患者手术失败或症状严重反复治疗无效的时候，还会出现悲观厌世的情绪。不同的患者也会有不同的心理表现，有些内向的患者患病后很喜欢把自己一个人关在家里；有些患者会变得依赖性很强，事事没有主见；有的患者会变得容易激动；还有些患者会变得猜疑心很重，总是怀疑自己得了不治之症。

如何鉴别"心理颈椎病"

近几年，颈椎病发病率确有增高和年轻化的现象，不少人稍有颈部不适，就心理"打起鼓"来。殊不知，有的颈椎病是心理上的，所以要仔细分辨，学会自己"排除"。

（1）看有没有神经和血管压迫征象

颈椎病多有臂丛神经受压的症状，出现手臂外侧麻痹，并可达到手小指和无名指指端。简单检查方法是：将手臂外展水平位，伸直，头向手臂相反方向用力向外拉伸。如果手臂麻痹加剧，并延伸至手指，伴有头昏晕者，证明有压迫，则患颈椎病的可能性大；如果影响不大，症状只集中在颈及肩膀部位，活动时区别不明显，则患者心理疾病的可能性大。

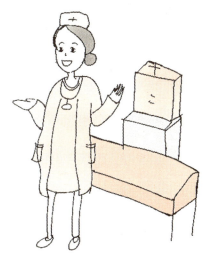

（2）看症状是否持续不退

如果疾病产生的症状持续，不因环境、天气和情绪而改变，则患颈椎病的可能性大；反之，则患者心理疾病的可能性大。因为谁也无法在短时期内将已经生成的疾病"变"走。

（3）看是否有失眠现象

失眠可导致颈部的神经兴奋，刺激颈部肌肉细胞，引起充血肿胀，使颈部僵硬、强痛。这与颈椎病症状相似。如果有失眠，应当先治疗失眠。失眠改善，颈痛减轻，证明是心理疾病；失眠消除，颈痛不减，则患颈椎病的可能性大。

（4）看自己性情是否敏感多疑

情绪敏感、易激动者，神经敏感度高，容易产生兴奋，引起肿胀疼痛。有这种情绪障碍的人，更应该考虑心理疾病的可能。

患者有急躁情绪的危害有哪些

颈椎病的发生为一缓慢的退行性变化过程,其多发人群为中老年人,他们的身体各部分组织器官功能处在一个逐步衰退的过程之中,因此,在治疗上需要相当长的康复时间。病程长、病情重的老年患者更需要长期坚持治疗方可见效。若病人过分急躁则难以坚持完成治疗疗程,这样不仅影响治疗效果,还会由于长期处于病情不稳定状态,导致病情加重,甚至恶化。因此,应该设法改变和克服这种不良的心理状态。

重症颈椎病患者为何不宜悲观

科学地看待病情,对重证病如脊髓型颈椎病只要诊断及时、正确,治疗得法恰当,即可避免瘫痪的发生;或经坚持治疗后使病情好转或基本康复。整日悲观,精神负担沉重对病情变化有害无益。

患者为何要有战胜疾病的信心

患者要有积极向上的乐观态度,并树立战胜疾病的信心与决心。对于确有的残疾,要承认是客观事实,正确、冷静地对待,不回避,对生活前景和命运充满希望,从而激发出顽强拼搏、战胜病魔的斗志,永不丧失信心。康复从点滴做起,从现在做起就能在与疾病的斗争中获得胜利与成功。

颈椎病调节情绪的方法有哪些

情绪不好会直接影响颈椎病的预后。所以,颈椎病患者保持愉快的心情是十分必要的。以下介绍几种心理调适、保持愉快心情的方法。

(1) 养成乐观的性格

处人待事心胸开阔,宽厚为怀,不要事事都斤斤计较、患得患失,任何事情都要能拿得起、放得下。

（2） 培养自己广泛的兴趣

引以为乐，使生活时时处处充满乐趣，得到满足。

（3） 把"剩余"的精力消耗掉

特别是年轻人的剩余精力若不能及时得到有效发挥，积蓄在身体内，就容易烦恼、焦躁，产生对疾病的忧虑与担心。

因此，创造紧凑多彩的生活才能使人感到充实、轻松、愉快。除此之外，阅读、交谈、听音乐、闻怡人的香味、调整居室的光线和色调等都是调节情绪的好办法。

总而言之，颈椎病患者只要保持愉快的心情，积极治疗，坚持锻炼，一定能战胜颈椎病。

颈椎病患者如何进行心理调适

颈椎病患者特别是患病时间较长的患者，易在日常生活中产生急躁情绪和不悦心理，这对颈椎病的治疗会产生不利影响。

临床上，患者心情好时，症状减轻，心情坏时，症状则比平时严重的情况十分常见。因此，颈椎病患者保持良好的情绪特别重要。

下面简单介绍几种保持心情愉悦的方法。

1）要学会养成乐观的心情去对待事物。

2）从阅读、听音乐和从事体育运动中，找到充满乐趣的生活。

3）学会主动与人沟通。因为人无法脱离社会，在互相交往中，得到别人的帮助、安慰和理解，有助于找到内心的平静。相反，凡是不愿和人来往的人就会感到孤独。

生活总有欢乐和失意的时候，只有主动去寻找生活乐趣的人，才能真正地享受生活。

医护人员如何帮助患者摆脱心理负担

颈椎病多见于老年人。老年人身体不如年轻人，常担心自己年龄大，能否经得起手术的刺激，对治疗的安全、疗效及治疗的功能恢复忧心忡忡，顾虑很大。有的颈椎病患者面对危险和经济的压力有着不同程度的恐惧、紧张等心理，从而影响睡眠的质量和食欲，不利于身体健康。医护人员可采用以下护理措施来帮助患者摆脱心理负担：

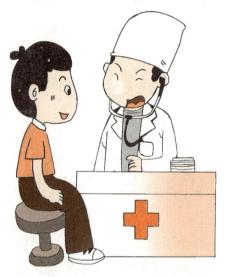

1）医护人员多与患者进行心理沟通，耐心细致地了解每个患者的不同心理反应、生活习惯与心理需求，根据患者的不同心理反应和需求，做好心理安抚。如向其简单介绍手术的方式、目的、方法、预后效果、术前术后的注意事项及手术成功案例，以增强患者对手术的信心与勇气。

2）医护人员与患者及家属沟通，鼓励支持家属陪伴。了解患者的担忧及期望，耐心解释病情。

3）让患者参与治疗方案来调动患者的主观能动性，建立共同参与的护患与医患关系；让患者适当了解病情的进程及治疗方案。如，进行手术的患者，对于经前路手术、术前进行气管、食管推移训练时，易刺激气管反射性干咳，病人常不能坚持。此时应耐心向其讲明进行训练的重要性，如不按要求训练，不仅术中损伤大，出血多，且可因无法牵开气管终止手术。如勉强手术，有引起食管、气管损伤，甚至破裂的可能，按要求坚持训练很快就会适应，才能保证手术安全顺利进行。也可请同房间手术后恢复良好的病友现身说法。

第三章 日常生活保健
——小细节成就颈椎健康

4）告诉患者不要焦虑，可以通过鼓励暗示的办法，减轻因颈椎病引起的心慌、胸闷、腹胀、头痛、多汗、上下肢麻木及性功能下降等症状。

第四节 误区大扫描，让你的颈椎更健康

椎间盘突出与颈椎病有什么关系

颈椎间盘突出是颈椎病的一种表现形式，它不同于腰椎间盘突出症是一个病症。颈椎长时间累积性的创伤和劳损，使椎间盘逐渐发生变性，其退化后环状纤维将不断地被撕裂，髓核也失去水分并沿着此裂隙向外移动，进而会形成颈椎间盘突出。与此同时，椎间隙也相应变小，其高度比以前明显降低，甚至出现椎体间滑移椎间不稳现象。

颈椎间盘突出在 CT 片及磁共振成像上都能明确观察到。可确诊它是中央型的，还是侧后方型的，是否伴有骨质增生以及椎体间不稳。中央型椎间盘突出及骨质增生对脊髓有比较严重的威胁，会导致双下肢无力、麻木，甚至小便功能障碍，此即称为"脊髓型颈椎病"。若突出位于侧后方或侧方，压迫神经根时引起上肢的疼痛、麻木以及上肢的运动功能障碍、肩背部疼痛等，则为"神经根型颈椎病"。若出现心慌、胸背疼痛、恶心呕吐、视力障碍，则可能是交感型颈椎病。但颈椎间盘突出很少可以直接影响到椎动脉。

颈椎病症状得到缓解后就要停止治疗吗

椎动脉型颈椎病是因颈椎炎症、水肿压迫椎动脉导致脑供血不足的颈椎疾病，此类型颈椎病也较为常见。当治疗一段时间症状明显改善后，千万不

可放松警惕，应遵医嘱继续进行针灸、推拿等中医综合治疗，以改善脑供血状况，否则会因脑组织慢性缺血、缺氧引发脑萎缩病症。

所有颈椎病患者都可服用抗痛药物吗

颈肩疼痛时自己滥服抗痛药往往会掩盖真实病情，因抗痛药的作用，疼痛症状虽暂时缓解，但病根未除，膨出的颈椎间盘逐渐压迫脊髓，会造成肢体功能障碍，严重者可致瘫痪。

找别人给"扳脖子"的方法可取吗

很多人都知道按摩对治疗颈椎病有一定效果，但并不是所有的颈椎病都能采用按摩的方法来治疗，也不是任何人都会进行按摩治疗。按摩不当可能会适得其反。

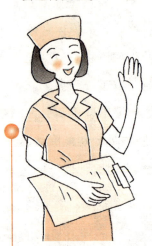

毕竟，人体的颈部比较脆弱，且脊髓、椎动脉都从这里通过，如果施者按摩时用力过猛、动作不协调，或受者没有很好地配合，尤其是施者在做颈部的旋转和斜扳手法时，很容易导致受者颈部骨折或脱位，甚至会严重损伤到脊髓，导致受者高位截瘫。再有，扳脖子不当，还容易造成颈部局部损伤，出现炎症和水肿，进而压迫颈椎上方的延髓呼吸中枢，导致呼吸减弱，甚至停止。

所以说，颈椎病患者，不可随意找人"扳脖子"，一定要到正规医院，找按摩专科医生，医生再根据患者的病情，酌情考虑患者是不是可以采用按摩手法治疗，应采用什么样的按摩手法治疗。这样，既可使患者得到系统有效的治疗，又可避免严重不良后果的发生。

第四章 "食"全"食"美
——"慢工"调出好身体

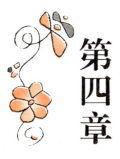

第一节 颈椎病患者的饮食原则

颈椎病患者饮食调养的优势在哪里

药疗变食疗,"苦口"为"可口",饮食调养具有"药极简易,性最平和,味不恶习劣,易办晚服"的特点,可起到"食借药威,药助食性"的效果。

颈椎病患者如何建立良好的饮食习惯

颈椎病为退化性疾病,与年龄和机体的退变有极大的关系。因此,颈椎病患者在饮食上应注意摄取营养价值高、富含维生素和无机盐的食品,如豆制品、瘦肉、谷物、海带、紫菜、木耳、水果、蔬菜等,以达到增强体质、延缓衰老的目的。

颈椎病患者对食物的量有要求吗

颈椎病患者应该保证足够的饮食，以便在食物中充分获取必需的营养。但颈椎病患者多为中老年人，代谢和消化功能相应都比较弱一些，如果摄食过多，容易发生身体无法负担的情况。总的来说，颈椎病患者应该保持一种平衡的饮食，即保持足够的热量，提供基本的蛋白质，补足多种无机盐，输送充足的维生素和保证适量的纤维素。另外，对于蛋白质、脂肪和糖类三者的量应该具有合理的比例，成人一般在1:1:8左右。

颈椎病患者在饮食方面需要注意什么

颈椎病患者在饮食方面需要注意以下几个方面：

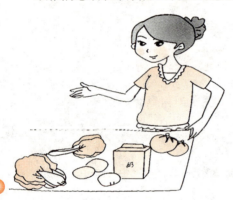

1）颈椎病患者饮食最好清淡、易消化，忌油腻厚味之品。

2）颈椎病患者肝肾不足，应长服枸杞子、菊花平肝明目，芝麻、桂圆滋阴补肾，忌辛辣刺激性的食物。

3）视力模糊、流泪者，宜多吃含钙、硒、锌类食物。如豆制品、动物肝、蛋、鱼、蘑菇、芦笋、胡萝卜，伴高血压者，多吃新鲜蔬菜和水果，如豆芽、海带、木耳、大蒜、芹菜、地瓜、冬瓜、绿豆。

为什么说颈椎病患者要对证进食

对证进食，有利于颈椎病患者的康复。由于颈椎病是因椎体增生、骨质退化与疏松等引起的，因此颈椎病患者应以富含钙、蛋白质、维生素B族、维生素C与维生素E的饮食为主。钙是骨的主要成分，以牛奶、鱼、猪尾骨、黄豆与黑豆等含量为多；蛋白质是形成韧带、骨骼、肌肉所不可或缺的营养素，维生素B族和维生素E可缓解疼痛，消除疲劳。如颈椎病属湿热阻滞经络者，应多吃些葛根、苦瓜和丝瓜等清热解肌通络的果菜；如属寒湿阻滞经络者，应多吃些狗肉、羊肉等温经散寒之食物；如属血虚气滞者，可多进食公鸡、鲤鱼、黑豆等食物。

颈椎病患者饮食如何做到合理搭配

饮食要合理搭配，不可单一偏食。通过饮食取得营养，才能有利于颈椎病的康复和维持身体健康。

合理饮食，应根据不同食物的性质，加以合理平衡的安排，这也是人们所说的营养学的原则。食物一般分两大类：一种是热力食物，主要是提供热能，如米、面，都属于这类食物；另一种食物，只能起更新作用，可以调节生理机能，也称为保护性食物，

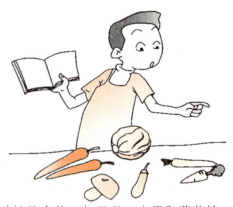

称为副食。主副食物要合理搭配，包括动植物食物，如豆类、水果和蔬菜等。主粮中所含的营养是不同的，粗细要同时吃，不可单一偏食。以赖氨酸为例，小米和面粉中含量较少，而甘薯和马铃薯中则较多。粗粮中，含有较丰富的硫胺素、核黄素、尼克酸，而精米精面中则较少。粗细、干稀、主副搭配，营养全面，可满足人体需要，促进患者的康复和维持正常人体的需要。

得了颈椎病就要忌口吗

通常情况下，颈椎病是由颈椎间盘老化病变引起的。老化病变会使椎体边缘和椎体关节发生骨质增生，也会使关节囊、韧带等松弛、劳损、钙化，

以及小关节错位、颈脊柱不稳定。当这些变化压迫到脊髓、神经或者血管的时候就会产生颈椎病的症状和体征。

另外，工作姿势不当或生活习惯不良也是诱发颈椎病的重要因素。比如长时间的埋头屈颈（或长时间保持同一体位）、缺少颈部运动、枕头不当、坐姿不合理、长时间让肩颈部受寒、吸烟酗酒等。

由此可见，颈椎病的发生、发展并不是哪一种食物所能左右的，预防颈椎病的关键在于养成良好的工作与生活习惯。盲目地忌口，反而影响病患者的营养状况与精神状况，不但对颈椎病不利，对整个身体也不利。

为什么说颈椎病患者要多吃高营养食品

颈椎病不像冠心病、高血压、糖尿病等与饮食有密切的关系。因此，颈椎病患者在饮食上无特殊的禁忌，但也要注意摄取营养价值高、富含维生素的食品，如豆制品、瘦肉、谷物、海带、紫菜、木耳、水果、蔬菜等，以达到增强体质、延缓衰老的目的，颈椎病患者特别应多食含维生素C的食品，如新鲜的水果、蔬菜等。测试研究表明，维生素C具有增强人体免疫力与抗衰老的功能，对阻止颈椎病进一步发展有很大的帮助。

第二节　保护颈椎，饮食有方法

颈椎病患者宜吃的富含钙的食物有哪些

牛奶、鱼、猪尾骨、黄豆、黑豆等含钙最多。荞麦、土豆、白菜、海带、紫菜、芝麻、杏仁、鸡蛋、虾皮及螺类也是含钙的上品。

第四章 "食"全"食"美
——"慢工"调出好身体

颈椎病患者宜吃的富含蛋白质的食物有哪些

富含蛋白质的食物有：奶类、肉类、蛋类及鱼、虾、蟹等，还有黄豆、大青豆、黑豆等豆类食品蛋白质含量也都很高。此外，芝麻、瓜子、核桃、杏仁、松子等干果类的蛋白质的含量也都比较高。

颈椎病患者宜吃的富含B族维生素的食物有哪些

富含B族维生素的食物有：谷物、豆类、芹菜、瘦肉、动物内脏等。

颈椎病患者宜吃的富含维生素E的食物有哪些

富含维生素E的食物有：植物油、动物内脏、瘦肉、蛋黄、坚果类食品、花生、谷物、豆类、新鲜绿叶蔬菜、瓜果等。

颈椎病患者宜吃的富含维生素C的食物有哪些

富含维生素C的食物有：青菜、韭菜、菠菜、芹菜等绿叶蔬菜，花菜、西红柿、红薯、柑橘、橙、柚子、红果、葡萄、猕猴桃、酸枣等维生素C含量尤其丰富。

喝牛奶对颈椎病有什么好处

牛奶中含有丰富的钙和磷，每100毫升牛奶中含钙约110毫克，含磷约40毫克。钙是帮助人体骨骼成长和代谢的重要元素，钙的摄入量不足，可以导致骨质疏松、容易骨折等情况的发生。磷是辅酶和核酸的主要成分，对细胞代谢有重要作用，同时还参与神经传导和肌肉的收缩舒张，与骨骼肌肉系统的关系十分密切。

牛奶中的钙和磷不但数量多，而且容易吸收。一个人如果每天喝1~2瓶牛奶，就可以强筋壮骨，防止骨质疏松。颈椎病的退变主要就表现在骨骼，所以常喝牛奶对于减缓颈椎病的发展过程是非常有好处的。

颈椎病患者在喝牛奶时要注意什么

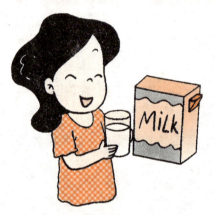

普通牛奶中含有饱和脂肪酸，摄入过量会增加血清胆固醇水平，可导致动脉粥样硬化，中老年人最好选用脱脂奶。菠菜、浓茶中含有草酸、鞣酸等物质，和牛奶同饮可以和牛奶中的钙形成不溶于水的沉淀，影响钙的吸收，所以喝奶的时候不宜同时食用菠菜和饮茶。另外，牛奶加热饮用有利于钙、磷的吸收，在饮用牛奶的同时，保证适量的日照和锻炼，对于钙的吸收更有帮助。

经常喝骨头汤可缓解颈椎病吗

我们平时说的骨头汤，多指的是猪骨煮成的汤。猪骨和人体骨骼的成分是类似的。猪骨头熬成汤后，骨头中的钙、磷等成分都会进入汤中。溶于汤中的钙和磷特别有利于人体吸收。经常喝骨头汤，可以给人体的骨骼提供营养。颈椎病患者经常喝骨头汤，可以延缓颈椎的退变过程。

做骨头汤时有什么技巧

骨头中的有效成分轻易不能溶于水。如果想使骨头中的有效成分充分逸出，就需要将骨头尽量剁碎，熬汤的时间长一些。用高压锅熬骨头汤也是一个不错的选择。骨头汤在制作的时候，碎骨和水的比例多在 1:5，加上多种调料，文火炖 2 小时后，滤去骨渣即可饮用。骨头汤可以单独饮用，也可以在吃饭时作为一个菜食用。但在饮用的时候应该避开浓茶、菠菜等食物。

怎样喝骨头汤可避免心血管疾病

骨髓中还有大量脂肪，如果经常饮用直接熬好的骨头汤，可能会导致血脂增高，引发心血管疾病。因此颈椎病患者可以把刚熬好的骨头汤冷却后放入冰箱，等表面的脂肪凝结后，将其除掉，再将剩余的骨头汤加热后饮用。这样，既可以享受到骨头汤的好处，又不必为高血脂和心血管疾病担忧。

为什么说多喝鱼头汤对颈椎病有好处

鱼头汤中磷的含量相当高，磷是人体内的重要元素，对于维持正常的神经传导，保证骨骼和肌肉的正常代谢都有非常重要的作用。我们在烹制鱼头汤的时候，多需要用文火慢炖，这样可以使各种营养元素更容易吸收。经常食用鱼头汤，对于减慢颈椎的退变过程是相当有好处的。

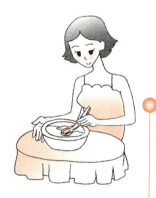

为什么说经常食用金针菜对颈椎病有好处

经常食用金针菜，可以补充机体的钙磷元素，维持骨骼正常的钙磷代谢，预防或减轻骨质疏松症的发生，所以食用金针菜对于预防和治疗颈椎病都有好处。

经常吃虾有什么好处

经常食用虾，对于维持骨骼的钙磷代谢、神经肌肉的兴奋有良好的作用。特别是虾皮，被誉为"天然的补钙剂"，价格低廉，食用方便，经常食用，对防止颈椎的骨质疏松，减缓颈椎的退变过程，都有比较好的作用。

颈椎骨质增生是因为补钙太多吗

颈椎骨质增生是十分常见的一种病，是中老年时期骨关节的生理性退行性改变，是人体衰老的必然结果，它的形成与不同年龄、不同职业人的骨关节及椎体承受的压力和解剖生理特点有着密切的关系。那种说颈椎骨质增生是因为补钙太多的说法，是没有任何科学根据的，也是与科学根据相违背的。

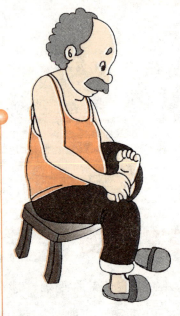

骨质增生是由于人的年纪增长、骨质退变引起的，此时通常会有骨质增生与骨质疏松并存，其实这两种病的本质是一致的，都是由退变引起，因此补钙对于病证来说有积极的治疗作用。临床上有很多患者每天都在吃补钙药品，但还是出现骨质疏松与骨质增生。这是因为钙还有吸收的问题，我们人体一般对钙的吸收率是相当低的。平时豆浆可以多喝，也可以多喝骨头汤。此外，在补钙的同时，建议到医院开一些促进钙吸收的药物。

第三节 颈椎病患者的食疗药膳

适合颈椎病患者食用的粥类有哪些

木瓜陈皮粥

【原料】木瓜、陈皮、丝瓜络、川贝母各10克,粳米50克,冰糖适量。

【做法】

原料洗净,木瓜、陈皮、丝瓜络先煎,去渣取汁,加入川贝母(切碎)、粳米,加冰糖适量即成。

【用法用量】每日2次分食。

葛根五加粥

【原料】葛根、薏苡仁、粳米各50克,刺五加15克,冰糖适量。

【做法】

原料洗净,葛根切碎,刺五加先煎取汁,与余料同放锅中,加水适量。武火煮沸,文火熬成粥。可加冰糖适量。

【用法用量】早晚2次分食。

适合颈椎病患者食用的菜肴有哪些

清蒸大闸蟹

【原料】大闸蟹3只,葱丝、醋、海鲜酱油、芥末各适量。

【做法】

①将大闸蟹放入水中养半天，使它排净腹中污物，逐只刷洗干净后用细绳将蟹钳、蟹脚扎牢。

②用葱丝、芥末、醋、酱油调和作蘸料，装入碟中。

③锅放上水，放上蒸隔，待水差不多要开时，将蟹放上蒸笼，约10分钟后取出，即可蘸佐料食用。

拔丝红薯

【原料】红薯300克，绵白糖3勺，植物油适量。

【做法】

①先将红薯洗净，削皮，切成小块。

②油锅倒入油，待油烧至七八成熟时，将红薯块倒入，炸至金黄色时马上捞出放入盘中。

③锅中放入少量水或油，调小火，将绵白糖放入锅中用长柄勺慢慢搅，待糖成丝状时将炸好的红薯块倒入挂糖即可。

韭菜炒虾皮

【原料】韭菜300克，虾皮150克，植物油、盐、姜丝各适量。

【做法】

①将韭菜洗净，切成均匀小段。

②锅内放油加热，至五成熟时放入虾皮，待虾皮炸至颜色变深且变酥时捞出。

③将多余油倒出，锅里留少许油。将韭菜和炸好的虾皮一起放入，再加入盐、姜丝翻炒，待韭菜色泽翠绿时，出锅装盘即可。

适合颈椎病患者食用的汤羹有哪些

薏米赤豆汤

【原料】梨（去皮）200克，薏米50克，赤豆50克，山药15克，冰糖适量。

【做法】

原料洗净，加水适量，武火煮沸后文火煎，加冰糖适量即可。

【用法用量】早、晚2次分饮。

原味大骨头汤

【原料】大骨头若干，莲藕、白醋、盐、大枣、葱段、姜片、蒜瓣、香菜末各适量。

【做法】

①将大骨头敲成若干截，洗净；莲藕洗净切块。

②把水烧开，然后把骨头放进去过血水。取出后放进砂锅，倒满水，再放入大枣、葱段、姜片、蒜瓣。大火烧开后用小火慢炖2小时左右。

③莲藕块放入锅中，再加适量水。大火烧开，然后再用文火煲1个小时，食用时用白醋、盐调味，放入香菜末即可。

适合颈椎病患者饮用的药酒有哪些

独活寄生酒

【原料】独活30克，桑寄生20克，秦艽30克，防风20克，细辛12克，当归50克，白芍30克，川芎20克，生地150克，杜仲50克，牛膝15克，醇酒适量。

【做法】

上药捣碎置于净瓶中，用醇酒浸泡，密封瓶口，经14天后开取，去渣备用。

【用法用量】不拘时，随量饮用。

牛膝苡仁酒

【原料】牛膝30克，薏苡仁30克，酸枣仁30克，赤芍30克，制附子30克，炮姜30克，石斛30克，柏子仁30克，炙甘草20克，好酒1500毫升。

【做法】

上药共捣细和匀，用酒浸泡，封口。7日后开封，取汁去渣，瓶装备用。

【用法用量】每次温饮5～20毫升，不拘时。

适合颈椎病患者饮用的药茶有哪些

杜仲茶

【原料】杜仲6克，绿茶3克。

【做法】

将杜仲研成粗末与绿茶一同放入茶杯中，加入沸水冲泡，加盖闷5～10分钟。

【用法用量】每日1剂，代茶饮。

丝瓜茶

【原料】丝瓜200克，茶叶5克。

【做法】

先将丝瓜切成2厘米厚的片,用盐水煮熟,再掺入茶叶即可。

【用法用量】每日饮2次。

如何用强筋壮骨法治疗颈椎病

桑叶木瓜茶

【原料】桑叶8片,木瓜干2片,去核红枣3枚。

【做法】

桑叶和木瓜干捣为细末,与红枣一起煮10分钟,每天1剂代茶饮。

【功能主治】有舒筋活络之功效,对肌肉痉挛、风湿疼痛、四肢麻木、水肿等均有作用。

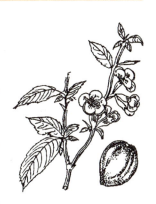

牛尾杜仲汤

【原料】牛尾1条,杜仲15克,黑木耳25克。

【做法】

①牛尾去污洗净,切段,煮开后将水倒掉洗净;杜仲、黑木耳浸洗干净。

②牛尾、杜仲加水同煲约2个半小时,将好时再加进黑木耳稍煲,调味即可。

【功能主治】强筋健骨,止痛缓急,补中益气。杜仲性温,入肝、肾经,含杜仲胶等,木耳去瘀活血。此汤对脊椎损伤、腰颈酸痛均有效。

如何用温经通络汤治疗颈椎病

中医认为,颈椎病系外感风寒湿邪,阻滞经络,以致气血阻闭不通,不通则痛。若气血阻滞则经脉失养，发生头昏头痛、上肢麻木等。用温经通络汤，常可取得意想不到的疗效。

温经通络汤的组成为：全蝎、乌梢蛇、制草乌各6克，桂枝、桃仁、红花各10克，羌活、独活、秦艽、川芎、赤芍各12克，当归15克，黄芪20克，乳香、广木香、威灵仙各15克，甘草6克。水煎服，每日1剂，10天为1疗程；轻者1个疗程可愈，重者服用1个疗程后，休息2天再服1个疗程。

神经根型颈椎病常用的药膳有哪些

银环蛇酒

【原料】活银环蛇1条，60°白酒500毫升。

【做法】将活银环蛇放入装有白酒的大口玻璃瓶中，加盖封口，1个月后启封饮用。

【用法用量】每日2次，每次15～20毫升。

【功能主治】疏风通络，散寒止痛。主治神经根型颈椎病。

猪心花生粥

【原料】猪心150克，粳米50克，花生50克，味精、精盐、花生油、葱、姜末、料酒各适量。

【做法】

①猪心洗净切丁，花生、粳米洗净。

②花生油下锅加入葱、姜末、料酒及猪心，煸炒片刻再加精盐、清水、

第四章 "食"全"食"美
——"慢工"调出好身体

粳米、花生，武火烧沸，文火熬煮成粥，加入适量味精即可。

【功能主治】养心安神，养血健脑。适用于神经病根型颈椎病。

脊髓型颈椎病常用的药膳有哪些

归芪鸡血藤蜜汁

【原料】当归尾20克，炙黄芪30克，鸡血藤60克，酒浸干地龙20克，蜂蜜30克。

【做法】

将当归尾、炙黄芪、鸡血藤、地龙用冷水浸泡半小时，入锅，加水浓煎1小时，去渣取汁，趁温对入蜂蜜，搅匀即成。

【用法用量】早晚2次分服。

【功能主治】益气养血，舒筋活络。适用于脊髓型颈椎病。

地龙桃花饼

【原料】黄芪100克，干地龙（酒浸）30克，红花、赤芍各20克，当归50克，川芎10克，桃仁（去皮尖，略炒）15克，玉米面400克，小麦面100克，白糖适量。

【做法】

①将地龙焙干研粉；将黄芪、红花、当归、赤芍、川芎浓煎取汁。

②将地龙粉、白糖、玉米面、小麦面混匀并以药汁调和成面团，分制为20个小饼；将桃仁匀布饼上，入笼中蒸熟。

【用法用量】每次食饼1~2个，每日2次。

【功能主治】益气活血，通络起瘫。适用于脊髓型颈椎病。

椎动脉型颈椎病常用的药膳有哪些

冰糖蛤士蟆

【原料】 蛤士蟆油 50 克，罐头青豆 15 克，枸杞 10 克，甜酒汁 30 克，冰糖 50 克，姜片、葱段各适量。

【做法】

①将蛤士蟆油盛入砂锅中，加清水 500 克、甜酒汁及葱段、姜片，用大火蒸 2 小时，使其初步涨发，取出，去掉姜、葱，沥尽水。

②除去油上面的黑色筋膜，大的掰成数块，盛于钵内，加清水 500 克、甜酒汁 15 克，再蒸 2 小时，使其完全涨发，捞入大汤碗中。

③枸杞洗净，将清水 180 克、冰糖 50 克，盛入大碗内，蒸 1 小时，待冰糖溶化时弃去沉淀物倒入盛蛤士蟆油的碗内，撒入枸杞、青豆即可。

【功能主治】 滋补肝肾，强筋壮骨。主治椎动脉型颈椎病及肝肾不足型颈椎病。

丁香姜糖

【原料】 丁香粉 5 克，生姜末 30 克，白砂糖 50 克。

【做法】

①将白砂糖加水少许，放入砂锅内，文火熬化；再加丁香粉、生姜粉调匀，继续熬至挑起不黏手为度。

②另备一大搪瓷盆，涂以小磨香油，将糖倾入摊平，稍冷后趁软切成 50 块。

【用法用量】 随意食用。

【功能主治】 和中化痰，降逆止呕。适用于椎动脉型颈椎病。

交感神经型颈椎病常用的药膳有哪些

壮骨汤

【原料】猪脊尾骨250克,川杜仲12克,枸杞12克,桂圆肉15克,牛膝10克,淮山30克,花生油、盐等调料各适量。

【做法】

将猪骨切碎与上药洗净放锅内,加水适量,武火煮沸,文火煮40～60分钟,加花生油、盐等调料,取汁服用。

【功能主治】补肝益肾。适用于交感神经型颈椎病。

威灵苁蓉汤

【原料】威灵仙15克,肉苁蓉15克,熟地黄1豌,青风藤15克,丹参15克。

【做法】

每日1剂,煎2遍和匀,一天2次分服。或研末炼蜜为丸,每粒10克,每服1粒,一日2次。

【功能主治】舒筋活血,滋阴止痛。适用于交感神经型颈椎病。

治疗颈椎病的偏方有哪些

复方红花酒

【原料】红花20克,当归尾15克,赤芍15克,官桂10克,低度白酒1000毫升。

【做法】

将以上4味同研为粗粉,浸泡于白酒中,密封瓶

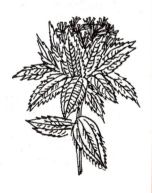

口，每日振摇1次，1周后开始饮用。

【用法用量】每日2次，每次15~20毫升。

【功能主治】活血化瘀，温通经络。

牛膝附子酒

【原料】牛膝、秦艽、天冬、五加皮、杜仲各15克，独活、细辛、制附子、巴戟、肉桂各10克，薏苡仁5克，清酒1000毫升。

【做法】

将细辛炙后，与上述药物共捣细，同清酒一起浸于净瓶中，1周后开封，去渣备用。

【用法用量】每日3次，每次服15毫升，渐加至25毫升。

【功能主治】散寒祛风，舒筋活血，温经止痛。

白芍木瓜汤

【原料】白芍30克，木瓜13克，鸡血藤15克，葛根10克，甘草10克。

【做法】

木瓜洗净，去皮、子，切块，将其余药材洗净一同入锅煎汤服用。

【功能主治】舒筋活血，滋阴止痛。适用于颈椎病。

治疗颈椎病的常用药膳有哪些

鲜膳肉饼

【原料】活黄鳝300克，猪瘦肉100克，蒜泥、盐、食油等配料。

【做法】

活黄鳝先去内脏，去骨，不要头和尾尖，洗净后与猪瘦肉一起制成肉饼，加蒜泥、盐、食油等配料，蒸10分钟即成。

【功能主治】补虚益肾强筋。黄鳝有除风湿、疗痹痛的功效，添精填髓而壮骨，猪瘦肉滋阴，同食可添强筋壮骨之效，味道也美。

花生炖猪蹄

【原料】猪蹄500克，花生100克，干冬菇6个，蚝油等配料。

【做法】

①猪蹄洗净斩块，开水煮沸后倒掉水洗净，干冬菇用清水浸开。

②上2料和花生一起煲1个小时，待汤水干至少许汁液，即可用蚝油等味料调配食用。

【功能主治】花生含丰富的维生素B_1和维生素K、卵磷脂等；冬菇去瘀活血；猪蹄强筋膜增气力。常食可有壮骨强筋、健步的功效。

牛奶花胶粥

【原料】花胶（即熬成膏状的鱼肚），牛奶100克，粳米100克。

【做法】

粳米洗净煮成粥，加入花胶1匙羹，牛奶100克，稍滚。每日1次，当早餐。

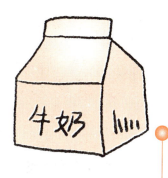

【功能主治】头晕眼花，神倦虚弱，虚不受补，每天吃此粥，连吃半个月便觉功效。牛奶补钙，花胶含丰富的筋膜胶、蛋白质，祛风益脑，粳米含丰富的维生素B_1，促进消化吸收，同食可达到补益延年的目的。

黄芪圆肉粥

【原料】黄芪20克，桂圆肉20克，粳米50克，白糖适量。

【做法】

①黄芪切片，置锅中加水500毫升，煎取汗，粳米用水洗净。

②取粳米中加入黄芪液及适量水煮沸，放桂圆肉同煮成粥后加适量白糖即可。

【功能主治】 气血双补。适用于年老体弱、气血不足型颈椎病。

花生枇杷粥

【原料】 梨250克，粳米50克，花生50克，枇杷叶12克，冰糖适量。

【做法】

①梨去皮，切碎或取汁。

②粳米洗净，花生洗后打碎，枇杷叶切丝用纱布包一同放锅中加水适量煎，用武火煎沸，文火煮成粥后去枇杷纱布包，加适量冰糖。

【功能主治】 止咳化痰，润肺止喘。适用于痰瘀交阻型颈椎病的辅助治疗。

第五章 经络疗法
——长在身体上的"良药"

第一节 推拿疗法

什么是推拿疗法

所谓推拿疗法，是以中医基本理论为指导，用手、腕、肘、脚等部位或借助一定的器具，在人体上施以不同的手法，刺激患者的经络、穴位或特定的部位，加以特定的肢体运动，达到防治疾病的目的。推拿疗法所使用的治疗手段大多是通过手来实现的，故称手法。手法的操作方式繁多，但主要的有推、拿、按、摩、搓、揉、滚、摇、抖、捻等。用这些手法操作在人体的皮肤、肌肉、骨骼、关节或穴位、经络上，能在局部起到活血化瘀、行气止痛、理筋散结、疏通经络、温养筋脉的作用，在全身起到调和气血、平衡脏腑的作用。

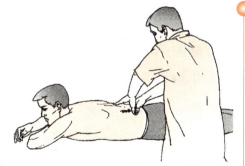

推拿对颈椎病有哪些积极意义

1) 舒筋通络，缓解疼痛和麻木。
2) 加宽椎间隙，扩大椎间孔，整复椎体和小关节滑脱，解除神经压迫。
3) 缓解肌肉紧张和痉挛，有利于颈椎活动。
4) 松解神经根和软组织粘连，缓解症状。

所有颈椎病患者都适合推拿疗法吗

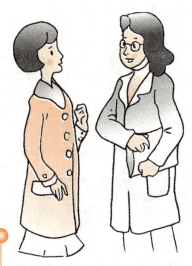

推拿按摩本来是治疗颈椎病的一种常见的方法，但是它却并不是对每位颈椎病患者都适合。如按摩手法不当，会使脊髓受到短暂而剧烈的撞击，加重对颈椎的损伤，严重的可造成患者终身的高位截瘫。建议颈椎患者无论是选择手法复位治疗，还是推拿按摩，都应选择正规大医院，找受过专门训练的医生来做。推拿按摩治疗颈椎病，从临床上讲确有一定疗效，但若对患者病情了解不清楚，诊断不明确或手法太重，操作不得要领，则有可能产生一定的危险性。除了对有颈椎外伤和脊髓型颈椎病的患者是绝对禁忌之外，对诊断不明确与怀疑有椎管内肿瘤、骨性椎管狭窄、脊髓受压症、后纵韧带钙化、颈椎先天性畸形及全身或咽、喉、颈、枕部有急性和慢性炎症的患者，也要禁止使用按摩推拿手法。

哪些颈椎病患者适宜推拿疗法

除了脊髓型颈椎病压迫脊髓情况严重者及有颈椎外伤者外，各种颈椎病

第五章 经络疗法
——长在身体上的"良药"

都可以使用推拿疗法进行治疗。但在治疗不同类型的颈椎病的时候,应该根据具体的情况采用不同的手法,并使用合理的力度,才可以得到比较好的效果。

哪些情况下不宜进行推拿疗法

推拿疗法应用广泛,但有以下情况时,不宜采取推拿疗法:

1)有急性内、外科疾病需要急救者。
2)在各种恶性肿瘤的局部。
3)在患有皮肤疾病的局部。
4)在烧伤、烫伤的局部。
5)有各种化脓性疾病或结核性关节炎者。
6)不能合作的精神病患者。
7)妇女的月经期、妊娠期内。
8)极度疲劳、饥饿、虚弱者。
9)诊断不明,手法可能加剧损伤者。

推拿的揉捻法有哪些

(1) 指揉法

以手指腹侧面按于某一部位或穴位上,做小幅度的环旋揉动。作用面小,力量较深、稳重。

(2) 掌揉法

以掌根部或大鱼际为着力点,腕部放松,以腕关节连同前臂做回旋活动。揉捻法着力面大,刺激和缓舒适。

推拿提拿法的内容是什么

操作时腕部要放松，以指腹面着力，提拿方向应与肌腹垂直。在拿起肌肉组织后应稍待片刻再松手复原。力量要轻重适宜，以局部酸胀、微痛或放松后感觉舒适为度。

推拿散法的内容是什么

以掌根部着力于体表，腕部做快速的左右摆动推进动作，称为散法。常用于腰背下肢的风湿痹痛、肌肉拘紧疼痛及强手法的善后治疗。

推拿弹拨法的内容是什么

弹，是用拇指和食指指腹相对提捏肌肉或肌腱再迅速放开使其弹回的一种手法；拨，是以指端置于肌肉、肌腱等组织一侧，做与其走行垂直方向的滑动。二者可单独使用，也可综合应用。

推拿的滚法有哪些

(1) 直滚法

手握空拳，以2～5指的近端指间关节为支点放于患处，以腕关节带动，做均匀的来回摆动。

(2) 侧滚法

以第5掌指关节背侧面为支点放于患处，腕关节做屈伸外旋的连续来回活动。

推拿的叩击法有哪些

（1）空拳击法

医者手握空拳击打患处。

（2）拍打法

医者五指并拢，掌心成空心状击打患处。

（3）劈法

医者双手五指并拢，用小指尺侧着力，交替击打患处。

推拿的旋转扳法有哪些

患者坐位，医者站在患者身后，以左肘置于患者腋下，右手托扶枕部。在牵引力下轻轻摇晃数次，使颈部肌肉放松。保持牵引力，使患者头部转向左侧，当达到有固定感时，在牵引下向左侧用力，此时可听到一声或多声弹响。本法可旋完一侧再旋另一侧。

推拿疗法时患者宜采取哪些体位

（1）端坐位

患者端坐于凳上，上身自然挺直，肌肉放松，上肢自然下垂。

（2）俯坐位

患者坐位并低头，将头置于前方案上，下垫以软枕或以两臂相垫，面朝下，此体位有利于暴露颈部。

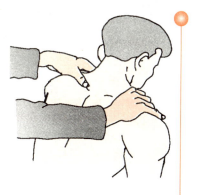

(3) 俯卧位

俯卧于治疗床上，将头置于床的圆洞中。若无圆洞，可在胸下垫一枕，使面朝下的同时头略向前屈，暴露颈部。

(4) 仰卧位

仰卧于治疗床上，全身自然放松，头枕于床的边缘，便于医生站在头的前方操作。

患者在接受推拿时为什么会感觉疼痛

推拿时的疼痛多由于手法的刺激太重引起，可以改用柔和的手法，并在疼痛处轻揉以减轻痛苦。若疼痛很剧烈，并伴有活动障碍，需考虑骨折的可能，应立即停止治疗，做进一步的检查。

患者在接受推拿后为什么会感觉疼痛

推拿后的疼痛是治疗后局部皮肤产生疼痛的现象。多是初次接受推拿的患者，或是长时间接受重刺激手法者产生。对初次接受治疗的患者，应尽量使用轻柔的手法，避免重刺激。疼痛一般在一两天内会自行消失，也可在局部轻轻揉擦以减轻痛苦。

患者在接受推拿时感觉痒是怎么回事

患者感到很痒，无法坚持治疗，这多是由于手法太轻或在机体敏感部位操作引起。如果出现这种情况，可以改用重一些的手法或换一个部位治疗。

第五章　经络疗法
——长在身体上的"良药"

患者在接受推拿时或推拿后有瘀斑是怎么回事

患者在推拿治疗中或治疗后，治疗部位皮下出血，产生青紫的瘀斑，局部甚至肿起，多是由于手法刺激过重，时间过长。也有老年人血管较脆或有血小板减少症。这种情况一般不需要处理，下一次治疗不要在同一部位操作。为老年人推拿手法需要轻柔。有血小板减少症者不宜接受推拿治疗。

患者在接受推拿时或推拿后出现破皮怎么办

治疗局部有皮肤发红、疼痛甚至出血、破损，多是由于滚、揉等手法没有和皮肤表面吸定，与皮肤摩擦所致，也可能擦法、揉按时太重造成。出现破皮情况后，损伤处应停止手法治疗，并涂以红药水、碘酒，防止感染。

患者在接受推拿时忽然晕厥怎么办

在推拿治疗时，患者突感头晕、目眩、心慌气急、胸闷泛恶，甚至四肢发冷，出冷汗，并晕厥过去，这是由于患者精神紧张，或者体质特别虚弱，或饥饿、劳累、大汗后，或体位不当，或因手法刺激过重等因素造成。出现晕厥后，应立即停止治疗，平卧于空气流通处，头稍低，轻者给饮温水即解；重者可加用掐捏合谷、人中，按压百会，即可恢复；情况紧急时需立即抢救。

颈神经根型颈椎病患者宜采用哪种推拿法

【手法】点拨、滚、按、揉、摇、拔伸。

【部位及取穴】患侧颈项肩背及上肢。肩中俞、秉风、曲垣、天宗、手三里、大杼、风池、尺泽、合谷、内关、外关。

【操作姿势】

患者取坐位或卧位，先使用滚、揉、按法顺肌纤维对痉挛肌肉进行放松，并要注意用力的方向要与肌纤维平行，并随着肌纤维走向改变。然后用接触面小的点拨法对准压痛点进行拨动，消除压痛点，再从点到面进行治疗。

脊髓型颈椎病患者宜采用哪种推拿法

【手法】滚、按、揉、摇、搓、点、拿、抖。

【部位及取穴】上肢、下肢、颈以及腰臀部。风池、风府、肩中俞、肩外俞、秉风、天宗、曲垣、手三里、尺泽、少海、极泉、大椎、大杼、合谷、内关、臀中、环跳、居髎、风市、阳陵泉、足三里、三阴交、解溪、腰阳关、命门、肾俞。

【操作姿势】

患者取坐位，用滚、按、摇、点、拿、抖，先在上肢进行治疗来放松上肢肌肉，解除痉挛，活血通络；患者俯卧，再用滚、揉、搓、抖、点、拿法施于下肢，放松下肢肌肉痉挛。此后用摇、扳及拔伸法活动四肢关节，预防关节的挛缩畸形。

椎动脉型颈椎病患者宜采用哪种推拿法

【手法】五指拿、推、揉、按、抹、滚、点、拿法。

【部位及取穴】头部颈项以及上肢。百会、头维、风池、风府、印堂、太阳、攒竹、率谷、丝竹空、神庭、山根、肩井、肩中俞、天宗、肩内俞、手三里、尺泽、内关、合谷。

【操作姿势】

患者取坐位，先用五指拿、推、抹、揉、按头颈督脉及太阳、少阳经诸

第五章 经络疗法
——长在身体上的"良药"

穴，由头及面部用推、抹、揉治疗，再用滚、按、点、拿法于颈部及上肢治疗，最后用抹矫法治疗颈部，促进椎动脉的血液循环。

颈部软组织型颈椎病患者宜采用哪种推拿法

【手法】滚、推、点、按、揉、拿、搓。

【部位及取穴】颈项部为主，取风池、风府、大椎、肩井、肩中俞、秉风、天宗。

【操作姿势】

患者坐位。先用滚法施于颈项、肩以及上背部，再用推、点、拿、按、揉法于颈项压痛点处，放松颈、肩背部肌肉，解除痉挛，最后用双手搓法于颈部，达到舒筋活血、解除疼痛的效果。

单纯型颈椎病患者很少见，以混合型最为常见，因此在施以手法时，要根据病情综合治疗，来达到较好的效果。

推拿疗法的要点有哪些

(1) 持久

手法能持续运用一段时间而不要间断。

(2) 有力

手法必须有一定的作用力，但这种力量还要视病情、患者体质、部位酌情来定，切忌暴力，或者力度不够而疗效不佳。

(3) 均匀

手法用力要均匀、有节奏，不可以时快时慢，时重时轻。

(4) 柔和

手法要轻而不浮，重而不滞，柔中有刚，不能生硬粗暴或用蛮力，变换动作要自然。

什么是穴位刺激法

中医认为，经络是人体全身气血运行的通路，经络与体表交会之处即是经穴所在。中医的经穴疗法便以此为据，通过手指触摸皮肤，找到特别感觉刺痛的经穴位置，施以种种刺激来防"未病"、治"已病"，奇妙之处就在于，只要刺激一个穴位，就能将刺激通过经络传导到他处，使人体感到舒适。

颈椎病的穴位刺激法常用的穴位有哪些

1）颈侧面酸胀连及肩关节外上酸痛，且放散至肘关节外上（曲池穴处），直至前臂外上者，此为手阳明经病。我们选用巨骨、肩髃、曲池、手三里等穴，必要时加用扶突穴治之。

2）肩关节前内侧酸痛，牵及肘关节内侧（少海穴处）酸痛，沿前臂内后缘直至掌面及小指、无名指酸麻胀痛者，为手少阴经病。我们选取极泉、青灵、少海、少府等穴，必要时加颈臂穴治之。

3）肩胛冈上斜方肌、冈上肌酸痛或肩胛骨深层酸痛，沿肩下腋后（臑俞、肩贞穴处），上臂外后缘，肘后，前臂外后，至手背无名指、小指酸麻胀痛者，为手太阳经病。我们选择肩井、曲垣、天宗、肩贞、天井、养老、中渚等穴治之。

4）项后下段（颈$_{6-7}$处）酸胀僵硬，伴背上段怕冷，胸椎旁与肩胛骨之间酸痛者，为足太阳经病。我们选大杼、厥阴俞、督俞、附分、膏肓、膈关等穴治之。

第五章　经络疗法
——长在身体上的"良药"

患者如何知道自己是否找准了穴位

很多患者觉得在家自行按摩更简单、省事，但这就遇到一个问题，如何才能知道自己是否找准了穴位呢？

一般正确的经穴多在骨的旁边或两骨相接的关节部位或骨肌的中间或两肌的中间，很少在骨上或血管中，在骨旁侧部位的经穴可用拇指指尖掐，如有酸麻或如触电般的感觉，说明取穴正确，如没有可将手指上下左右移动试掐，直到找到酸麻胀处方为正穴。

穴位按压正确时人体会感到酸麻胀如触电般地通上达下，如无此感觉，只觉麻疼应加深或偏左偏右试之，如按压对了穴位其效会立见，有的会缓慢见效，有的会在压后较长时间见效，有的虽未见效，但也有一定的治疗效果。

中医如何揉擦大杼穴

沿大杼穴向上、向下拍打30分钟（可分3次进行，每次10分钟）左右。每天坚持按摩、揉擦大杼穴，以有酸痛感为宜。坚持练习，能很好地促进气血畅通，避免气血在大杼穴处形成瘀阻，预防颈部酸痛、肩部不适症状。

中医如何多穴位配合按摩治疗颈椎病

用拇指或食指尖端，首先刺激腕骨穴，然后依次刺激外关、肩井、风池穴。在穴位上，先由轻渐重地按压5分钟左右，再在穴位上顺时针按揉5分钟左右。在点穴的同时，轻轻转动颈部至点穴完毕。每日2次，每次10分钟左右。如能再加上揉捏颈两侧横突（颈部正后侧最紧张的部分），使之完全放松，效果更佳。

如何对肩肌进行推拿

(1) 拿肩肌

1）头偏向左方，用左手捏拿右肩肌群3~5分钟；

2）然后，头偏向右方，用右手捏拿左肩肌群3~5分钟。

(2) 双掌挤颈

1）双手十指交叉，抱于头颈后方，双臂关节尽量外展；

2）用双手掌挤压后颈部数次；

3）然后双肘尽可能内收，用双掌用力挤压颈的左右两侧。

(3) 双掌拔颈

1）双手十指交叉，抱于头颈后方，双臂关节尽量外展；

2）头部后伸，双手用力向上拔颈数次；

3）然后，头部前屈，双手掌托住下颌，轻轻向上托推颈部数次。

(4) 拿后颈

1）把左手放于颈后，拇指与四指分开，夹住颈后部肌肉，向上向下拿揉颈后肌。然后，再从下向上揉拿；

2）持续3~5分钟后，换手，如法重复。

如何对颈椎在手部的反射区进行按摩

颈椎在手部的反射区位于双手拇指指腹近掌心端侧处。

1）用左手的拇指指尖（指腹也可以）定点按压右手的颈部反射区，或以数毫米幅度在反射区来回移动，时间持续5~10分钟。

2）然后，换手，如法操作，同样按摩5~10分钟。

第五章　经络疗法
——长在身体上的"良药"

如何对颈椎在脚部的反射区进行按摩

颈椎在足部的反射区为：双足拇趾趾腹根部横纹处，双足外侧第五趾骨中部（足外侧最突出点中部）。颈部肌肉反射区为：双足底肢趾后方的2厘米宽区域。

按摩方法是用拇指指尖或指腹，也可用食指或中指的关节，以数毫米幅度移动。力度最初较轻，逐渐增强，以稍有痛感为宜，按摩时间可自选抽空进行。最好是每天早、晚各1次，每次10～30分钟，坚持2周后一般颈椎病患者即会收到神奇的效果。

如何对耳部进行按摩来防治颈椎病

（1）全耳腹面按摩法

双手掌心自我按摩发热之后，按摩耳郭腹背两面。先把耳郭向后折按摩腹面，然后将耳郭向前折按摩背面，每面反复按摩5～6次。也可先做耳背按摩，方法是用双手掌心对准耳背轻轻按摩，然后双手掌心对准耳郭腹部，做全耳腹面按摩，正反各轻揉18～27次，使全耳发热、发红。此法可以防治经络、脏腑病证，对全身各部都有保健作用。属最简单的常用按摩方法。

（2）手摩耳轮法

古代养生学曾提出："以手摩耳轮，不拘遍数，此所谓修其城郭，以补肾气，以防聋聍聆亦治不睡也。"方法是双手握成空拳，以拇食二指，沿耳轮上、下来回按摩，直到耳轮充血发热为止，每日2～3次。

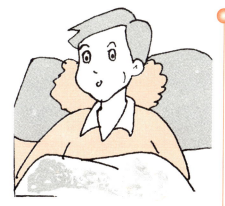

此法可防治各型颈椎病，并有健脑、聪耳、明目、补肾、健身的作用。

163

(3) 全耳背按摩法

将耳郭稍向前折，用双手食指、中指对两耳背进行按摩，先上后下，反复5~10次，至耳背发红、发热。早、晚各1次。

本法可以止痛、健脑、聪耳、补肾、壮骨，对颈肩疼痛及脊髓型、椎动脉型颈椎病有防治作用。

(4) 耳穴按摩法

与上述几种按摩法不同，必须由他人（或对他人）施术，一般采用弹簧压力棒、压痛棒以及自制点压棒或用食指尖点按、掐按、揉按与疾病相关的耳穴。力量由轻到重，以局部产生热胀感、舒适感为佳。施行本法时，应先修剪指甲，以免损伤皮肤。

第二节 拔罐疗法

什么是拔罐疗法

拔罐是以竹、陶瓷、玻璃或是金属制成钝口罐子，利用各种方法排去罐内空气，然后迅速吸附于患处，此时罐子内所产生的负压，可使吸附部位皮下毛细血管处于扩张充血的状态，以改善患处及其周围的血供，达到散瘀除痹的目的。

拔罐疗法所用的罐有哪些种类

罐的种类有竹罐、玻璃罐、瓷罐（陶罐）、金属罐、抽气罐、胶皮罐、电动拔罐治疗仪等。临床比较常用的是竹罐、瓷罐、玻璃罐3种。

拔罐的方法有哪些

拔罐的方法主要有火罐法、水罐法、抽气法、架火法、滴酒法等等。

什么是火罐法

火罐法是利用燃烧时消耗罐中的部分氧气，并借热力使罐内的气体膨胀而排除罐内的部分空气，使罐内产生负压，将罐吸附于治疗部位上。常用的方法有投火法、闪火法等。

火罐疗法有几种方式

（1）闪火法

提前准备好罐子、火柴、95%酒精棉球、止血钳等；根据所拔位置选择大、中、小不同型号罐子备用。患者选择舒适的体位如卧位或坐位。选择肌肉丰厚，没有毛发的平坦部位拔罐，用止血钳夹1~2个95%酒精棉球，点燃后在罐内绕1~2圈退出，迅速将罐子扣在应拔的部位即可吸住。注意切勿将罐口烧热，以免烫伤皮肤。

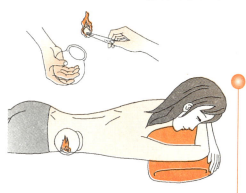

（2）投火法

将易燃纸片点燃后投入罐内，迅速将罐扣在应拔的部位。

（3）贴棉法

将95%酒精棉球1个，贴在罐内壁下1/3处，点燃后迅速扣在应拔的部位。

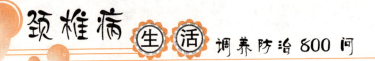

什么是水罐法

取竹罐随一定的药物在锅内煮沸。使用时夹住竹罐的底端，甩去罐内沸水，用湿毛巾紧扪罐口后趁热扣在治疗部位，按压一会后即能吸住。

什么是抽气法

将抽气罐置于治疗部位，用抽气筒与罐嘴相接，抽拉筒产生负压。一般以患者的自我感觉为度，抽气至快要受不住时为止。

如何正确起罐

一手拿住罐稍作倾斜，另一手在倾斜的对侧罐口，用手指将周围皮肤轻轻压下，使罐口与皮肤间形成一空隙，或将抽气罐的进气阀拉起，使空气缓缓进入罐内，罐即自然脱落。若罐口与皮肤有粘连，可轻轻摇晃罐，慢慢除下。在起罐的时候，不要硬拔，否则会损伤皮肤。起罐也不要太快，以免空气快速进入罐内，负压骤减，产生疼痛。

哪些穴位利于防治颈椎病

颈部夹脊穴、压痛点、大椎、肩井、天宗、曲池、手三里、外关穴。

拔罐的种类主要有哪些

拔罐的种类主要有药罐法、针罐法、刺络拔罐法、走罐法、坐罐法等等。

第五章 经络疗法
——长在身体上的"良药"

药罐法是怎么回事

把针对病情需要的药物熬成药汁后注入抽气罐内达到一半的容积，使之先悬附在患处，然后将罐子随着体位侧转，让药液接触患处时迅速抽出空气，操作时应对罐身略为加压，不让罐口周围留空隙，以免空气进入或药物渗出而吸附不住。

针罐法是怎么回事

根据颈椎病类型及疼痛部位，先针刺患者上述穴位，然后选择大小适宜的火罐，再在相应的麻木疼痛部位拔罐，留罐10~15分钟。

刺络拔罐法是怎么回事

用三棱针点刺应拔部位的皮肤出血或用皮肤针叩打后，即行拔罐，以加强刺络放血治疗的作用。

走罐法是怎么回事

患者坐位或俯卧位，在颈部涂上适量的按摩乳油或油膏，选择大小适宜的火罐，用闪火法将罐吸拔于颈部夹脊穴，然后沿着颈部脊柱两旁，做上下来回走罐数次，直至局部皮肤潮红。

坐罐法是怎么回事

即将罐拔在应拔的部位上停留不动。根据吸附力的大小，使局部充血、瘀血。一般需10~15分钟。

颈椎病患者如何拔火罐

【取穴】大椎、肩髃、大杼、颈椎夹脊（奇穴）。

【治法】

每次选用3穴，选用针刺或用皮肤针叩打局部，使皮肤发红并有少许渗血点，然后拔火罐，以拔出少量血迹为度。

颈椎病患者如何拔药罐

【取穴】大椎、肩髃、风门、颈椎夹脊（奇穴）。

【治法】

将竹罐置于煎煮沸的中草药剂锅内，浸泡3分钟后取出并甩净，拔于上述穴位7~8分钟后取下。每日1次，10次为1疗程。

拔罐疗法的注意事项有哪些

1）应选择适当的体位，拔罐过程中不能移动体位，以免火罐脱落打碎。

2）用闪火法拔罐时，应避免酒精滴下烫伤皮肤。

3）用水罐法拔罐时，应甩去罐中的热水，以免烫伤患者的皮肤。

4）用刺络拔罐时，出血量以每次总量不超过10毫升为宜。

5）用针罐时，须避免将针罐压入深处，造成损伤，尤其在胸背部要慎用。

6）坐罐时，注意掌握时间的长短，以免起疱。

7）起罐时，以指腹按压罐旁皮肤，待空气进入罐中，即可取下。切忌用力硬拔。

8）皮肤有过敏、溃疡及大血管部位不宜拔罐。孕妇腹部、腰骶部须慎用。

居家自行拔火罐有哪些小窍门

拔火罐的基本要求是稳、准、轻、快。

用闪罐法操作时,由于对操作的不熟悉,吸拔时通常吸力不够大,需掌握三个要点:一要酒精棉球做得大,尽量用高浓度的酒精,点燃时火烧得旺,吸力就大;二要扣罐快,闪火时罐尽量离治疗部位近一点,减少空气的流入;三在吸拔时罐与皮肤接触的瞬间,紧紧按住罐并稍作旋转,使罐口与皮肤紧密接触,也能减少空气流入。

用投火法操作时,可通过纸条及燃烧的大小来控制吸拔的力度:选取的纸条小或纸条点火后,在未烧旺前,立即投入罐内,吸拔力小;选取的纸条大或纸条点火后,稍待火烧旺后投入罐内,吸拔力大。

哪些颈椎病患者不宜采用拔罐疗法

有血小板减少、血友病、恶性贫血等疾病的患者禁止拔罐。孕妇、月经期、皮肤有过敏、溃疡部位、静脉曲张部位、肌肉痉挛抽搐、水肿部位、外伤骨折部位、血压过高、醉酒、过饥、过劳、过渴、剧烈运动后等都不宜拔罐。

拔罐疗法的时间和疗程是怎样的

进行拔罐治疗的时长一般为 10~20 分钟,每日或隔日 1 次,15 次为 1 疗程。

拔罐时要拔多久

拔罐的松紧应以患者的耐受度为标准,一般取患者的耐受上限为度。当无法把握松紧时，注意观察罐内的皮肤颜色变化，拔罐后罐内肤色立即变紫黑者或由红转黑时松紧即合适。另外，初次接受拔罐的人、小儿和老年人应拔得轻一些。

拔罐后皮肤表面有水和血液是怎么回事

拔罐时吸拔的力量过大或拔罐的时间过长，再加上吸拔时毛孔扩张，组织间隙中的水分甚至混同部分血液就会通过扩张的毛孔中出来。遇此情况，可用干棉球轻轻擦拭，擦去水液和血液。对身体没有任何影响。

拔罐后皮肤为什么会肿起来

拔过罐的地方皮肤一般会凸出一块，这是拔罐后最常见的现象。凸出的"块"不是因为肿胀和瘀血造成，而只是单纯的长时间吸抓造成。一般几小时以后此"块"就会平整，也可在"块"上轻轻揉按几下，加快皮肤平整。

为什么拔罐后皮肤上会有水疱

皮肤拔出水疱可能是因为拔罐的时间太长，大于30分钟，甚至到了1小时以上；也可以是拔罐时吸拔力量太大所致；有时环境温度高，如在炎热的夏天，或在拔罐同时配合红外线长时间照射，也容易拔出水疱；另外，体制虚弱的人或湿邪重的人拔罐之后也易产生水疱。

拔罐后皮肤上出现水疱如何处理

拔罐后出现水疱，一般水疱都很小，只要保持局部的干燥，不需做处理。若水疱不慎弄破，可用干棉球吸干其中水分，防止感染。

处理的时候应该注意，疱未破时不需用针挑破水疱，以防感染；有疱的时候忌食海鱼、虾、蟹等发物和烟酒等辛辣之品；水疱溃破后，创口不沾染生水，保持创口干燥，防止感染是关键。

拔罐后皮肤变黑、变紫是怎么回事

有部分人拔罐的局部皮肤会变紫、变黑。这是负压使局部毛细血管的通透性变化甚至毛细血管破裂，少量血液进入组织间隙，产生瘀血后造成。

为什么说拔罐后皮肤的颜色越深代表病情越重

拔罐是一种良性的刺激，可加速机体对病灶的化瘀作用。由于长期劳损、肌肉痉挛或疼痛都会使局部血液流速变慢，造成血液瘀积，特别是病程越长，病情越重，瘀积也就越重，拔罐时也就越容易使毛细血管破裂，拔罐处皮肤颜色也就越深。因此皮肤颜色变紫、变黑也是病情轻重的表现，颜色越深，代表病情越重，黑色的瘀血产生越多，拔罐的疗效也就越好。

为什么有些人拔罐后觉得皮肤痛且痒

有少部分人拔罐后局部皮肤麻木，甚至发痒或有些轻微疼痛，这些都是由于自身溶血现象造成的。自身溶血时，红细胞受到破坏，在释放出血红蛋白的同时，也会释放出很多刺激物质，对局部产生刺激，而造成痒、痛的感觉。同时，局部血液循环加快，使瘀血吸收和代谢产物的排泄加快，也会有麻、痒的感觉。一般痒痛的感觉不太厉害，几小时后就会消失；也可用热毛巾在此处敷一下，加快瘀血的吸收。

第三节 刮痧疗法

什么是刮痧疗法

刮痧疗法是用刮痧工具，对体表皮肤的特定部位进行连续刮拭的一种良性刺激，使皮下显出一道道痧痕，来达到治疗各种疾病的目的。

刮痧疗法对颈椎病的作用机理是什么

刮痧通过对皮肤的摩擦和对体表软组织的挤压，使血液循环活跃，血液量增加，促进新陈代谢，从而改善局部的功能状态，特别对于伏案工作造成的肩颈疼痛等有很好的治疗效果。

刮痧疗法的刮具如何选择

刮痧需要使用的物品有刮具与介质两种。最常用的刮具是用水牛角制成的，一般把水牛角制成平、弯有棱角又光滑的刮板，这种刮板在市场上可以购买到。没有刮板的时候，也可用牛角梳子背面代替。

每次刮拭前后都应用酒精消毒刮具。其他如瓷汤匙、铜勺柄、边缘光滑的小蚌壳、边缘较厚的光滑的铜板或硬币，边缘光滑、较大的有机玻璃纽扣等都可就地取材作为刮痧用具，但一定要选边缘光滑较厚又无破损的用具，才不会损伤皮肤。

第五章　经络疗法
—— 长在身体上的"良药"

刮痧疗法的介质如何选择

介质能减少刮痧时的阻力，防止皮肤擦伤并增强疗效。常用的介质有冷开水、温开水、麻油、菜油、豆油等，也可以使用专门配制的刮痧活血剂，可以活血化瘀、促进血液循环、扩张毛细血管，不仅具有润滑作用且有辅助治疗作用。每次刮痧前应该用75%的酒精棉球消毒局部皮肤，刮面部、毛发不用介质。

颈椎病患者刮痧时宜选择哪些穴位

颈椎病患者使用刮痧治疗的时候可以选用风池、天柱、肩井、大杼、天宗、膈俞、肾俞、曲池、列缺、合谷等穴位。患者自己在家中进行操作的时候，不能对穴位准确定位，可以选择颈椎两侧的肌肉、肩背部肌肉、手臂外侧的肌肉等进行刮痧治疗，对于有疼痛麻木症状的患者，有不适症状的部位可以适当地增加刮拭次数和时间。

进行刮痧疗法前的准备工作有哪些

刮痧前需要用热毛巾在刮痧部位进行清洁皮肤，然后涂以活络止痛的中药精油，再用刮痧板的平面在涂匀了刮痧油的部位快速摩擦，使局部的肌肤发红、发热后再进行刮痧。

刮痧疗法的具体操作方法是怎样的

1）患者取舒适体位，充分暴露颈肩等施治部位，用温水洗净局部。

2）用刮痧板或边缘光滑的汤匙蘸上刮痧介质在需要刮痧的部位单向重复地刮。

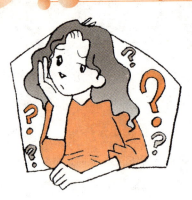

3）刮痧方向一般是自上而下，或由身体中间刮向两侧，或每次都自内向外，不得来回刮动。每次每处刮20下左右，直到皮肤出现深红色斑条为止。

4）每一部位可刮2～4条或4～8条"血痕"。按部位不同"血痕"可刮成直条或弧形。

5）刮痧补泻法。"虚者补之，实者泻之"，在颈椎病刮痧治疗中也要遵循一定的补泻规律。对于实证，可使用一定的泻法，即刮痧按压力度大，速度快，刺激时间短；对于虚证，则要采取一定的补法，即刮痧按压力度小，速度慢，刺激时间长。

刮拭前颈部时的要点是什么

自下而上用面刮法刮前颈正中廉泉穴，用单角刮法轻刮喉结两侧人迎穴、下方天突穴。这一方法同时也保健刮拭了咽喉、甲状腺、器官和食管上端体表投影区。需要注意的是，人迎穴有颈动脉通过，颈侧部多为软组织且皮肤较薄嫩，刮拭时按压力要小，速度宜慢。

刮拭后颈部时的要点是什么

先刮拭颈椎中间督脉部位。刮拭时起点要超过第1颈椎（从哑门穴起），终点要超过第7颈椎（大椎穴下）。再用双角刮法刮拭颈椎两侧膀胱经天柱穴至大杼穴。然后用单角刮法刮拭风池穴至颈跟部。最后以肩井穴为中心点，用面刮法从颈跟部刮至肩部。颈部距离较长，可分两段刮拭。

刮拭胸胁部时的要点是什么

用平刮法沿肋骨走形从内而外刮拭左右胸部肺脏体表投影区，和左侧脾脏、胰腺体表投影区，重点刮拭中府穴、膻中穴、掌门穴。

刮拭上肢经穴时的要点是什么

用面刮法从上而下刮拭肺经尺泽穴、列缺穴、太渊穴、少商穴、大肠经曲池穴。

颈型颈椎病患者宜采用哪种刮痧法

【取穴】风池、颈夹脊、大椎、肩井。

【操作】

患者取坐位，清洁局部皮肤，用刮痧板蘸刮痧介质刮拭上述部位，力度适中，刮至局部皮肤出现瘀点为度，每周2次。

椎动脉型颈椎病患者宜采用哪种刮痧法

【取穴】风池、脾俞、肝俞。

【操作】

患者取俯卧位，清洁局部皮肤，用刮痧板蘸刮痧介质刮拭上述部位，先刮风池，再刮背部，用补法刮痧，即按压力小、速度慢，刮至皮肤潮红为度，每周2次。

交感型颈椎病患者宜采用哪种刮痧法

【取穴】心俞、脾俞、胃俞、足三里。

【操作】

患者取俯卧位,清洁局部皮肤,用刮痧板蘸刮痧介质刮拭上述部位,先刮背俞穴,再刮下肢足三里,按压力度适中,刮至皮肤潮红为度。每周2次。

神经根型颈椎病患者宜采用哪种刮痧法

【取穴】肩井、手阳明大肠经上肢循行线。

【操作】

患者取坐位,清洁局部皮肤,用刮痧板蘸刮痧介质刮拭上述部位,先刮肩井,再刮上肢,用泻法刮痧,即按压力度大、速度快,刮至皮肤潮红为度。每周2次。

脊髓型颈椎病患者宜采用哪种刮痧法

【取穴】背部夹脊、肝俞、肾俞、悬钟。

【操作】

患者取俯卧位,清洁局部皮肤,用刮痧板蘸刮痧介质刮拭上述部位,先刮背部穴,再刮下肢悬钟。用补法刮痧,即按压力度小、速度慢、刺激时间长,刮至皮肤潮红,或以患者耐受为度。每周2次。

运用刮痧疗法治疗颈椎病时要注意什么

1）患者的体位应自然舒适,隔一段时间可适当变换体位以避免疲劳。

2）刮痧手法要求用力均匀,患者感到疼痛不能忍受时应刮轻些,多刮数次,以达到皮下紫黑即可。

3）如果在刮痧的时候患者出现面色发白、冷汗或恶心欲吐等情况,应停止操作,并立即平卧,休息一会儿,可喝热糖水,一般会很快好转。若不好

第五章 经络疗法
—— 长在身体上的"良药"

转，可刮百会、内关、涌泉等穴以急救。

4）刮痧结束患者应该休息片刻，半小时内饮用 1 杯温开水，刮痧后禁食生冷、油腻食物，1 小时内避免用凉水洗澡。

5）刮痧时避免在门窗附近、户外，避免用电风扇与空调。

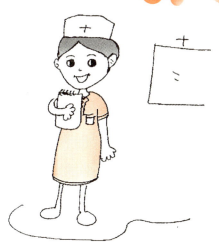

在用刮痧疗法的同时，可根据病情积极配合其他治疗方法，如针灸、推拿、药物等，以增强疗效。

经过正确的刮痧治疗，若病情加重或无效，应去医院进一步检查并治疗。

哪类患者不宜采用刮痧疗法

1）孕者腹、腰、骶部禁刮，妇女乳头禁刮。

2）小儿囟门未合者禁刮。

3）皮肤有感染疮疖、溃疡、瘢痕或有肿瘤的部位禁刮。

4）血小板低下者、病危的人要谨慎刮拭。

患者可以经常刮痧吗

刮痧后可以在皮肤上留下痧斑等反应，而且这些反应会保留一段时间，再在原来的地方进行刮痧治疗，可能会引起疼痛或皮肤损伤。因此在原来刮痧过的部位不能马上再刮，可以等痧斑退掉后再进行操作。有的患者在刮痧后会感到疲劳。对于这些患者，也不能在短时间里连续刮痧。

总的来说，刮痧是可以经常刮的。但每次间隔时间不能太短，应该根据每个患者自己的情况进行选择。

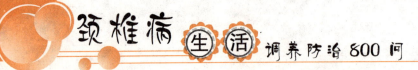

刮痧过程中如何减轻患者的疼痛感

首先可以对介质的使用进行调整。原来用水的，可以考虑使用麻油、豆油、菜油等油类介质；原来用介质比较少的，可以多用一些，以增加润滑的效果；对于比较怕疼的患者，还应该在刮痧的时候，不断加入介质。另外，我们在操作方法上也可以适当地调整，减轻刮的力量、减少刮痧的次数和时间都是可以选择的方法。

什么是"痧象"

刮痧工具作用在人体表面后，皮肤会对这种刺激产生各种各样的反应，发生颜色与形态的变化，这是正常的，我们把这种变化叫做"痧象"。常见的痧象包括体表局部组织肉红、紫红或紫黑色瘀斑、小点状紫红色疹子，同时还常伴有不同程度的热痛感。皮肤的这些变化可持续一至数天。只要刮拭几分钟，凡是有病源的部位，它的表面轻则可见微红或红花点点；重则出现斑块，甚至见青黑色块，触之稍有阻或隆突感。如无病痛，就没有反应，也不会感到疼痛。

从"痧象"中能看出什么

不同的"痧象"，还可以对疾病的诊断、治疗、病程、预后判断方面有一定的临床指导意义。颜色鲜红，呈点状，多为表证，病程短，病情轻；颜色暗红，呈斑片状或瘀块，多为里证，病程长，病情重。随着刮痧的治疗，痧象颜色由暗变红，由斑块变成散点，说明病情在好转，治疗是有效的。一般说来，无病者或属于减肥、美容或保健刮拭者，多无明显痧象。

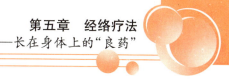

第四节　针灸疗法

针灸疗法的作用机理是什么

通过针灸直接作用于颈椎病患者局部病变疼痛部位，使机体内神经的兴奋与抑制达到相对平衡，能够解除体内异常病变，肿胀也会得以消退，从而使颈椎病疼痛症状得以解除。

临床上常用的针灸疗法有哪些

常用的针灸方法有灸疗、温针疗法、穴位注射及电针疗法。

灸疗有什么作用

一般以艾叶作为施灸的材料，与针刺穴位一样，具有激发经络，达到调节机体各器官组织功能的目的。其治疗颈椎病的原则是强筋活络。

灸疗时如何选择穴位

一般取天柱、大椎、风池、大杼、肩髃、肩井、后溪穴，每日施灸2次，每次3~5壮，可用艾条悬灸。取天柱、大椎穴主要是疏调局部经气，通经活络；取风池、大杼穴为祛风活血止痛；取肩髃、肩井穴主要为通经活络；取后溪穴为通调督脉，活血止痛。

温针疗法的内容是什么

取病变颈椎旁开0.5寸处,左、右交替取穴,配天宗、肩髃、阳池、曲池穴,捻转进针,行平补平泻法,将艾段套在距皮肤约20毫米的针柄上,从其下端点燃,待其自灭。主穴每次2~3壮,配穴1~2壮。每日1次,7次为1个疗程,疗程间歇3日。

穴位注射的内容是什么

用维生素B_1 50毫克,或骨宁注射液和复方丹参注射液2毫升,加10%葡萄糖液5~10毫升,分别取风池穴下方后发际1.5寸处(指同身寸,下同)、颈夹脊穴、大椎穴两侧旁开0.5寸处及阿是穴注射。要根据不同病情和不同用药安排注射时间和疗程。

电针疗法的内容是什么

分别根据颈、肩、上肢的疼痛相应地选取颈夹脊穴、阿是穴及天柱、风池、曲池、外关、大杼、大椎、合谷穴,每次可选择5~6个穴位,针刺得气后,接通电疗仪器,负极连主穴,正极连配穴,以脉冲电流刺激,频率200~250次/分,电流大小以患者舒适为宜。每日1次,每次30分钟,15次为1个疗程,疗程间隔4日。

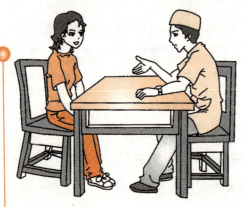

颈型颈椎病针灸的穴位主要有哪些

常用的穴位有：风池、大椎、天柱、玉枕、大杼（以上穴位采用补的手法）；肩井、颈椎夹脊、手三里、合谷、列缺（以上穴位采用泻的手法）。

神经根型颈椎病针灸的穴位主要有哪些

神经根型颈椎病多选取落枕穴、后溪、手三里、尺泽、小海与华佗夹脊穴。以疏通经络、活血化瘀为主。

脊髓型颈椎病针灸的穴位主要有哪些

常用的穴位有：百会、风池、后顶、足三里（以上穴位采用补的手法）；委中、后溪、大椎、涌泉（以上穴位采用泻的手法）。

椎动脉型颈椎病针灸的穴位主要有哪些

常用的穴位有：大椎、风池、大杼、足三里等（以上穴位采用补的手法）；玉枕、丰隆、合谷、颈椎夹脊等（以上穴位采用泻的手法）。

交感神经型颈椎病针灸的穴位主要有哪些

常用穴位有：风府、风池、内关、列缺等（以上穴位采用补的手法）；颈椎夹脊、大椎、后顶、合谷、涌泉等（以上穴位采用泻的手法）。

患者在进行针灸疗法时要注意些什么

1) 为避免晕针,患者在过于饥饿、疲劳,精神过度紧张时,不宜立即针灸;身体瘦弱、气血亏虚的人针灸时,手法不宜过重。

2) 妇女怀孕6个月以下者不宜针刺。

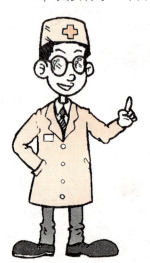

3) 小儿囟门未合者不宜针刺头顶部。

4) 对于尿潴留患者,在针刺少腹部穴位时要注意掌握针刺方向、角度、深度,以免伤及膀胱。

5) 对皮肤有感染、溃疡、瘢痕或肿瘤的局部穴位不宜针刺。

6) 有出血性倾向的患者,如血友病、血小板减少症等不宜针刺。

7) 对胸背部的穴位,要了解其解剖位置,针刺不宜过深,以免发生气胸,对于脊髓、内脏和大血管附近的穴位,应注意针刺角度、方向、深度。

8) 针刺眼区和项背部的风池、风府、哑门等穴及脊椎部的穴位,要掌握一定的角度,不宜大幅度地提插、捻转和长时间地留针,以免伤及脊髓等重要器官。

第六章 生命在于运动
——运动调理除顽疾

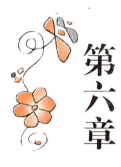

第六章 生命在于运动
——运动调理除顽疾

第一节 上班族让颈椎轻松动起来

电脑族如何做"头后仰"运动来活动颈椎

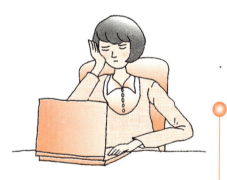

坐在椅面一半的位置上。两腿自然分开，身体坐直。将注意力集中在背部和颈椎上。两手打开放在脑后，十指交叉扣紧。背部和颈椎保持挺直，肩部打开，微收下颌。两手用力推头部，同时头部用力后仰，保持10秒钟，慢慢还原。

电脑族如何做"扶椅背"运动来活动颈椎

坐在椅面靠前的1/3位置上。两腿自然分开，身体坐直。将注意力集中在背部和颈椎上。打开两手手臂，让两手在身体后侧十指交叉。吸气时，两手臂慢慢向上伸直扶至椅背上，呼气时慢慢放下。

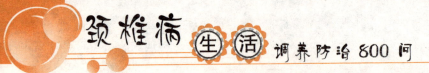

电脑族如何做"耸肩"运动来活动颈椎

1）头要正直，挺胸拔颈，两臂垂直于体侧，两肩同时尽量向上耸起，注意不是缩颈，让颈、肩有胀感。

2）两肩耸起后，停1秒钟，再将两肩用力下沉。一耸一沉为1次，16次为1组。每天早、晚各做3~5组。当然也可随时随地做，一有空就做。但每天累计总数应力求达到100~120次。

"耸肩"就相当于对胸部和肩部的"牵引"，能起到按摩颈椎的作用。这也是最简单的一种物理治疗。耸肩虽然很简单，但是耸肩的动作一定要做得正确规范，且要坚持天天做，才能收到疗效。

电脑族如何做"屈手肘"运动来活动颈椎

坐在椅面靠前的1/3的位置上。两腿自然分开，身体坐直。将注意力集中在背部和颈椎上。右臂屈肘，肘关节弯曲放在脑后，左侧手臂向上伸直，右手搭在左手臂上。伴随呼吸，身体慢慢向左侧弯曲，右手臂要尽量拉紧左手臂，保持5秒钟；慢慢还原。然后，做反方向。

伏案工作者如何运动来活动颈椎

伏案工作每20~30分钟后，抬头伸颈让双眼远视，做几次深呼吸。然后转肩、耸肩、伸懒腰各数次。通过这样的活动后，可以消除双眼的疲劳，振奋大脑，缓解颈椎间隙内的高压，缓解颈、肩部的紧张和疲劳。

对于已经出现颈椎病症状的伏案工作者，更应该加强防范措施，减少工作的时间，在平时的生活习惯中注意合理的姿势，放松心情，合理饮食，进行一定量的颈椎保健操锻炼，并积极配合医生进行治疗，才可以收到比较好的预防和治疗效果。

第六章 生命在于运动
——运动调理除顽疾

长期"坐位"者如何通过击拳来活动颈椎

(1) 斜方击拳
屈肘,双手握拳平腰部,向对侧斜方击出,左右交替各6~8次。

(2) 上方击拳
屈肘,双手握拳平腰部,向上方击出,左右交替各6~8次。

(3) 侧方击拳
屈肘,双手握拳平腰部,向侧方击出,左右交替各6~8次。

长期"坐位"者如何通过肩臂力量锻炼来活动颈椎

(1) 直臂前上举
左右交替各4~8次。

(2) 直臂外展
左右交替各4~8次。

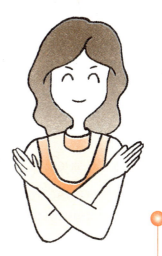

(3) 耸肩后转
双臂垂直,双肩尽量上抬,然后向后旋转8~16次。

(4) 肩臂后展
双肩臂同时向后,要用力,6~8次。

(5) 直臂前后摆动
6~10次。

长期"坐位"者如何通过"动头"来活动颈椎

首先,背部紧靠椅背坐正,挺胸、抬头、收下巴,双手置于头颈,深呼吸,放松颈部,然后将双手用力将头向前方拉,尽量使下巴贴至胸前,直到后颈部或肩胛部有拉扯感为止，停留 10 秒左右后，放松，头恢复正位，再以椅背的上缘为颈部的支撑点，将头缓慢、轻柔地向后伸。

长期"坐位"者如何通过"绕头"来活动颈椎

端坐，全身不动，单头部运动，分别做低头、抬头、左转、右转、前伸、后缩；顺、逆时针环绕动作。每次坚持 5 分钟，动作要轻缓、柔和。或者将两手手指互相交叉，放在颈部后方，来回摩擦颈部，力度要轻柔，连续摩擦 50 次，待颈部发热后，会有很放松和舒适的感觉。

长期"坐位"者如何通过"伸颈"来活动颈椎

双脚分离与肩同宽，两手臂放在身体两侧，指尖垂直向下（坐时两手掌放在两大腿上，掌心向下），眼平视前方，全身放松。活动方法如下：

1）抬头缓慢向上看天，要尽可能把头颈伸长到最大限度，并将胸腹一起向上伸（不能单纯做成抬头运动）。

2）将伸长的颈慢慢向前向下运动，好似公鸡啼叫时的姿势。

3）再缓慢向后向上缩颈。

4）恢复到准备姿势。

注意：第一，每做 1 次（1~4）连续运动约需 1 分钟；第二，向上伸颈和向后缩颈都要挺胸收腹；第三，结合个人不同情况每天可做数遍，每遍可做数次。

办公室一族如何通过"左顾右盼"法来活动颈椎

虽然在狭小的办公区域无法让人充分舒展身体和颈部肌肉，但是对于左右看这个动作还是挺宽敞的。取站位或坐位，上身坐直，左右交替转头，活动颈部。动作要缓慢，每当旋转到最大限度时停顿3~5秒，做10~20次。

办公室一族如何通过调整坐姿来活动颈椎

坐在凳子上，腰背挺直，收腹挺胸。两臂伸向胸前，两手十指交叉，掌心向外，尽量向身体前方伸直，保持10秒，做10~20次。可以伸展肩臂部位，减轻疲劳。

办公室一族如何通过头部侧展来活动颈椎

吸气时头向左展，呼气时头还原；接着，吸气时头向右展，呼气时头部还原。反复做10~15次，有助于改善颈部血液循环，减少颈椎的不适。

办公室一族如何通过做"颈椎操"来活动颈椎

选择一个有靠背的椅子，靠背上缘离肩约10厘米，以便头部运动。平坐于椅子上，面部朝前直视前方，后背靠于椅背上，双腿取自然舒适的姿势，双臂放于身体两侧自然下垂。

1）头先向前向下缓缓移动至可承受的程度后，恢复原位，再缓缓向后向下至可承受的程度后，恢复原位。

2）头向左向下缓缓移动至可承受的程度后，恢复原位，再向右向下缓缓移动至可承受的程度后，恢复原位。

3）头转向右侧至可承受的程度后，向上向左旋转至正中位置，再向左向下至可承受的程度后按原路返回。

每次做5分钟即可。动作不可过快、过猛。

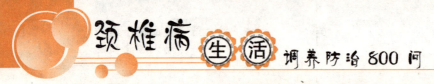

办公室一族如何通过"鸡啄米"来活动颈椎

头部如同乌龟进食或如小鸡啄米一样,慢慢将脖子缩回,尽量将下巴压低,抵住胸口,使两耳低于双肩,然后伸出,然后缩回,如此反复,一张一弛,很快就能使疲劳的颈椎得到及时休息,还有助于预防或减轻颈椎病症状,减轻疼痛。

办公室一族如何做"10点10分操"活动颈椎

身体挺直站立,昂下颚、挺胸、收腹,两腿直立两脚尖朝前。

双手侧平举,像钟表指到9点15分一样,然后两臂向上抬,举到10点10分处,连续做100次。

全身挺拔、双臂像飞鸟的翅膀一样上下扇动,手臂尽量向后"贴",每天做一组。

办公室一族如何做"昂首问天"活动颈椎

双手交叉于头枕部,头用力后仰,双手向前与其对抗,直到颈后部酸痛不可忍受,稍作休息后,再次重复以上动作。

办公室一族如何做"前俯后仰"活动颈椎

自然站立,双目平视,双脚略分开,与肩同宽,双手叉腰。

抬头后仰,同时吸气,双眼望天,停留片刻;然后缓慢向前胸部位低头,同时呼气,双眼看地。做此动作时,闭口,使下颌尽量紧贴前胸,停留片刻后,再上下反复做5次。

第六章 生命在于运动
——运动调理除顽疾

办公室一族如何做"举臂转身"活动颈椎

自然站立，双目平视，双脚略分开，与肩同宽，双臂自然下垂。

举起左臂并尽量伸直，以便拉扯到肩颈部肌肉等软组织。向内叩左手，掌心向下，缓慢抬头，直视手心。

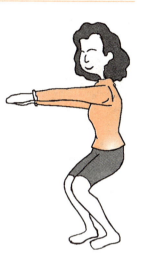

身体缓慢向左转，停留片刻。在转身时，脚跟转动45°，身体重心向前倾。然后身体再向右后侧转。旋转时要慢慢吸气，回转时慢慢呼气。

办公室一族如何做"提肩缩颈"活动颈椎

自然站立，双目平视，双脚略分开，与肩同宽，双臂自然下垂。

慢慢提起双肩的同时，颈部尽量往下缩，停留片刻后，放松双肩，头颈自然伸出，还原自然。

然后再将双肩用力往下沉，头颈部向上拔伸，停留片刻后，放松双肩，并自然呼气。

办公室一族如何做"摇头晃脑"活动颈椎

取坐位，头颈放松，自然呼吸。

顺、逆时针方向交替缓慢旋转头部，转动幅度由小到大。转动20圈左右。此动作类似于古人读书时的摇头晃脑。

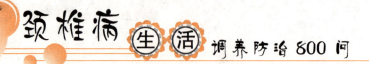

办公室一族如何做"颈臂较力"活动颈椎

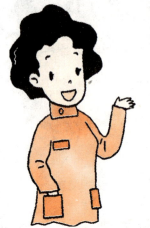

取站位或坐位,双手十指交叉,抱于脑后。双手用力向上托头,使其向前下屈,颈部则用力顶住,不让头轻易向前下屈,但逐渐被压到颈部触及锁骨柄。

然后,将头向后伸,颈部则用力顶住,不让头轻易向后伸,但逐渐让头到达后伸的目的。头颈的"抵抗"动作持续5~10秒。然后反复数次。

动作要领:双手用力压头时,吸气,压到底时,呼气;头部上抬时吸气,抬到位时,呼气。头部屈伸时,身体不要前俯后仰,也不要用力过大过猛。前几次用力要小些,再逐渐加大,以避免颈部扭伤。

第二节 居家巧运动,随心又随意

居家时如何通过"抬臂"动作来活动颈椎

两手自然下垂,吸气时两臂向前向上举起,至最高点后放下,同时呼气。4次为一组。

居家时如何通过"右肩贴右膝"动作来活动颈椎

双腿盘坐,吸气,双臂体后十指交叉,呼气,用右肩去贴右膝,保持自然呼吸6~8次,反方向重复。每天练习3~5次。

第六章 生命在于运动
——运动调理除顽疾

居家时如何通过"斜举臂"动作来活动颈椎

左臂向斜后方上举至最高点,头向左转看到手的位置,再还原。右臂向斜后方上举至最高点,头向右转看到手的位置后还原。左右交替,6~8次为一组。

如何通过轻微按压来舒缓颈椎

用手指在耳后轻轻按压,由上到下,直到按压到锁骨为止。然后慢慢从颈部后进行按压,将手指置于颈部后轻轻按压,一边按摩,一边用手指向下按压,可舒缓颈部周围的僵硬。再将手指放在双肩上并轻压,借此达到放松肌肉、畅通血液与淋巴的循环,并促进体内老旧废物与脂肪的排出的目的。

如何通过伸展运动来放松颈椎

从上方抱住头部,把头斜向扶着头手腕的那一边。身体站直,颈部横向尽可能地伸展。然后颈部左右转动,站直,脸朝向正面。接着慢慢地往左边转动,把视线往后移动,颈部往侧面转到极限。右边也重复同样的动作,舒缓颈部肌肉紧绷,扩大颈部转动区域,感觉颈部肌肉伸展拉长到了极限。

如何通过模仿芭蕾舞姿来美化颈部

双手合十,左右手施力向中心压,双手在胸前合并,手肘不要向下,双手朝中心施力。合并手肘朝向两边,颈部自然向上伸直,胸前自然展开。经由这个扩胸动作,矫正经常驼背的姿势,然后两边上手臂微微张开约一个苹果的宽度,手腕在身体前朝下弯曲,做出自然的弧形。这个动作也有扩胸的效果，颈部尽量往上伸展。再将手臂微微朝下，手腕在肚脐的地方向上弯曲。手肘自然弯曲，指尖向前伸直，做出美丽的圆弧，模仿芭蕾舞者的动作。维持刚刚的圆弧形，把这个圆往头上移动。肩部放松，手腕的位置不要太前面也不要太后面，从颈部到锁骨呈现完美的线条。

如何通过米字操来缓解颈椎疼痛

（1）预备式

双腿分开，与肩同宽，尽量让颈部伸展，下颌略收，双臂放松下垂，肩膀向后微微张开。感觉整个身体充分拉伸，保持5秒钟，然后慢慢放松。注意不要闭眼，目视前方。

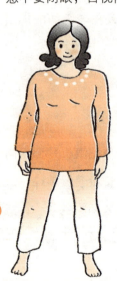

（2）前屈式

自上个姿势缓慢向前屈颈低头，肩膀有向后牵引的趋势，直至颈肩肌肉感到绷紧为止，保持5秒钟，然后缓慢放松回复原位。

（3）后仰式

自预备式缓慢向上仰头，动作一定要慢，而且后仰的角度不能过大，保持5秒钟，缓慢回复。感觉颈部后侧肌肉完全放松，颈部前侧绷紧为止。

（4）左侧式

自预备式，头部转向前侧45°，使右侧颈肩肌肉感到绷紧为止，同时右臂尽力向下伸直，并且转动手臂，使掌心先向前，然后向后，反复3～5次为宜。之后缓慢放松回复。

（5）右侧式

与左侧式方向相反，动作相同。

（6）左斜前屈后仰式

自预备式，头部转向身体前侧45°，缓慢向左下方低头，目视左足尖，保

第六章 生命在于运动
——运动调理除顽疾

持5秒钟,然后将头缓慢抬起,在身体右后侧45°方向向后仰,同时胸部左侧向前挺,保持5秒钟,最后回复原位。

(7) 右斜前屈后仰式

与上一姿势方向相反,动作相同。

颈椎病患者如何通过"金狮摇头"来防治颈椎病

双腿分立与肩同宽,两手叉腰,头颈放松后缓慢做大幅度环转运动,依顺时针和逆时针方向交替进行,各进行8次。

颈椎病患者如何通过"与项力争"来防治颈椎病

双臂屈曲,双手十指交叉抱头后枕部,然后两腿分开与肩同宽。头部用力后仰,两手同时给头部以一定的阻力,重复12次。

颈椎病患者如何通过"回头望月"来防治颈椎病

双腿分开与肩同宽,双臂自然下垂,双腿微曲,左手上举,手掌置于头后,右手背置于腰背后,上体前倾45°,左右旋转,头部旋转后向后上方做望月状,重复8次。

颈椎病患者如何通过"托天按地"来防治颈椎病

双腿并立,两臂自然下垂,右肘屈曲,掌心向上,伸直肘,右掌用力向上托;左肘微曲,左手用力向下按,头后仰,向上看天,左右交替,重复8次。

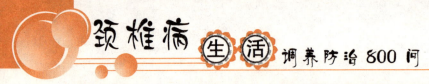

颈椎病患者如何通过"伸颈拔背"来防治颈椎病

两腿分立与肩同宽,双手叉腰,头顶部向上伸如顶球状,每次持续3~5秒,重复12次。

颈椎病患者如何通过"前伸探海"来防治颈椎病

两腿分立与肩同宽,双手叉腰,头颈前伸并向右下方转,双目往前下视。左右交替,重复8次。

颈椎病患者如何通过"站姿小燕飞"来防治颈椎病

呈站立姿势,两肩向后平移,双手平伸,掌心相对或向后,双臂慢慢伸向后上方,如燕子俯冲时的收翅动作;腰部需以腰骶为中心慢慢向前送,从侧面看有点像"挺肚子"。

颈椎病患者如何通过"半姿小燕飞"来防治颈椎病

1)俯卧,面部朝下,双臂以肩关节为端点,慢慢抬起并向与地面平行的位置移动,根据肩关节柔韧性不同,调节幅度大小。

2)随着手臂向上,轻轻抬起上身和头,双肩向后向上收缩。

3)腰骶位置也需要微微收缩。

颈椎病患者如何通过"标准小燕飞"来防治颈椎病

在半姿小燕飞的基础上,两脚轻轻抬起,腰骶部肌肉略收,最终使胸廓的肋骨和整个腹部支撑身体。

第六章　生命在于运动
——运动调理除顽疾

如何通过"自我过伸仰枕法"来防治颈椎病

仰卧，将枕头上缘置于平肩位，使头向后过伸呈仰枕位，坚持30分钟。

将枕头向上移到肩与枕后间隙之间，尽可能使枕头与后项部充分接触，使局部体位舒适，以保证颈椎的生理前屈位。

如何擦玻璃可有效呵护颈椎

单手擦玻璃。身体直立，先由高处向下擦玻璃，将头抬起，不断加大弧度；然后再向两侧擦，颈部随之左右运动；接着，再双手擦玻璃，同样由上向下再向两侧擦。这样，能够很好地锻炼肩肘关节和颈椎。

如何擦地板可有效呵护颈椎

用"一休哥"式的姿势擦地板。两腿跪在地板上，小腿紧贴地面，两脚放平。下颌微收，背部伸直，两手用毛巾向前来回推擦。呼气时向前推，同时将下巴送出；吸气时慢慢收回来。注意控制住身体，不能放松。手臂要伸直，向前推的时候整个脊柱是伸直的，不要抬头，以免压迫到颈椎的神经。也可以采取蹲式，边向前走边推，加大运动量。

搓颈梳头如何治疗颈椎病

搓颈梳头是中国古代许多文人留下来的养生法，著名诗人苏东坡、陆游都有这样的好习惯。头部的神经能联系到人的脑神经，长期有规律地梳头，能让脑部神经保持活跃状态，思维清晰、敏捷，是一种特别适合脑力劳动者的保健法。

1）以手掌沿颈后发际至第七颈椎棘突（大椎穴），自上而下揉搓颈后部

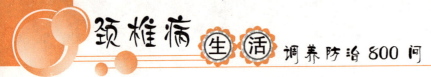

肌肉，这样反复做12次，两手交错各揉搓一遍。

2）再将双手自前额发际开始，至项后发际止，分三路，相当于按经络中阳明、太阳、少阳经的循行路线梳头，这样重复4次。要注意，用梳子按摩最好选用木梳，以黄杨木梳为最佳，梳齿不宜太密也不宜太疏松，适中就可以了。不要用金属或塑料制品的梳子，否则可能会刮伤头皮。

如果没有梳子，也可以临时用手代替，但要注意指甲修剪光滑。

此项按摩可以在早、中、晚梳头时做，每日3次，每次约5分钟，速度应循序渐进，逐渐加快，就会有很好的提神醒脑的效果。

如何通过"点肩外俞穴法"治疗颈椎病

如今上班族大都长年稳坐办公室，一坐就是一天，尤其是电脑一族，除了喝水、上厕所外几乎就一动不动，长年累月下来当然就容易患颈椎僵硬、肩膀酸疼。那么，适当按摩肩外俞穴就是个好办法。它可以使体内血液流畅，活络中枢神经，从而缓解肩膀僵硬、颈椎疼痛，减少耳鸣等病证，而对于男性来说，按摩此穴道还可以治疗精神性阳痿等疾病。

1）首先在背部找到肩外俞穴，它位于背部第一胸椎和第二胸椎空起中间向左右各四指幅的地方。

2）用中指指端按压，力度要取中等，不可过重。

此种疗法一日可做多次，每次约10分钟，但多做不等于乱做，一定要注意首先是找准穴位，对穴下指；其次是按摩穴位的力度要适当，必须要有酸、麻、胀的感觉，才是按到位了，才能达到治疗的效果。

如何借助枕头来运动颈椎

一般情况下，正常人每天睡眠时间是7~8小时，睡眠的过程不仅能让人的精神得到休息，而且也能让身体得到充分的休息，包括人的颈椎。而睡眠

第六章 生命在于运动
——运动调理除顽疾

要起到良好的休息效果，一个好的枕头必不可少。实际上，枕头不仅仅是我们进行高质量睡眠的必要工具，更能够作为一种锻炼工具，让我们的颈椎得到康复。

1）准备好一个枕头，枕头的弹性适中，材质以荞麦皮为佳，形状最好是长柱形，断面直径约15厘米，长度约40厘米。

2）仰卧在床上，把枕头的上缘放在平肩位，头部缓慢地向枕后伸张，呈仰枕位，坚持10分钟左右。

3）将枕头上移，放在肩膀与枕后粗隆之间，尽可能地让枕头与后项充分接触，并感到舒适。

这个借助枕头的锻炼方式，可以帮助你安然入睡，使颈椎在舒适的睡眠中进行自我修复。

驾车时如何做"轻松健颈操"

经常驾车的人，很容易受到颈椎疼痛的侵扰。开车者如果坐姿不当，脊柱的重量弯曲就处于紧张的状态，再加上人们在开车时要注意前面的路况，注意力无疑是高度集中的，即使身体不适，也很难察觉，直到长期保持不良姿势导致疼痛，才会发现自己的颈椎已经出了毛病。此外，还有些人喜欢把驾驶座椅调得很高，低头才能看清前方中部，这样会让颈椎的负担更大。

1）将两手放在颈部后方，十指交叉，来回摩擦颈部，直到颈部皮肤发热。

2）然后将两手放下，让头部先顺时针摇晃1周，然后再逆时针摇晃1周，如此重复10次。

3）稍做休息后，保持上身端正的姿势，挺胸拔颈，两手臂垂直放在体侧。

4）最后把头部尽力向前仰，接着向后仰，前后练习8次，即完成整套健颈操。

耸肩的动作，可以让肩部自身得到活动，又可以用肩部来按摩颈椎，从而达到舒筋活血的目的。但需要注意的是，一定要在时间充足的开车间歇进行锻炼，而不要在开车时做这些运动，以免注意力不集中造成事故。

第三节 外出、娱乐时也要保护颈椎

体育锻炼对于颈椎病的意义

通过体育锻炼来防治疾病和创伤，促进机体康复，恢复劳动力和生活能力，在世界各国都有着较为悠久的历史，而且在疾病的防治和康复中也越来越显示出它的特点和优越性。适当的体育锻炼可改善颈椎椎间关节的功能，增强颈部肌肉、韧带、关节囊等组织的紧张力，加强颈椎的稳定性，改善颈椎的血液循环，矫正不良的身体姿势，长期坚持有助于改善颈椎病的症状，巩固疗效，减少复发，故在颈椎病的防治中，体育锻炼起着重要的作用。

体育锻炼防治颈椎病的特点

颈椎病的体育锻炼简单易学，不受场地、时间的限制，可增强患者战胜疾病的信心，增强头颈部的稳定性，保持头颈部的功能，改善颈背部及四肢无力的症状，延缓退行性病理改变的进一步发展，改善颈部功能和肌肉力量，从而防止颈椎病的反复发作。在做体育康复的各种动作时，要遵循循序渐进的原则，不能操之过急，否则欲速则不达。大量临床实践证明，体育康复方法是安全而行之有效的，如与其他疗法配合得当，就能收到相得益彰的效果。

第六章　生命在于运动
——运动调理除顽疾

体育锻炼时要注意些什么

以体育运动来治疗的运动疗法是最为简单和无副作用的疗法了，但在运动过程中一定要多加注意，量力而为。有的病人收效明显，有的病人得益不多；有的由于过量蛮干，反而导致病情加重。以体育运动来治疗疾病是有其规律和特点的，下面几个问题应引起注意：

1）运动疗法对时间和强度都有要求，时间要求要持续，强度要求循序渐进。重视在运动过程中和运动后的自身感觉，如出现严重呼吸费力、前胸压迫感、头昏眼花、面色苍白等现象，应立即停止运动，尽可能多地卧床休息。

2）掌握运动量，不能操之过急。活动量要由少到多，逐渐增加，适可而止。采用运动疗法，并非一朝一夕就见成效，需要一定的时间才能显现出来。流水不腐，户枢不蠹，生命在于运动，坚持长期锻炼十分重要。

3）合理安排时间。每天以早晨锻炼为好，此时空气新鲜，精力充沛，全身肌肉器官也可得到充分休息，体疗效果较好。不能到室外进行锻炼者，可以在室内或床上随时安排锻炼项目。

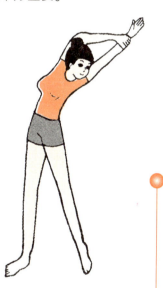

4）餐后1小时进行运动疗法效果更佳，以防出现低血糖。但对于肥胖的患者，早餐前运动有利于减肥。锻炼能使降血糖药物的需要量减少，因此要及时调整剂量。

5）一个人的体疗项目不宜多，一般只选1~2项，坚持不懈，运动必须认真，思想要集中。

6）如果在体疗中发现有以下症状的：食欲差、失眠、体重明显下降、脉搏超过原来的30%，造成这种结果的往往是锻炼过度或者有其他疾病，应该根据自己的身体情况酌减运动量。若情况严重，应去医院检查。

颈椎病患者普拉提练习前的热身如何做

上身挺直坐在地板上，两腿自然弯曲，大腿内侧合起，膝关节部位微微上拱。吸气，两臂向身体前方伸直，微收下颌；呼气的同时将身体慢慢向前卷动，直到两臂与地面平行；再吸气慢慢向回收，直到还原，呼气。重复做5次。可以充分舒展背部和手臂的肌肉。

如何做普拉提练习"俯卧后踢腿"

俯卧在地板上，脸自然朝向一侧，两腿、两脚并拢，手臂放在腰背部，两手掌向上并相扣。吸气。呼气时两腿向上踢，与地面呈90°夹角后放下。重复3次。然后，两手在背部交叠，掌心向上。呼气，将手臂和腿同时向身体后方延伸，使上身仰起约与床面保持45°，保持均匀的呼吸，持续10秒。重复做10次。

如何做普拉提练习"仰卧直颈式"

仰卧在地板上，屈腿。两腿分开与髋关节同宽，两手掌心向下放在身体两侧，肩膀放平在地板上。吸气，将下巴向上送出，眼睛平视。呼气时收下巴，将脊柱和头部贴在地板上。重复做3次。

如何做普拉提练习"游泳式"

俯卧时，两腿伸直并分开与髋关节同宽，两手臂向头顶方向伸直，掌心向下，收起下颌，吸气。呼气时，用腰腹的力量尽量抬起两腿和两臂，吸气。呼气时，慢慢下压同侧的手臂和大腿，另一侧手臂和大腿则是慢慢抬起，做打水状。交换进行，重复做3次。

如何做普拉提练习"肩脊搭桥式"

1）仰卧在地板上，屈腿，两腿分开与髋关节同宽，脚尖向前，上身紧贴地板，两手臂自然放在身体两侧。

2）将肩胛骨向后夹紧，掌心向下，臀部压在手背上，吸气。

3）呼气时，臀部慢慢离开地板，骨盆前倾，肩膀向中间用力，用双肩的力量顶起身体。尽量用胸部贴近下巴，放松臀部和颈椎，达到身体的极限。

4）保持姿势不动，慢慢抬起一条腿向上伸直，注意要勾起脚尖，呼气时慢慢还原。做到极限，重复2次后换腿。

如何做普拉提练习"天鹅翘首式"

俯卧在地板上。两腿伸直分开与髋关节同宽，两手臂自然弯曲，两手手指尖对准肩膀的位置，两臂夹紧背阔肌两侧，调整呼吸。吸气时起身，头部向上顶，手臂放松，臀部向中间夹紧，下巴向上抬起。呼气，还原身体。反复做3次。

如何做普拉提练习"腿臂屈伸式"

1）跪姿，两臂垂直于地面，两手撑地，背部伸直并与地面保持平行，大腿与地面呈90°，两腿打开与髋关节同宽，将脚尖放平。

2）吸气，慢慢前抬右腿、左臂，左手肘关节尽力去触碰右膝关节。

3）呼气，同时将左臂和右腿打开，分别向前、后伸展。左手向身体前方伸直，后腿尽量后蹬，保持3秒钟。

4）换腿练习。

瑜伽练习时要注意什么

(1) 瑜伽适宜空腹练习

练习前2小时内最好不要进食。若感到饥饿可在练习瑜伽前半小时吃些流质食物。练习后休息半小时方可进食，最好吃些新鲜蔬果和豆制品，食用少量肉类，不要暴饮暴食。

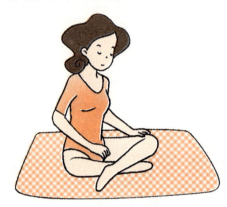

(2) 着装轻松舒适

便于身体伸展、提拉、弯曲。要摘下皮带、首饰、眼镜等物品，赤脚练习，坐、卧、跪在垫子或地毯上完成，不要在光滑的地面上练习，以免扭伤身体。

(3) 量力而行

做到自己的承受极限即可，瑜伽练习重点在过程而不在结果。同时，练习后半小时内不要洗澡，以免寒气入侵，影响效果和健康。

6岁之前儿童最好不要练习瑜伽，否则会对骨骼发育产生一定的影响。

瑜伽的"鱼式"如何做

平躺，吸气时将身体弓起，头部和臀部支撑身体，背部拱成一个孔。呼气时身体缓慢放松，平躺，然后双膝回蜷交叉，手掌在头顶合拢或者双臂相交互握肘关节。这个动作可以把受力点和延展点放在颈椎，同时对腰椎健康很有帮助，还能消除颈部的皱纹。初学者可以把双腿伸直，这样难度就极大地降低了，而且锻炼目标更为明确。

第六章　生命在于运动
——运动调理除顽疾

瑜伽的"猫式"如何做

保持跪姿，双手和双膝作为重力支撑点。吸气时，背部凹下，下巴向上扬起，同时将臀部向上抬起，肩膀向下压，手臂伸直。呼气时拱起背部，让下巴和胸部靠近。

四点着地的猫伸展动作能够有效地锻炼到背部和腹部的肌肉，使脊柱更加灵活。

瑜伽的"眼镜蛇式"如何做

1）俯卧，两腿并拢，两臂自然放在身体两侧，掌心朝上，一边脸颊着地，使全身完全放松。

2）慢慢吸气，用背部的力量把上身逐步抬离地面，两手臂慢慢向前放在肩部下方的地面上，指尖相对。

3）慢慢起身，抬头，眼睛向上看。继续用背部力量带动身体上升，使手臂慢慢伸直，伸展整个身体前侧，上升到自己的极限，感觉到头部向上方和后方的抻拉。保持呼吸，坚持 15 秒钟。

4）呼气，慢慢弯曲手臂还原，还原时，从腰部开始依次放下直到胸贴向地面，重复做 3 次。

瑜伽的"狼式"如何做

双手和足尖作为重力支撑点，腿部尽量伸展。做深呼吸，放松身体。

徐徐吸气，同时，头部轻柔、缓慢地向后仰，使颈部前侧得到充分的拉伸。注意，手臂与地面（或床面）呈垂直状态。这个动作极为貌似一个仰天长啸的"草原狼"。

徐徐吐气，同时，头部慢慢放松恢复到正常位置。稍作休息后，重复上述动作。

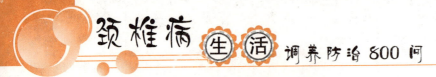

瑜伽的"哈巴狗式"如何做

双腿伸直，尽量分开，上半身向下俯，双手撑地，保持背部伸展。

吸气时，双手垂直伸展，头部向上抬；呼气时，以头顶、肘关节和双脚为重力支撑点，保持腰背伸展。如觉得难度太大，可使腿部略微弯曲。

瑜伽的"鸵鸟式"如何做

双腿分开与肩同宽，俯身，把手放在脚心下面，吸气的时候抬头，呼气的时候缓慢放松。这个姿势可以有效改善颈椎疲劳。

瑜伽的"牛面式"如何做

双腿互相交叉地坐在床或地板上。此时，双膝上下一条直线，双脚分别放于异侧的臀部旁边。

举起左臂，并向后屈臂，从侧面看，尽量使肘关节与头部在一条直线上。同时，右臂后屈，使双手在背后相扣，以便保持背部的挺拔。

放松恢复到正常位置。稍作休息，换手重复上述动作。

瑜伽的"乌龟式"如何做

双膝打开，身体坐直，小腿回蜷至大腿根部；上身前倾，手掌打开，在吸气的时候带动颈椎，下巴上扬。呼气的时候，下颌靠近胸部。这个动作能够加强颈椎的灵活性，对于塑造脖子的线条，消除双下巴也有很大的帮助。

瑜伽的"坐姿半脊柱扭转式"如何做

1）坐姿，脊柱挺直。两腿并拢，两手平放在大腿上。

第六章 生命在于运动
——运动调理除顽疾

2）吸气，弯曲右腿，右腿搭在左大腿跟部，左腿尽量伸直。吸气，呼气时将上身转向左边，右手向前伸，去触碰左脚，左臂尽量收向背部。

3）然后，慢慢将头转向右方，上身保持向左体位不变，眼睛平视。保持呼吸，坚持 15 秒钟。放开右脚，慢慢还原；再做另一侧的练习。重复做 3 次。

瑜伽的"榻式"如何做

1）跪姿，脊柱挺直。两膝微微并拢，两脚打开放在臀部两侧，脚掌心向上。

2）将两手放在两脚掌上，小臂轻贴地面。吸气，呼气时上身慢慢后仰。

3）头顶放在地面上。颈部和胸部向上顶，使背部成拱形，然后将两臂在头前交叉，两手分别握住对侧手肘，并把交叉对握的手臂放到脑后。保持呼吸，坚持 30 秒。

4）吸气，慢慢将头部放平，肩颈部慢慢放到垫子上，深呼吸放松。重复做 3 次。

瑜伽的"燕子飞式"如何做

在床上取俯式卧位，以腹部为支点，双腿并拢。

头颈部尽量抬起上昂。双臂夹紧尽量向后伸展，收缩项背肌和腰背肌。同时，绷腿、绷脚尖，尽量向上翘起。就像燕子飞翔时的动作一样。坚持上述动作 5 秒左右，然后放松。休息几秒后再重复此动作 10～20 次。

瑜伽的"云雀式"如何做

1）跪在垫子上，脊柱挺直，两手自然放在身体两侧。小腿紧贴地面，臀部坐在脚后跟上。

2）两手轻轻扶地放在身体两侧，左腿保持原来姿势，右腿向后伸出并尽量伸直，左脚跟向会阴处贴近。吸气，两臂侧平举，感觉力量延伸到手指尖。

3）呼气时，挺胸，双臂向身体后方平行伸展。吸气，上半身及头部慢慢向后仰，颈部尽量拉长，使双臂保持与肩相同的高度并向后继续延展至极限。保持10秒，做深呼吸。慢慢还原，换另一侧练习。重复做3次。

练习太极对于颈椎病有什么积极作用

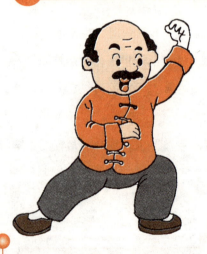

由于太极拳的招式中非常重视站姿和手、眼、头、颈、四肢的配合和协调，故经常练太极拳，不仅对肢体的柔韧性有很好的锻炼，而且也使脊椎（包括颈椎）经常处于活动状态，有助于保持骨关节系统的柔韧与健康，预防骨质变性、关节僵硬，甚至还能使受损的脊柱和肌腱、韧带逐渐恢复弹性。

颈椎病患者如何练习太极

自然直立，双脚分开，与肩同宽，双臂自然放于身体两侧。双臂慢慢向前、向上抬起（同时深吸气），伸直手臂，掌心向前。然后双臂慢慢向腹部下移（同时吐气，注意不要屈臂），待与肩同高时，开始双腿马步下蹲，手臂再暗劲向前推一下。

第六章 生命在于运动
——运动调理除顽疾

什么是颈椎病的五步疗法

颈椎病是一个慢性病,体育运动对其治疗有很大的帮助,同时又无任何副作用。我们总结了"五步疗法",介绍如下(关键操作应由专业人员完成)。

第一步:以颈棘上韧带为中轴线,自上项线向下及两侧,寻找压痛敏感点(阿是穴)和皮下结节为治疗点,并予以标记;亦可依据 X 线片,在颈椎体后缘骨质增生部位,以椎体棘突间旁开 1.5 厘米处为进针点,做好标记,一般一次选择 1~2 点。

第二步:病人反坐在椅子上,双手上下交叉放在椅背上,前额靠在手背上,项背部充分暴露。常规消毒局部皮肤,将配好的镇痛液(1%~2%利多卡因 2~5 毫升加维生素 B_{12} 注射液 500 微克、地塞米松 0.5~1 微克),局部皮下及深层注射。

第三步:医者戴无菌手套,左手拇指切压治疗点皮肤。右手持微型针刀,刀口线与肌纤维、血管、神经走行相平行,先压于皮肤上,逐渐用力,当手下有坚硬感时,用力迅速刺入到达治疗部位,先纵行剥离,有松动感后,再横行剥离 2 下,出针刀。创口盖以无菌纱布,用胶布固定 3 日。

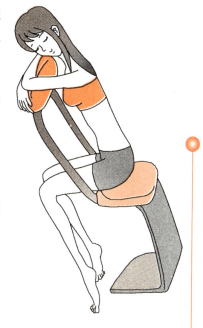

第四步:医者以拇指按、压、揉、拔、推等手法对局部推拿 5 分钟,再协助患者用力将头前屈、后伸,达到极限时停顿 5 秒。随后行头颈部拔伸。医者站在患者背后,双手分别在患者颈项两侧,拇指顶在风池穴上,其余四指托住两侧下颌下方,两前臂尺侧压在患者双肩上,两手用力向上,两前臂下压,做相反方向用力拔伸颈椎,同时缓慢左右转动患者的头 3~5 次,然后再前后左右摆动 5 次。对有关节错位的患者，要用手法整复；对椎间关节失稳的患者，手法要轻缓。

第五步：教给患者颈部医疗体操，嘱其自行坚持锻炼，每日 2 次，每次 20 分钟。如一次治疗不愈者，5~7 天后再进行下一次治疗，3 次为 1 疗程。

五步疗法治疗颈椎病有哪些优势

1）治疗时间短，一次治疗只需几分钟，5~7 天 1 次，1 个疗程 3 次，患者避免了天天就医的烦琐。

2）痛苦少，该疗法主要为物理疗法，基本无毒副作用，配合镇痛液，多数患者无痛苦感。

3）见效快，多数患者一次即可明显见效，甚至治愈。

4）疗效好，可以根治，复发率低。本疗法可直接将粘连的组织分解，改善局部血液循环，促进钙化组织的吸收，消除炎症和水肿，使脊髓、神经、血管免受病理产物的刺激，从而彻底康复。

徒手体操对颈椎病患者的益处有哪些

徒手体操也是体操的一种，是不需要任何器具就能完成、简单易学、对身体有很大帮助的体操。它包括由身体不同姿势和身体各环节的各种不同类型动作所组成的单个、单节和成套动作。徒手体操具有形式简便，动作多变，不受场地、器材设备和气候等条件的限制，适合于不同对象练习和运动量易于调节等特点。

经常练习徒手体操，可以提高内脏器官系统的功能，发展动作的协调能力，培养人体的正确姿势和美感，促进人体的正常发育和全面发展，达到增强体质、增进健康的目的。

根据练习的方式，徒手体操可分为单人动作、双人动作和集体动作等。

第六章 生命在于运动
——运动调理除顽疾

练习徒手体操应注意以下几点：

1）徒手体操动作的各种形式可以通过身体姿势的变化而改变。

2）由于徒手体操动作的方向不同，练习所产生的效果也不同，为了全面地锻炼身体，选择动作时，要考虑到各个方向。

3）调节运动量的一个方法是选择不同幅度的动作。

4）改变动作的频率，可以增大或减小肌肉工作的强度。

5）动作速度的改变，可以影响肌肉工作的负担量。

6）通过动作节奏强弱、用力和放松的交替，不仅可以使协调性和韵律感得到提高，而且有利于掌握动作，如果失去了节奏，呼吸也会发生紊乱，使动作变得失调。

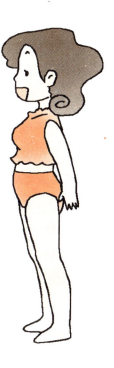

为什么说游泳有助于防治颈椎病

游泳最有益于颈椎健康，因为游泳的时候头部总是向上抬起，颈部和腰部的肌肉都得到锻炼，而且人在水中受浮力之托，不会对肌肉和关节造成任何的损伤，算得上是比较惬意的锻炼颈椎的方式。

放风筝有益于颈椎健康吗

放风筝对颈椎也是一种锻炼。因为放风筝者必须抬头挺胸、仰首远望，时而左顾右盼，时而牵线奔跑，尤其是颈椎有频繁的后伸和左、右旋转运动。通过运动能保持整个脊柱（包括颈椎）旁边肌肉的张力，使这些肌肉得到锻炼，而且能保持脊柱各种韧带的弹性，还使脊柱各节段之间的关节（医学上称为椎间关节）保持灵活性，有利于增强骨质新陈代谢，增强颈椎、脊柱的代偿功能，既不损伤脊椎骨，又可预防脊椎骨和韧带的退化。

椎动脉供血不足者在放风筝时要注意些什么

椎动脉供血不足者在参与此项运动时，应尽量避免突然转头，以防脑血管突然收缩。同时，应根据自己的身体状况，调节参与运动的时间长短。再有，对于患有呼吸系统疾病和心血管疾病的运动者来说，不宜在喧闹的活动场地长时间进行放风筝运动。

为什么说经常打羽毛球可缓解颈椎病疼痛

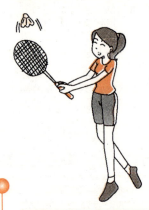

人在打羽毛球的过程中，头部会随着羽毛球的运动做前屈、后伸、左转、右转等放松性运动，不仅活跃颈椎区域血液循环、消除瘀血水肿，同时牵伸颈部韧带，放松痉挛肌肉，能有效增强颈部肌肉，增强其对疲劳的耐受能力，改善颈椎的稳定性。

为什么说骑山地车可防治颈椎病

骑山地车能防治颈椎病与山地车车架的特殊构造有着密切的联系。由于山地车车座和操作控制梁的角度是在77°~74°左右，通常情况下，人们在72°的倾斜角时，才会感觉骑起来很舒适。这种状态下，人们的双手握在车把上，上身呈前倾势，为了看清前方的路，头一般都会向上仰起。

这样的姿势，一方面使得头肩颈部，乃至背部的肌肉被拉伸，有助于缓解肌肉紧张。肌肉一旦放松，便能有效促进周身的血液循环，惠及头颈。另

第六章　生命在于运动
——运动调理除顽疾

一方面，头部向上仰起的骑车姿势，正好可以与"埋头屈颈"的动作相对抗，因此能起到反向治疗的作用。

为什么说抛沙包可以缓解颈肩痛

因为抛沙包可以从不同方向、不同高度重复做抛接动作，并可使身体在运动过程中得到协调和控制，从而使手、臂、腰、腹、腿等各部位得到综合性的锻炼，非常适合老年人。

此运动非常简单，而且效果不错，患者可以制作几个大沙包，每个沙包大约100克。找一点碎石子，洗净，晾干。再找几块厚实的布，比如孩子们穿旧了的牛仔裤，裁好后做成小袋。

抛沙包锻炼不受人数限制，可以一人在原地练习，也可两个人或三个人一起玩。没有一定规范，一般可根据自身条件自行设计几套适合自己的方法随意练习。

老人经常和孩子一起游戏，不仅能预防颈椎病，而且还有助于保持年轻的心态，对身心健康都是非常有利的。

如何做"哑铃体操"防治颈椎病

（1）屈肘扩胸

两腿分立肩宽，两手哑铃自然下垂，两臂平肩屈肘，同时向后扩胸，反复12～16次。

（2）斜方出击

两腿分立与肩宽，两手持哑铃屈肘置于胸两侧，上体稍向左移，右手向左前斜方出击，左右交替，各反复6～8次。

（3）侧方出击

两腿分立与肩宽，两手持哑铃屈肘置于胸两侧，左手持哑铃向右侧方出击，左右交替，各反复 6~8 次。

(4) 上方出击

两腿分立与肩宽，两手持哑铃屈肘置于胸两侧，右手持哑铃向上方出击，左右交替，各反复 6~8 次。

(5) 伸臂外展

两腿分立与肩宽，双手持哑铃下垂，右上肢伸直由前向上举，左右交替重复 6~8 次。

(6) 耸肩后旋

两腿分立与肩宽，两手持哑铃下垂，两臂伸直向下，两肩用力向上耸起，两肩向后旋并放下，反复进行 12~16 次。

(7) 两肩后张扩胸后伸

两腿分立与肩宽，两手持哑铃下垂，两肩伸直外旋，两肩后张，同时扩胸，反复 12~16 次。

(8) 直臂前后摆动

两腿前后分立，两手持哑铃下垂，左右上肢伸直同时前后交替摆动，重复 6~8 次，两腿互换站定位置，同时摆动 6~8 次。

(9) 头侧屈转

两腿分立与肩宽，两手持哑铃下垂，头颈部向左屈曲，达最大范围，再向右侧旋转到最大范围，左右交替，反复 6~8 次。

(10) 头前屈后仰

两腿分立与肩宽，两手持哑铃下垂，头颈部前屈，尽可能达最大范围；头颈部向后仰达最大范围，重复 6~8 次。

(11) 头部旋转

两腿分立与肩宽，两手持哑铃下垂。头颈部沿顺时针方向旋转一圈，再向逆时针方向旋转一圈，重复 6~8 次。

第六章 生命在于运动
——运动调理除顽疾

做"哑铃体操"时要注意些什么

1）手持哑铃的重量可依个人体力情况予以选择，各节动作的重复次数亦可以根据患者情况予以加减。

2）完成各节动作时，动作要尽量准确。

3）第10节至第11节的头颈部运动要针对活动障碍的方向反复做适应性加大范围的练习。

4）对某些动作如头部侧转和旋转运动易引起椎动脉型患者眩晕症状加重者，可暂时先不做，待症状缓解后，再增加上述动作以加强锻炼。

乘地铁时如何做颈部保健操

第一步，坐直或伸直身体，两肩尽量向后用力，让背肌收紧，保持5秒钟，然后放松。做10~20次。

第二步，维持上述预备姿势不变，在挺胸收腹的同时将下颌向下靠近身体，保持1秒钟。再将头向后仰，保持5秒钟后放松。

第三步，颈部用力，把头向左侧扭，扭到最大角度时保持5秒钟。然后，再向右侧扭，再保持5秒钟。做10~20次。

自驾车等红绿灯时如何忙里偷闲呵护颈椎

(1) 坐姿肩屈伸

坐姿，面向前方，上身挺直，两肩自然下垂，吸气时向上提耸肩膀，呼气时沉肩，重复10次。

(2) 坐姿肩伸展

坐姿，面向前方，上身挺直，肩膀自然下垂，吸气时肩膀向后打开，呼气时肩膀向前含胸，重复10次。

哪些颈椎病患者不宜做运动

1）发热38℃以上。

2）静息时脉搏每分钟超过100次。

3）舒张压大于120毫米汞柱，并有自觉症状；收缩压低于100毫米汞柱，并有自觉症状。

4）严重心律失常。

5）体质特别虚弱。

6）心功能不全，有心源性哮喘、全身水肿、呼吸困难、胸腹水。

7）近期（10日内）有心肌损害发作。

8）静息时有心绞痛发生。

第七章 药物疗法
——中西合璧好得快

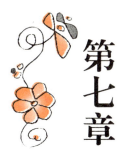

第一节 颈椎病患者中药疗法

哪些颈椎病患者适宜中药治疗

颈型、神经根型、椎动脉型、脊髓型及交感神经型颈椎病的患者都可以选用中草药治疗。中草药治疗一般适用于慢性发展的、病程较长的、伴有其他中草药治疗的适应证的及身体虚弱不适合手术的患者。

颈椎手术后的患者也可以使用中草药治疗以促进伤口愈合、体质恢复。

为什么说服中药时不能喝茶

服中药时不能喝浓茶，因为茶叶里含有鞣酸，与中药同服时会影响人体对中药中有效成分的吸收，减低疗效。

为什么说服中药时不能吃萝卜

服用中药时不宜吃萝卜（服理气化痰药除外），因萝卜有消食、破气等功效,特别是服用人参等滋补类中药时,吃萝卜会降低补药的效果,影响药物的补益作用。

为什么说服中药煎剂或丸药时忌生、冷、油腻

服中药煎剂及丸药时,宜忌生、冷、油腻。因为生、冷类食物会刺激胃肠,影响胃肠对药物的吸收,油腻食物不易消化和吸收,而且油腻食物与药物混合,更能阻碍胃肠对药物有效成分的吸收,从而降低疗效。

患者常用的活血化瘀药有哪些

常用的活血化瘀药有三棱、莪术、红花、苏木、姜黄、赤芍、丹皮、乳香、没药、当归及黄酒等。

活血化瘀药对颈椎病患者有什么作用

活血化瘀药具有活血散痹、消肿止痛的作用。临床经常应用于骨折及软组织损伤,局部肿痛,关节疼痛及肢体活动功能障碍等疾病。各型颈椎病患者均可以使用这类中药。

患者常用的祛风通络药有哪些

常用的祛风通络药有桑枝、桑寄生、透骨草、五加皮、威灵仙、海桐皮、桑枝、鸡血藤、路路通、寻骨风、络石藤等。

祛风通络药对颈椎病患者有什么作用

祛风通络药具有祛风除湿、通络止痛等功效。临床可以应用于风湿性和

类风湿性关节炎、关节肿痛、肢体活动障碍、各种软组织损伤、皮肤瘙痒、湿疹等疾病。颈椎病也是适应证。

患者常用的解表散风药有哪些

常用的解表散风药有葛根、桂枝、防风、羌活、荆芥、白芷等。

解表散风药对颈椎病有什么作用

解表散风药具有疏通腠理、发散表邪的作用。临床上多应用于一些急性及表浅的疾病。软组织损伤、关节疼痛、肢体功能障碍以及皮肤病等都可以使用。颈椎病疼痛急性发作时可以使用这类药物。

患者常用的理气止痛药有哪些

常用的理气药有陈皮、青皮、松节、佛手、川楝子等。

理气止痛药对颈椎病有哪些作用

中医认为,不通则痛,通则不痛。颈椎病多有疼痛,有时就是气血不通所致。使用理气药可以使局部气血流通,从而缓解疼痛。

患者常用的补虚药有哪些

常用的补虚药有黄芪、党参、苁蓉、补骨脂、地黄、芍药等。

补虚药对颈椎病有哪些作用

颈椎病患者有很多是由于肝肾亏虚、气血不足所致,所以补肝肾气血的药物经常被使用在颈椎病患者的治疗上。颈椎病手术后的患者使用的也有不少是这类药。

寒湿阻络型颈椎病有哪些表现

头疼或后枕部疼痛或头疼牵涉至上背痛,肌肤冷湿,颈僵,一侧或两侧肩臂及手指酸胀痛。舌淡红,苔薄白,脉细弦。

寒湿阻络型颈椎病如何用中药治疗

姜半夏6克,陈皮10克,茯苓12克,炙甘草10克。
水煎服。可理气化痰,通经活络。

气血两虚夹瘀型颈椎病有哪些表现

头晕,视物模糊,身软乏力,颈部酸痛,双肩疼痛。舌淡红或淡胖,苔薄白而润,脉沉细无力。

气血两虚夹瘀型颈椎病如何用中药治疗

独活、桑寄生、防风、桂枝、当归、川芎、地黄、牛膝各15克,秦艽、炙甘草各10克,细辛3克,白芍、杜仲、茯苓各12克,党参20克。
水煎服。可滋补肝肾,益气活血。

第七章 药物疗法
——中西合璧好得快

脾肾阳虚夹瘀型颈椎病有哪些表现

四肢不完全瘫痪（硬瘫或软瘫），大小便失禁，畏寒喜暖。舌淡红，苔薄白或微腻，脉沉细弱。

脾肾阳虚夹瘀型颈椎病如何用中药治疗

鹿角片、鹿角胶各10克，仙灵脾30克，生地黄、熟地黄、肉苁蓉、牛膝、川芎、葛根各10克，骨碎补、赤白芍、木瓜、杜仲各15克，泽泻20克，茯苓12克。水泛为丸，每服6克，每日3次。可补肾健脾，温经和阳，强筋健骨。

颈椎病患者需要长期服用中药吗

中医药的治疗是一个全身调理的过程，所以颈椎病患者病程长的，一般需要服用中药较长时间。脊髓型、眩晕型和交感神经型颈椎病多需要服药半个月以上。有些颈椎病患者疼痛或麻木症状急性发作，就可以使用一些对证的药物，在比较短的时间里使患者的痛苦得到缓解。当然，在急性症状好转后，也是可以继续服用一段时间的中药，治疗病根并防止疾病再发作。

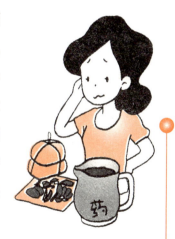

鹿茸对缓解颈椎病病情有帮助吗

中药治疗颈椎病在骨伤科中占有较重要的地位，临床常用具有补益肝肾、健脾和胃、补气养血、活血化瘀、祛风除湿、温经散寒、舒筋活络、通利关节、强筋壮骨、补肾壮阳等作用的中药。

【性味归经】甘、咸，温，入肝、肾经。

【主要功效】补肾阳，益精血，强筋健骨。

【临床应用】肾虚精亏，颈腰筋骨痿软。

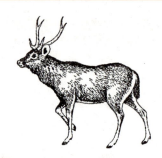

胡桃仁对缓解颈椎病病情有帮助吗

【性味归经】甘、温，入肾、肺、大肠经。

【主要功效】补肾益精，温肺定喘，润肠通便。

【临床应用】肾虚精亏，腰足痿软，肺肾虚喘咳嗽。

【用法用量】10～30克，煎汤服。

【附注】阴虚火旺，痰火咳嗽，便溏忌用。

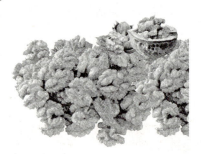

肉苁蓉对缓解颈椎病病情有帮助吗

【性味归经】甘、咸，温，入肾、大肠经。

【主要功效】补肾阳，益精血，润肠通便。

【临床应用】肝肾不足，筋骨痿弱，肠燥便秘。

【用法用量】10～20克，水煎服。

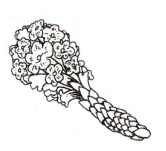

杜仲对缓解颈椎病病情有帮助吗

【性味归经】甘，温，入肝、肾经。

【主要功效】补肝肾，强筋骨，安胎。

【临床应用】肝肾不足，腰膝酸痛，下肢痿软，胎动。

【用法用量】10～15克，水煎服。

【附注】阴虚火旺者慎用。

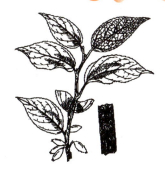

山茱萸对缓解颈椎病病情有帮助吗

【性味归经】甘、酸，微温，入肝、肾经。

【主要功效】补益肝肾，收敛固涩。

【临床应用】肝肾两虚，腰膝痿软，头昏，耳鸣，阳气虚衰，遗精。

【用法用量】6～30克，水煎服。

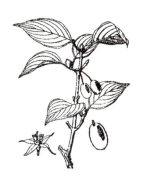

人参对缓解颈椎病病情有帮助吗

【性味归经】甘、微苦，温，入脾、肺经。

【主要功效】大补元气，补脾益肺，生津安神，回阳救逆。

【临床应用】元气衰微，体虚欲脱，气息微弱。

【用法用量】5～10克，水煎服。

【附注】实证、热证忌服，不宜与藜芦同用。

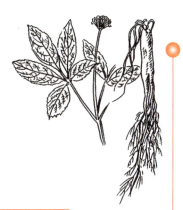

颈椎病患者如何服用中成药"骨刺片"

【主要成分】熟地黄、淫羊藿、骨碎补、威灵仙、鹿衔草、莱菔子、枸杞子、黄精、独活。

【功能主治】补精壮髓，强筋健骨，通络止痛。用于颈椎病等各种骨质增生症。

【用法用量】每次5片，日服3次。感冒发热时忌服。

颈椎病患者如何服用中成药"天麻丸（胶囊）"

【主要成分】天麻、牛膝、杜仲、当归、羌活、独活、生地。

【功能主治】祛风除湿，舒筋活络，活血止痛。用于肢体拘挛、手足麻木、颈肩腰腿酸痛等。

【用法用量】每次5粒，每日2~3次。孕妇慎服。

颈椎病患者如何服用中成药"伸筋丹胶囊"

【主要成分】地龙、制马钱子、红花、乳香（醋炒）、防己、没药（醋炒）、香加皮、骨碎补（砂烫）。

【功能主治】具有舒筋通络、活血化瘀的作用。

【用法用量】每次5粒，每天3次，饭后口服。

颈椎病患者如何服用中成药"愈风宁心片"

【主要成分】葛根。

【功能主治】具有解痉止痛、增强脑及冠脉血流量的作用，能缓解颈椎病的颈项疼痛，同时合并高血压头晕及冠心病时选用本药更好。

【用法用量】每次5片，每天3次，口服。

第七章 药物疗法
——中西合璧好得快

颈椎病患者如何服用中成药"骨刺消痛液"

【主要成分】川乌、木瓜、威灵仙、乌梅、牛膝、桂枝。

【功能主治】祛风通络,活血止痛。用于颈椎、腰椎、四肢关节骨质增生引起的酸胀、麻木、疼痛、活动受限,对类风湿也有效。

【用法用量】每次10~15毫升,每日2次,加水稀释后服。

颈椎病患者如何服用中成药"健步壮骨丸"

【主要成分】狗骨、木瓜、枸杞、牛膝、人参、龟板、当归、杜仲、附子、羌活、补骨脂。

【功能主治】祛风散寒,除湿通络。用于四肢疼痛、筋骨痿软、腰酸腿痛、肾寒湿重等。对于脊髓型颈椎病效果较好。

【用法用量】每服1丸,每日2次。

颈椎病患者如何服用中成药"抗骨增生片"

【主要成分】熟地、苁蓉、骨碎补、鸡血藤、淫羊藿、莱菔子。

【功能主治】补肝肾,强筋骨,活血利气止痛。用于颈椎病、增生性脊椎炎等骨质增生症。

【用法用量】每服2片,每日2次。孕妇忌服。

颈椎病患者如何服用中成药"六味地黄丸"

【主要成分】熟地、淮山药、山萸肉、丹皮、泽泻、茯苓。

【功能主治】滋补肝肾。用于腰痛足酸,虚热咳嗽,头晕耳鸣,憔悴消瘦。

【用法用量】每服1丸,每日2次,温开水送服。

颈椎病患者如何服用中成药"跌打丸"

【主要成分】当归、川芎、土鳖虫、血竭、没药、麻黄、自然铜、乳香、麝香、马钱子等。

【功能主治】活血散瘀，消肿止痛。

【用法用量】每次1丸，每日2次，黄酒或温开水送服。

颈椎病患者如何服用中成药"天麻丸"

【主要成分】天麻、羌活、独活、杜仲、牛膝等。

【功能主治】养血祛风，活血通络，舒筋止痛。

【用法用量】水蜜丸每次6克；大蜜丸每次1丸，每天2～3次。

颈椎病患者如何服用中成药"木瓜丸"

【主要成分】木瓜、牛膝、当归、川芎、白芷、威灵仙、海风藤、川乌、草乌等。

【功能主治】祛风散寒，活络止痛。

【用法用量】口服，每次30丸，每天2次。

颈椎病患者如何服用中成药"祛风舒筋丸"

【主要成分】防风、桂枝、麻黄、威灵仙、制川乌、木瓜等。

【功能主治】祛风散寒，舒筋活络。

【用法用量】口服，每次1丸，每日2次。

第七章 药物疗法
——中西合璧好得快

颈椎病患者如何服用中成药"独活寄生丸"

【主要成分】独活、寄生、杜仲、牛膝、秦艽、茯苓、肉桂、防风、党参、当归、川芎、甘草、白芍、熟地黄、细辛。

【功能主治】祛风湿,散寒邪,养肝肾,补气血,止痹痛。

【用法用量】每次1丸,每日2次。

颈椎病患者如何服用中成药"骨仙片"

【主要成分】熟地、女贞子、枸杞、乌豆、骨碎补、菟丝子、仙茅、防己、牛膝等。

【功能主治】填精益髓,壮腰健肾,强壮筋骨,舒筋活络,养血止痛。

【用法用量】每次4~6片,每日3次。

颈椎病患者如何服用中成药"脊痛汤"

【主要成分】葛根30克,黄芪60克,猪苓、泽泻、鸡血藤、延胡索各20克,当归、川芎、杜仲、三棱、莪术各15克,白芍25克,车前子10克。

【功能主治】益气活血,利水消肿。

【用法用量】水煎,每天1剂,口服2~3次。10天为1个疗程。

颈椎病患者如何服用中成药"加味葛根汤"

【主要成分】葛根12克,桂枝、白芷各9克,白芍20克,全蝎、麻黄各6克,生姜7片。

【功能主治】活血舒筋,消肿止痛。

【用法用量】水煎服,每天1剂,15天为1个疗程。

颈椎病患者如何服用中成药"黄芪桂枝五物汤"

【主要成分】黄芪50克,丹参30克,桂枝、川芎、羌活、姜黄各10克,全蝎1.5克(冲),大枣5枚。

【功能主治】活血行气,通络止痛。

【用法用量】每天1剂,水煎2次,分2次早、晚温服。10天为1个疗程。

颈椎病患者进行外用疗法时要注意什么

首先,要根据不同的病期选择不同的剂型。相同的药物有不同的剂型,如糊剂、粉剂、洗剂、溶液、软膏、乳剂和酊剂等。不同的剂型有不同的适应证。

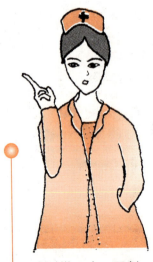

一般急性期局部有红肿、水疱、糜烂时,多选用溶液湿敷,可起到消炎作用;有渗液者,先用溶液湿敷,后用油剂;皮损处于亚急性期时,红肿、渗液较少,可酌情选用粉剂、糊剂和洗剂,以发挥其消炎、止痒、收敛、保护的作用;慢性期,多用软膏和乳剂,它们穿透力强,作用持久,且有润滑及护肤作用。

此外,用药时间和次数也有讲究。药水和洗剂,易挥发而降低疗效。用药次数相对要多一些,一般每3小时搽1次;酊剂、软膏作用持久,每天早晚各用1次即可。

贴敷疗法对颈椎病的作用机制是什么

不论外贴硬膏剂、软膏剂或软膏,中医认为均具有活血、消肿、消炎、

第七章 药物疗法
——中西合璧好得快

止痛、舒筋、通络、温经、散寒、祛风、除湿的作用。近代研究表明，颈椎病的外贴疗法可使局部血管扩张，血液循环加速，从而改善颈部组织的营养而达到消炎退肿的功效；膏药及软膏敷贴在颈椎处，可使局部产生较高的药物浓度，不仅可作用于颈部组织，还可通过局部血管及淋巴管进入人体循环而产生全身性的药理作用；颈椎及其软组织损伤后通过膏药或软膏的贴敷，可减轻损伤局部的炎症性反应，促使上皮细胞的生长和组织修复。

什么是颈椎病的热敷疗法

热敷法是将一发热物体敷于人体某一部位而进行治疗的方法，具有解毒消肿，驱散寒邪、湿邪，减轻疼痛，消除疲劳的功效。该疗法借助于热力或药力，通过皮肤作用于机体，以驱邪扶正，调和经脉，流畅气血，而治疗疾病。

热敷疗法有哪些种类

（1）药包热敷法

将选好的药物在砂锅内或锅煮热，用布包裹，敷于患病部位或穴位。每次热敷时间不宜超过30分钟，每日2次。

（2）药饼热敷法

将药物研极末，加入适量面粉做成饼状，或蒸或烙；或者是用面粉蒸饼，将药物细末撒于热饼上。将药饼敷于患病部位或穴位，凉后即换。

（3）药末热敷法

将选定的药物共研细末，或将所选用的药物捣烂，用布包好蒸热，直接敷在患病的部位或穴位上。

（4）药液热敷法

将药物煎熬后，用纱布蘸取药液，直接敷于患病部位。

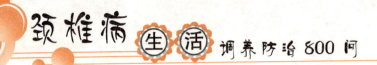

(5) 药渣热敷法

将选好的药物煎煮，去汁存渣，用其药渣热敷于患部，并施盖纱布等物或用热药汁淋洒，以防散热太快。

(6) 药酒热敷法

将所用的药酒蒸热，用纱布或棉花蘸取药酒，直接敷于患病部位。

哪类颈椎病患者最宜选用外敷疗法

各种颈椎病均可以选用外敷疗法。局部肌肉痉挛、水肿、疼痛、麻木症状比较明显的颈椎病患者使用外敷疗法尤其适合。症状范围比较广泛的颈椎病患者还可以使用穴位外敷的方法进行治疗。

外敷疗法的时间和疗程是怎样的

颈椎病外敷治疗的时间和疗程需要根据病情的不同和药物的不同合理选择。有的外敷治疗需要趁热使用，一般30分钟1次，每日1~2次，连续10~20天为1个疗程。有的外敷治疗可以在局部敷贴数天甚至1周以上。有的外敷治疗要求起泡，敷贴的时间要根据患者对药物的反应来决定。所以外敷治疗的时间和疗程不是千篇一律的。

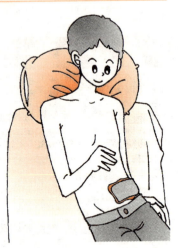

颈椎病患者如何外用"正骨水"

【主要成分】虎杖、五味藤、碎骨木、九龙川、薄荷脑等。

【功能主治】活血祛瘀，舒筋活络，消肿止痛。

第七章 药物疗法
——中西合璧好得快

【用法用量】将患处洗净，涂擦，1次2～5毫升，1日3～5次；皮下瘀血肿胀严重者可用纱布浸药液，湿敷患处。

颈椎病患者如何外用"麝香风湿油"

【主要成分】麝香、血竭、乳香、没药、桂皮油、冬青油、薄荷油、丁香油、桉叶油。

【功能主治】活血散瘀，消肿止痛。

【用法用量】将患处洗净，涂擦，1次2～5毫升，1日3～5次；皮下瘀血肿胀严重者可用纱布浸药液，湿敷患处。

颈椎病患者如何外用"息伤乐酊"

【主要成分】防风、白芷、草乌、三七、肉桂、大黄、血竭、鸡血藤、艾叶、透骨草、地黄、薄荷油、樟脑、紫草、雄黄等。

【功能主治】活血化瘀，消肿止痛。

【用法用量】将患处洗净，涂擦，1次2～5毫升，1日3～5次；皮下瘀血肿胀严重者可用纱布浸药液，湿敷患处。

颈椎病患者如何外用"天和骨通贴"

【主要成分】金不换、丁公藤、麻黄、乳香、辣椒等。

【功能主治】疏风散寒，活血通络，消肿止痛。

【用法用量】外用，整片撕去盖衬，贴于患处，使弹力布弹力方向与关节活动方向一致，每次1贴，7天为1个疗程，或遵医嘱。

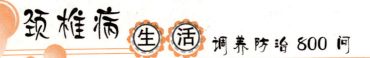

颈椎病患者如何外用"奇正骨痛贴"

【主要成分】独一味、水柏枝、莪达夏、水牛角等。

【功能主治】活血化瘀，消肿止痛。

【用法用量】清洁患部皮肤，揭除药贴覆蜡，将小袋内的润湿剂均匀涂在中间药垫表面，敷于患处或穴位，每贴敷1天为宜。

颈椎病患者如何外用"万应止痛膏"

【主要成分】薄荷脑、薄荷油、桉叶油、樟脑、白樟油。

【功能主治】止痛，熄风，散肿。

【用法用量】先将痛处以温水洗净抹干，以少许本品涂于患处，然后轻揉数分钟。

颈椎病患者如何外用"正红花油"

【主要成分】松节油、冬青油、丁香油、薄荷油、乳香、没药、樟脑等。

【功能主治】救急止痛，消炎止血。

【用法用量】一般取适量涂擦皮肤不适处，可按揉2～3分钟，可配合穴位使用，每日2～4次。

颈椎病患者如何外用"吴茱萸酒"

【原料】吴茱萸300克，黄酒50毫升。

【功能主治】适用于各型颈椎病，尤其头痛、颈部疼痛剧烈者。

【做法】

将药末加黄酒拌匀，入锅中炒热，装入布袋中。

第七章 药物疗法
——中西合璧好得快

【用法用量】布袋稍凉后热敷颈部,冷后再炒再敷,每次30分钟,每日2次。

如何运用"蟾酥麝香散调敷法"治疗颈椎病

【主要成分】制附片、桂枝、麝香、蟾酥各适量。

【用法用量】将制附片、桂枝、麝香、蟾酥等药物研成细末调匀,贮瓶备用。治疗时加食醋适量调成糊,外敷患处,每周1~2次。

如何运用"复方马钱子酒"治疗颈椎病

【主要成分】制马钱子、川草乌、威灵仙、三七、姜黄、水蛭、乌蛇、冰片等。

【用法用量】将上述中药切成粗粒,用75%的酒精适量,浸泡5~7天后即可使用。治疗时涂擦颈椎部,每天4~6次,连续用1个月。

如何运用"黑豆陈醋热敷法"治疗颈椎病

【主要成分】黑豆、陈醋、粗盐各250克。

【用法用量】把黑豆放入陈醋中(醋要没过黑豆),浸泡2小时。然后将其加粗盐放入铁勺中,加火翻炒至黑豆半湿半干,将黑豆装入封好的白布袋内,趁热在颈椎处热敷。如果太热,可用毛巾垫在布袋下面,反复热敷,直到凉时取下。每天热敷3次。每次可再加入少量陈醋,以黑豆微湿为准,再炒热使用。使用1周后再换新黑豆、粗盐、陈醋继续使用。

如何运用"炒盐熨敷法"治疗颈椎病

【主要成分】粗盐500克,茴香、花椒各适量。

【用法用量】将盐放入铁锅内干炒10分钟,盐发黄发热后,用锡箔纸和棉布包好,在颈部、肩部、背部熨烫,可隔一层厚毛巾,以免熨伤皮肤。每次熨敷30分钟左右,每天2~3次,粗盐可反复炒4~5次。也可将盐炒热后加几片鲜姜片或茴香、花椒等辛香类药物,以取其香味与热性,效果更佳。

如何运用"川芎末醋调外敷法"治疗颈椎病

【主要成分】川芎6~9克,陈醋、凡士林各适量。

【用法用量】将川芎末研成细末备用。用时,加山西老陈醋调成浓稠糊状,然后用少许药用凡士林调匀。随即将调好的药膏涂抹在颈椎骨质增生部位。涂好后盖上一层塑料纸再贴上纱布,用宽胶布将纱布固封,2天换药1次,10天为1个疗程。

如何运用"地龙白糖液外敷法"治疗颈椎病

【主要成分】活地龙10条,白糖适量。

【用法用量】将地龙洗净,加白糖适量于地龙上,使其溶化成黏液。治疗时用其黏液敷患处,覆以干净白纸,外再包白布,用烙铁加热至适当温度,在布上反复熨烫,直至黏液烫干为止,每天2次。

如何运用"威灵仙醋调敷法"治疗颈椎病

【主要成分】威灵仙、米醋各适量。

第七章 药物疗法
——中西合璧好得快

【用法用量】将威灵仙研成细末。治疗时用米醋调成糊状,涂在纱布上,敷在颈椎骨质增生处并用胶布固定,每天1次,20天为1个疗程。

如何运用"壁虎散外敷法"治疗颈椎病

【主要成分】壁虎6个,辰砂6克。

【用法用量】上述药烘干研末备用。用时取适量药末撒于颈椎骨质增生处,用强力麝香膏固定,隔天换药,1个月为1个疗程,休息3~6天后可继续下一个疗程。

如何运用"热醋湿敷法"治疗颈椎病

【主要成分】陈醋适量。

【用法用量】先把醋加热,用纱布口罩或纱布垫(3~4层)放到热醋内,捞出拧半干,敷于颈部,然后用热水袋盛80℃的水,敷于其上,热湿敷30分钟。每天早、晚各1次,注意勿烫伤。没有纱布可以用小毛巾折叠使用。

如何运用"佩戴药囊法"治疗颈椎病

【主要成分】羌活、当归、藁本、制川乌、川芎、红花、赤芍、桂枝、丹参、乳香、没药各等量。

【用法用量】将上述药研成粗末,做成布制颈托备用。每天佩戴药囊6小时左右。

颈椎病膏药不能随意乱贴

颈椎痛、关节痛、腰背痛或扭伤时,人们最先想到的往往是贴片膏药解决一下，实际上这可能埋下隐患。

据介绍，首先，贴膏药前应该明确病因，患者自己找不到疼痛的原因最好先找医生看看，不要擅自用药。

其次，即便可以用膏药，如果选错种类，没用对时机也不行。比如，急性扭挫伤发生48小时内应该冷敷，如果急于用伤湿止痛膏、活血追风膏等具有活血化瘀作用的膏药，反而不利于恢复。

多数膏药以消炎止痛或活血化瘀等药物为主要成分，但在选择时要注意，很多中药止痛膏药成分复杂，不可"通用"。如麝香壮骨膏含有人工麝香，药劲儿比较大，儿童、年老体弱的人、孕妇等都不宜使用。

什么是熏洗疗法

熏洗疗法是将配制好的中草药经过清水煎煮沸后，先用其蒸汽熏患部或全身，后用药液淋洗、擦洗或浸浴全身或局部患处，从而产生治疗作用的一种防治疾病的方法。

颈椎病患者进行熏洗疗法要注意些什么

1）熏洗药不可内服，炎夏季节，熏洗药液不可过夜以防变质。

2）治疗期间注意适当休息，不可劳累。

3）熏洗后即用干软毛巾擦干患部，并注意避风。

4）药液温度要适当，不要过高，以免烫伤；也不要过低，以免影响疗效。一旦被烫伤，即暂停治疗，并用龙胆紫等药物外涂伤面，防止感染。

5）煎药所加清水当视情况而定，多少要适当，太多则浓度太低，太少则热量不够，均会影响疗效。

6）此疗法无绝对禁忌证，但不同的病证要选用不同的方药熏洗。

7）孕妇、产妇及女子经期，皆不宜坐浴熏洗，同时熏洗要防止烫伤，老年人进行熏洗时要有人照料，避免晕倒。

颈椎病患者如何外用"葛根洗方"进行熏洗

【主要成分】葛根 40 克，丹参、威灵仙、防风、荆芥、桑枝、桂枝、五加皮、当归各 30 克。

【用法用量】将上药倒入盆中，加水 3000 毫升稍浸渍后煎沸 15 分钟，用毛巾蘸药水趁热洗敷到颈肩部。次日仍用原汤加热外洗。1 剂药洗 3 天，每日 2 次，每次药洗不能少于 30 分钟。

麻木严重者，加细辛 15 克，川椒 30 克；疼痛严重者，加乳香 15 克，白芍 20 克。

颈椎病患者如何外用"透骨草洗方"进行熏洗

【主要成分】全蝎 15 克，蜈蚣 10 条，透骨草 50 克，桂枝 10 克，没药 10 克，虎杖 30 克，红花 20 克。

【用法用量】上述药材加水 1500 毫升，浸泡 1 小时，用武火煎 20 分钟，捞出药渣。将患部放在药汤上趁热熏洗，以出汗为度，然后用毛巾蘸药液敷药于患处半小时，每天睡前治疗 1 次，每剂药用 5 次，10 次为 1 个疗程。

颈椎病患者如何外用"羌归洗方"进行熏洗

【主要成分】炙川乌、地龙、木通、萆薢、羌活、当归、乌梅、炒艾叶、五加皮、防风、川椒各 30 克，生姜 150 克。

【用法用量】上药可用纱布包裹，水煎沸后 5 分钟取液。趁热熏蒸患处，稍凉后用药液浴洗患部，并轻揉患部。每日 1～2 次，每剂药用 5～7 天。

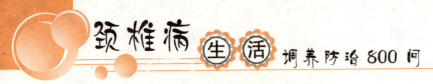

熏洗疗法的作用机理是什么

熏洗疗法是借药物、温度和机械的作用来治疗疾病。首先，药物经熏洗，透过皮肤孔窍，深入身体的各个部位，直接吸收，以发挥其药效的作用。药物直接接触病灶，能起到清热解毒、消肿止痛、祛风止痒等作用。用于治疗体表的皮肤病及软组织损伤等外伤科疾病，效果显著，奏效迅捷。

同时，在熏洗过程中，可以通过温热、按摩等刺激，对经络系统进行调节，从而起到通经活络、祛邪扶正、协调阴阳的作用。在皮肤或患部熏洗时，由于温热刺激，引起皮肤和患部的血管扩张，加速局部和周身的血液和淋巴循环，除了促进药物发挥直接治疗作用外，还能使新陈代谢旺盛，改善局部组织营养和全身功能，同时又能刺激皮肤的末梢感受器，通过神经系统，形成新的反射，从而破坏原有的病理反射，达到治愈疾病的目的。

哪类患者最适宜选用熏洗疗法

熏洗疗法应用范围相当广泛，涉及内、外、妇、儿、皮肤、五官、骨伤等科数百种疾病。特别对于局部疾病定位明确，打针怕痛、吃药怕苦的患者尤其适合。熏洗疗法既可以治疗慢性疾病，又适用于急性病解除症状。

颈椎病患者常用的药浴疗法有哪些

1）夏枯草50克，桑叶30克，菊花20克。以上加水1000～1500毫升，煎煮取汁后，将药汁倒入脚盆内，待水温下降后，将双足置于水中浸泡，同时双足相互搓揉，以促进气血流通。

2）茯苓30克，五味子20克，川芎20克。以上加水500毫升，煎煮后，以洁净的纱布蘸药汁在前额及太阳穴等处反复进行擦洗，每晚睡前1次。

3）海桐皮50克，桂枝30克，海风藤50克。以上加水1000毫升，煎煮取汁，待温度下降后，用毛巾或纱布蘸取药汁，对颈部、肩部、背部等病变部位进行擦洗，同时配合按摩治疗。若患者的症状以上肢为明显，可将上述药汁（趁热）倒入木桶内，将患肢置于桶口，先以其蒸汽对肢体进行熏蒸，待水温下降后，再进行浸泡。

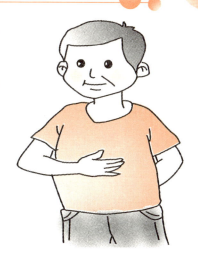

为什么说饭前、饭后30分钟内不宜进行药浴

饭前、饭后30分钟内不宜进行全身药浴。饭前药浴，因肠胃空虚，洗浴时出汗过多，易造成虚脱。饭后立即药浴，可造成胃肠或内脏血液减少，血液趋向体表，不利消化，可引起胃肠不适。

为什么说全身热水浴时间不宜过长

洗浴时间不可太长，尤其是全身热水浴。因出汗较多，体液丢失量大；皮肤血管充分扩张，体表血液量增多，易造成头部缺血而发生眩晕。

什么是药枕疗法

药枕疗法是将具有治疗作用的药物经过特别处理之后，置于枕芯之内，或浸在枕套之中，或直接做成睡枕，令人在睡卧的时候枕之，用以防治疾病和延寿抗衰的一种自然疗法。

用于治疗颈椎病的药枕有哪些种类

药枕用于颈椎病的种类通常有三种：一是布式药枕：用棉布、纱布包裹药物，缝制成药枕。优点是松软、暖和，药物易于挥发，但使用寿命较短。布式药枕为最常用的品种。二是薄型药枕：用布质材料或毛巾缝制成薄型药袋，装入药物，置于普通枕头上。优点是节省药材，更换方便，药物更易挥发。三是囊式药枕：将药物装入塑料或囊袋中供睡卧时枕用。

药枕疗法为什么能治颈椎病

药枕治疗颈椎病的机制有以下几点：

(1) 药物作用

枕芯中芳香挥发、磁性成分的药物，可直接作用于皮肤、黏膜、五官九窍，渗入血脉之中，到达病所，调理气血，扩张血管，醒脑安神，调整脏腑功能，达到治疗颈椎病的目的。

(2) 调节血管神经作用

颈项及后头部分布有丰富的血管和神经，如颈外动脉、颈内动脉、椎动脉及相对应的各种静脉及其分支，主要神经也有十余支。药枕疗法可通过机械刺激的治疗作用及药物的功效，激动颈部的皮肤感受器、血管或神经干，调整其抑制和兴奋过程，调节血管及神经的功能，改善局部及全身的微循环，加快血液的流动，松弛血管和肌肉，促使人体内环境的相对稳定，治疗颈椎病等疾病。

(3) 经络调节作用

颈项部为药枕的主要施治部位，几乎所有的经络均直接或间接地与颈项发生关系，有数十个重要的腧穴在颈项部分布，形成了一个相对独立的人体全息胚。药枕疗法可以通过机械刺激、药物刺激而激发颈项部的经络之气，促进感传而使经络疏通，气血流畅，阴阳平衡，达到治疗颈椎病的作用。

第七章 药物疗法
——中西合璧好得快

药枕疗法的不良反应有哪些

有些患者使用药枕后出现过敏，局部皮肤会出现潮红发痒，或出现痒性的丘疹，或出现全身轻度的瘙痒，或局部皮肤出现水疱；重证患者可能会出现咳嗽，胸闷，心动过速，甚至血压下降。遇到这种情况，轻证患者尽快除去药枕，即可自愈。重证患者需服用抗过敏药物。必要时要上医院治疗。

药枕疗法的时间及疗程是怎样的

颈椎病患者使用药枕治疗一般放在晚上睡觉时，用药枕替代平时使用的枕头。药枕治疗颈椎病的时候，应该将药枕放置在颈椎下面，使颈椎保持一个向前凸的曲度为好。使用药枕的疗程一般是3个月，如果出现不良反应，可以临时停用，当效果比较好的时候，也可以按原方重新制作一个药枕后继续使用。

如何制作药枕

药枕的制作方法如下：

1）花类、叶类药物必须充分晾晒，搓成碎末；根茎、木本、藤类药物必须充分晾晒或烘干，粉碎成粗末后使用；矿物质、角质类药物必须打碎成米粒状碎块，或加工成粉状后使用；种子类药物必须去除灰尘，或清洗后晒干使用；芳香含挥发油一类的药物，一般不需加工炮制，可直接混入其他药末中使用。

2）药枕用布宜选用松、柔、薄、透气性能良好的棉布、纱布，以利于药物的挥发，不用化纤、尼龙、的确良等类的布料。

3）药枕底层枕芯可加垫塑料布一块，以防止药物渗漏，弄脏床单。

4）一般药枕的长度为60~90厘米，宽度为20~35厘米，也可根据各人的爱好和需求，制成各种形状及大小的药枕。

患者可选用的药物有哪些

1）香附、官桂、川芎、晚蚕砂各10克，同研成粗末，制成药枕，另以山柰、荜茇、冰片各6克，研成细粉，混匀，装入香料袋内，置于枕芯中。

2）川芎、羌活、独活、丹参、急性子、玫瑰花、元胡、晚蚕砂各200克。上药分别烘干，共研细末，和匀，装入枕芯，制成药枕。

3）生川乌、生草乌、桂枝、红花各30克，芒硝、细辛各20克，樟脑15克，雷公藤60克。

药枕疗法时要注意哪些问题

1）药枕制作除特殊要求外，一般需选用透气性能良好的棉布或纱布做成枕芯，不用尼龙、化纤类布匹。药物一般不可潮湿，否则失效。

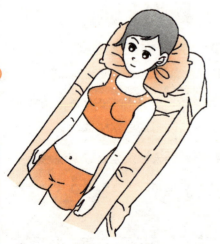

2）药枕不使用时最好用塑料包封，防止有效成分散发，并放置于阴凉干燥处，防止霉变。一般使用2~3周后，应该放在阳光下晾晒几个小时，以保持药枕枕形及药物的干燥度。

3）药枕在枕前一般多要求患者松衣，饮一两杯温开水，防止芳香类药物耗伤阴津。并要求患者全身放松，息心宁神，若能配合内养功、六字诀等气功疗法，效果更好。

4）药枕疗法的效果缓慢而持久，患者要耐心坚持，决不可三天一枕，五天不用。一般每天至少要枕 6 小时以上，连续枕 2～3 周即见疗效。

5）对在使用药枕过程中，原发病加重或不改善者，应及时到医院就诊，不能因为单用药枕而延误病情，必须及时采取其他行之有效的中、西医疗法。

6）急危重证的患者使用药枕，只能作为辅助治疗手段。

第二节　颈椎病患者西药疗法

药物对颈椎病的治疗有什么作用

不同的药物对于颈椎病的治疗有着不同的作用。药物在颈椎病的治疗中多起着一种辅助治疗作用。不同的药物可以起到消炎、镇痛、营养神经、祛风湿、扩容改善微循环、活血化瘀、改善细胞代谢等作用。

得了颈椎病只吃药就可以治好吗

颈椎病有很多种，其治疗方法也多种多样。吃药可以治疗一部分颈椎病患者，使其症状好转甚至痊愈。但还是有一定数量的颈椎病患者必须通过其他疗法，甚至手术治疗，才可以获得疗效。另外，良好的生活习惯和锻炼方法对于颈椎病患者的预防和治疗都是非常重要的。

我们如果患了颈椎病，应及时到医院就诊，由医生为我们选择合适的治疗方案。

进口药比国产药好吗

进口药是根据外国人的体质研制的，一般来说每次服用的剂量都要比国人来得大一些，所以我们不可以盲目地使用进口药的常用剂量直接进行服用。另外，不同人种的体质的不同决定了有些不良反应和疗效的不同。同样的药，外国人服用有效，中国人服用不一定有效，有时候还有特殊的不良反应出现。

进口药只是我们需要服用药物时的一种选择。我们不应该迷信进口药。

非处方药和处方药有什么区别

非处方药，是指经国家批准，不需要凭执业医师或执业助理医师处方，消费者即可按说明书自行判断、购买和使用的药品。而处方药一定要由医师开处方到正规药房（药店）购买。

颈椎病患者使用的一些药物如解热镇痛药、活血化瘀药等都属于非处方药的范畴。

药物疗法可以和非药物疗法一起治疗吗

药物治疗和非药物疗法是不矛盾的。我们可以合理地选择适量的非药物疗法和药物治疗一起使用。值得注意的是，一起使用的方法不宜太多。人体的适应能力很强，但也是有限的。如果使用太多的治疗方法，会使人体产生疲劳的现象，这样反而得不到比较好的疗效。

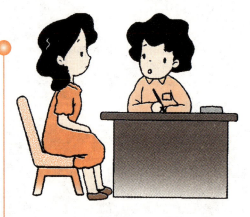

有些非药物疗法本来就要药物的配合。如理疗中的直流电离子导入需要在接触面上使用药物；推拿疗法需要按摩乳等药物介质；足浴疗法需要使用药物浸泡足部等。

第七章 药物疗法
——中西合璧好得快

合理适量地把药物治疗和非药物疗法一起使用，可以起到协同作用，提高疗效。

为什么说服药时不宜吸烟、饮酒

吸烟的同时服用药物，有时会增强药物代谢酶的活性，加速一些药物的代谢和灭活，使药物在体内的存留时间变短。所以吸烟者服用某些药物时，剂量要比正常人大，否则便不能达到治疗效果。吸烟也可以使某些药物作用加强，甚至蓄积产生中毒现象，有时还会使一些药物的不良反应加强。

同样，在服药期间，饮酒也会影响药物的疗效，产生不良反应。其原因在于饮酒能促进药物吸收，增加毒性。

吸烟喝酒都会影响药物的治疗效果，并可能会引起严重的不良反应。所以，在服药期间，最好不要吸烟喝酒。

为什么老年人不宜同服多种药

老年人常患多种疾病，同时服用多种药物的机会增多，可引起药物的不良相互作用，合用药物越多不良反应发生率越高。所以老年人用药种类应尽量保持在最少限度。

为什么说哺乳期妇女要尽量避免用药

哺乳期的妇女用药后，许多药物可出现于乳汁中，乳儿无意中成为间接用药者或受害者，因此乳母用药时必须考虑可能进入乳汁的药物对乳儿的影响。

哺乳期妇女不得已要用药时要注意些什么

如果服药和哺乳同时进行，应尽可能使乳儿从乳汁中摄取的药量减至最低。其措施有：

1）对乳汁中浓度高的药物在其吸收高峰期（一般口服药是半个小时，静脉用药是几分钟以内）应避免哺乳。

2）尽可能使用代谢比较快的药物。

3）避免使用长效制剂。

4）婴儿出生后1个月内，乳母应尽量避免使用药物。

哪类颈椎病患者宜用非甾体类消炎镇痛药

非甾体消炎药常用于脖子痛、肩膀痛以及上肢麻木的患者，主要针对因神经受到刺激而引起的损伤性炎症，可起到消炎镇痛的作用。

常用的非甾体类消炎镇痛药有哪些

非甾体类消炎镇痛药主要药物有消炎痛、萘普生、布洛芬、芬必得、阿司匹林、扑热息痛、保泰松、奇诺力、扶他林等。

芬必得（布洛芬）胶囊对颈椎病患者有什么作用

芬必得（布洛芬）具有消炎、镇痛、解热、抗风湿作用，其抗风湿作用稍弱于阿司匹林与保泰松。应饭后服用，每次200毫克，每日3次。

芬必得胶囊为布洛芬缓释制剂，有解热、镇痛及抗炎作用。适用于减轻或消除疼痛或炎症。通常剂量为早、晚各1次，每次1~2粒，饭后服用。

阿司匹林对颈椎病患者有什么作用

阿司匹林有解热、镇痛、抗风湿等作用,可用于治疗颈肩痛。使用较为安全,但常可出现胃肠道反应。

氯唑沙宗片对颈椎病患者有什么作用

氯唑沙宗片是中枢性肌肉松弛剂,作用于中枢神经系统的多突触通道而产生肌肉松弛效果。对治疗颈肩痛引起的肌肉痉挛有很好的效果。

消炎痛(吲哚美辛)对颈椎病患者有什么作用

消炎痛(吲哚美辛)具有消炎、镇痛、解热的作用。对炎症性疼痛的镇痛作用明显,对非炎症性疼痛无效。因为此药胃肠道副作用较多,不宜作为一般解热镇痛药应用,应在饭后服用,每次1片,每日3次。对出现胃肠道不适患者,可选用栓剂,早、晚肛塞1粒(25毫克)。

萘普生(消痛灵)对颈椎病患者有什么作用

萘普生(消痛灵、甲氧萘丙酸)作用与布洛芬相似,为高效低毒的消炎镇痛解热药。对关节、肌肉及肌腱慢性变性疾病及轻度、中度的疼痛等都有一定疗效。口服每次200~300毫克,每日2~3次。

扶他林(双氯芬酸)对颈椎病患者有什么作用

扶他林(双氯芬酸、双氯灭痛)为一种新型的消炎镇痛药,特点为药效强,不良反应少,剂量小,个体差异小。口服吸收迅速,服后1~2小时内血药浓度达到高峰。此药排泄快,长期服用无蓄积的作用。常用于治疗类风湿关节炎、神经炎、红斑狼疮、癌症、术后疼痛及各种原因引起的发热。饭后服，每次25毫克，每日3次；栓剂，每次50毫克，每日2次；肌注，每次75毫克，每日1次，臀肌注射。

服用非甾体类消炎镇痛药可能出现胃肠道不适吗

非甾体类消炎止痛药可破坏胃黏膜上皮细胞的脂蛋白层。长期口服可引起氢离子渗至黏膜内，扩大黏膜损伤，使胃黏膜被胃蛋白酶消化，造成糜烂和出血。

长期服用非甾体类消炎镇痛药对肾脏有危害吗

肾脏前列腺素有参与调节肾脏血流量和肾小球滤过率的作用，有助于维持正常肾功能。非甾体类消炎止痛药的长期使用，有可能通过抑制前列腺素合成与分泌而引起肾脏损害，出现肾乳头坏死或间质肾炎，最终造成肾衰竭。

解除肌肉痉挛的药物对颈椎病有什么好处

解除肌肉痉挛的药物能使肌肉的痉挛得到缓解，解除对脊髓、神经、血管的刺激。妙纳就是这样的一种口服片剂，每次服50毫克，每天3次。

妙纳对颈椎病患者有什么作用

妙纳（盐酸乙哌立松片）可改善下列疾病的肌紧张状态：颈肩臂综合征、肩周炎、腰痛症；可改善下列疾病引起的痉挛性麻痹：颈部脊椎症、脑血管障碍、痉挛性脊髓麻痹、手术后遗症、外伤后遗症、肌萎缩性侧索硬化症、婴儿大脑性轻瘫、脊髓小脑变性症、脊髓血管障碍等。用于治疗颈椎病，每次服用50毫克，每天3次，饭后口服。

妙纳对颈椎病的作用机理是什么

妙纳主要作用于中枢神经系统而松弛骨骼肌，并能直接松弛血管平滑肌，因此可明显减轻肌肉的痉挛而有助于肌肉的活动，并可有效地缓解与脑血管、颈部肌肉痉挛有关的头晕或耳鸣症状。

服用妙纳的不良反应有哪些

服用此药的不良反应偶有休克现象，肝、肾功能异常，红细胞计数、血红蛋白值异常，当出现上述情况时，应停止用药。也可见失眠，头痛，皮疹，瘙痒，身体僵硬，四肢麻木，颤抖，恶心，呕吐，食欲不振，胃部不适，口渴，便秘或腹泻，腹痛，腹部膨胀感，偶见口腔炎、颜面发热、出汗等症状。

哪类颈椎病患者宜服用鲁南贝特

鲁南贝特（复方氯唑沙宗片）用于治疗各种急性骨骼肌损伤，如背痛、肌纤维炎、腰痛、肩周炎、肌炎、腰椎骨关节炎、脊柱骨关节炎、颈骨关节炎、陈旧性腱鞘炎、颈椎综合征、下背部综合征、类风湿关节炎、关节周围炎、神经痛、扭伤、挫伤、肌肉劳损、硬瘫及肌肉痉挛强直引起的疼痛等。服用此药时，每次2片，每日3~4次，口服。

鲁南贝特对颈椎病的作用机理是什么

氯唑沙宗为中枢性肌肉松弛药，主要作用于中枢神经系统的多突触通道而产生肌肉松弛效果，并具有解痉、镇痛作用。

服用鲁南贝特的不良反应有哪些

此药不良反应主要有偶见轻度嗜睡、头晕、恶心、心悸、无力、上腹痛等反应，遇过敏反应应停药。上述不良反应一般较轻微，可自行消失或于停药后缓解，注意肝、肾功能不全者慎用。

颈椎病患者如何口服"维脑路通片"

每次0.2克，每天3次，口服。偶有过敏反应、胃肠道障碍等不良反应。

颈椎病患者如何口服"脑通片"

每次10毫克，每天3次，口服。不良反应较少。

颈椎病患者如何口服"尼莫通片"

每次30毫克，每天3次，口服。

颈椎病患者如何使用"尼莫通注射液"

10毫克，加入生理盐水或5%的葡萄糖注射液中，每天1次，静脉点滴。

颈椎病患者如何使用"维脑路通注射液"

每次0.4克,加入生理盐水或5%的葡萄糖注射液中,每天1次,静脉点滴。

颈椎病患者如何使用"脑通注射液"

每次4毫克,加入生理盐水或5%的葡萄糖注射液中,每天1次,静脉点滴。

维生素类药物对颈椎病有什么作用

神经营养药是对任何一种类型的颈椎病都有治疗意义的药物,有助于神经变性的恢复,可以改善手麻等感觉障碍的症状。

维生素B_1的作用机理是什么

维生素B_1能促进神经组织的能量供应,改善神经组织的代谢和功能,口服时每次25毫克,每天3次。

维生素B_{12}的作用机理是什么

维生素B_{12}为细胞生长分裂和维持神经组织髓鞘完整所必需,有利于受损神经纤维的修复。甲钴胺为辅酶型维生素B_{12},其主要药理作用为增强神经细胞内核酸和蛋白质的合成,促进神经髓鞘主要成分(卵磷脂)的合成。一般肌注,每次0.025~0.1毫克,每日1次。

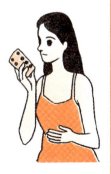

颈椎病患者如何口服"维生素 B_2"

维生素 B_2 每片 5 毫克,成人每次 5~10 毫克,每日 1 次。

颈椎病患者如何口服"维生素 B_6"

维生素 B_6 每片 10 毫克,每次 10~20 毫克,每日 1 次。

服维生素 B_6 时有什么不良反应吗

维生素 B_6 在肾功能正常时几乎不产生毒性。若每天服用 200 毫克,持续 30 天以上,曾报道可产生维生素 B_6 依赖综合征。每日应用 2~6 克,持续几个月,可引起严重神经感觉异常,进行性步态不稳至足麻木、手不灵活,停药后可缓解,但仍软弱无力。

颈椎病患者如何口服"维生素 C"

维生素 C 每片 50 毫克/100 毫克,每次 50~100 毫克,每日 1 次。

服维生素 C 有什么不良反应吗

推荐剂量未见不良反应。若长期过量服用易引起停药后坏血病;偶可引起尿酸盐、半胱氨酸或草酸盐结石;过量服用(1 日 1 克以上)可引起腹泻、皮肤红而亮、头痛、尿频、恶心呕吐、胃部不适(胃痉挛、泛酸)等反应。

第七章 药物疗法
——中西合璧好得快

颈椎病患者如何使用"甲钴胺片"（弥可保）

口服，每次500微克，每日3克；肌内注射每次500微克，每日1次。偶有头痛、出汗、发烧感的症状。

维生素类药物可以长期服用吗

补充维生素的时候应该掌握缺什么补什么的原则，如果对于某种维生素长期缺乏，每日定量服用是可以的。但如果对不缺乏的维生素也进行长期服用，人体会把多余的维生素排出体外，其实是一种浪费，如果服用的剂量太大，或人体的排泄系统出问题的时候，多余的维生素会蓄积在人体内，而造成中毒。所以我们不应该养成在不缺乏的情况下，长期服用维生素的习惯。

服用维生素类药物的疗程一般多长

服用维生素的时间应该根据患者的病情，对维生素的需求情况进行选择。服用维生素，如果是用来补充体内不足的，可以服用比较长的时间；如果是用来治疗的，例如治疗颈椎病，由于患者体内的维生素原来并不缺乏，使用时间就不能太长，一般使用不超过1个月，如果需要治疗的疾病好转或痊愈了，就可以停止服用。

镇静剂对颈椎病的作用机理是什么

镇静剂能减轻神经的兴奋性，也能使肌肉的紧张得到缓解从而减轻颈椎病的症状。

颈椎病患者如何口服"西洋片（安定）"

口服1次2.5～5毫克，1日3次，睡前口服。常见的不良反应为嗜睡、头昏乏力等，大剂量可有共济失调、震颤。

颈椎病患者如何口服"阿普唑仑片"

口服，一次0.8毫克，1日3次，睡前口服。常见的不良反应有嗜睡、头昏、乏力等，大剂量偶见共济失调、震颤、尿潴留、黄疸。

颈椎病患者如何口服"唑吡坦"

有些患者只是单纯入睡困难，可选择快速起效的药物如唑吡坦，每次5～10毫克，服药15～30分钟后就会入睡，疗程最多4周。服用本药较少发生睡不醒、乏力、无精打采等症状。

镇静剂有哪些副作用

镇静剂能减轻神经的兴奋性，也能使肌肉的紧张得到缓解，适于精神兴奋、紧张、激动的患者。但是也不能忽视镇静剂的副作用，长期服用很可能会引起中枢神经系统的反应、胃肠道反应，甚至呼吸系统的反应。使用不当甚至有头晕、眼花、恶心、呕吐、呼吸困难等症状。

第八章 手术疗法
——颈椎病患者的终极选择

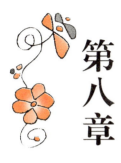

第一节 手术治疗，你要懂得这些小常识

颈椎病手术治疗的原理是什么

颈椎病手术治疗可以概括为减轻压迫、消除刺激、增强稳定、制动以防止进行性损害等。

颈椎病手术治疗的目的是什么

扩大神经根管、横突孔、椎间孔、椎管，解除或松解对神经、血管、颈髓等的刺激与压迫；去除病变的椎间盘、针刺及过于肥厚或骨化的韧带，达到减压，消除刺激、压迫和粘连的目的；椎间植骨以恢复或增强颈椎的稳定性，恢复其生理曲线，或限制局部活动，防止进一步对脊髓、神经的损害。

颈椎病都需要手术治疗吗

大部分的颈椎病是不需要手术治疗的，只有极少数的颈椎病需要手术治疗。但手术治疗后期，一般4～5年后，可能出现复发的现象，这要引起患者注意。

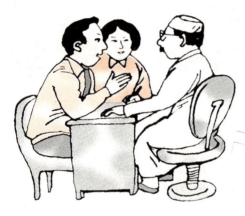

对于年轻患者来说，得了颈椎病并不可怕，特别是颈椎椎间盘突出的患者，只要对脊髓的压迫症状不是很严重，就不需要手术治疗，如颈前路手术治疗，由于手术需固定两节颈椎，颈椎的活动度部分受限，几年以后，可能会诱发上下节的颈椎椎间盘突出，也可能要再做一次手术，这是目前手术治疗的远期风险。初期起病的颈椎病的症状急，患者颈部疼痛、颈部僵硬、活动受限、睡眠受影响，以致精神状态不好。有的患者由于找不到合适的治疗方法，连续十几天不能好好休息睡眠，出现烦躁不安，病急乱投医现象，不理智地选择手术治疗。

老年人的颈性眩晕病容易复发，主要的原因在于颈椎的退行性改变后，影响到椎间孔，使椎间孔变小，引起了椎动脉供血不足。颈部转动时由于椎动脉的受压使血压瞬间升高，刺激颈动脉窦体，引起血压降低，从而加重眩晕，甚至猝倒，这种患者的治疗主要是活血化瘀和滋养肝肾，效果就会持久。老年性颈椎病患者一般都会有骨质疏松，手术时会出现固定不稳，植骨时容易出现骨不连，除非是较重的脊髓压迫，最好不要选择手术治疗。

哪些颈椎病患者需要手术治疗

当颈椎病发展到一定程度，经正规保守治疗无效时。则需进行手术治疗，

第八章 手术疗法
——颈椎病患者的终极选择

以中止其对神经组织的进一步损害，解除患者的痛苦，促进神经功能恢复。从文献报告看，各家手术指征的选择有所不同，加之受国内医疗条件的限制，以及患者对颈椎病的认识偏差及不同程度的恐惧感，部分患者的手术时机延误，致使神经功能障碍程度进一步发展，甚至出现不可逆性损害。在临床上，当颈椎病患者出现以下情况应当采取手术治疗：

颈椎病发展至出现明显的脊髓、神经根、椎动脉损害，经非手术治疗无效即应手术治疗。

原有颈椎病的患者，在外伤或其他原因的作用下症状突然加重者。

伴有急性颈椎间盘突出症经非手术治疗无效者。

颈椎病患者，出现颈椎某一节段明显不稳，颈痛明显，经正规非手术治疗无效，即使无四肢的感觉运动障碍，亦应考虑手术治疗以中止可以预见的病情进展。

颈椎病手术不受年龄的限制，但必须考虑全身情况。若肝脏、心脏等重要脏器患有严重疾病、不能耐受者，应列为手术禁忌证。此外，颈椎病已发展至晚期，或已瘫痪卧床数年，四肢关节僵硬，肌肉有明显萎缩者，手术对改善生活质量已没有帮助时，也不宜手术。若颈部皮肤有感染、破溃，则需在治愈这些局部疾病后再考虑手术。

哪些患者不能进行手术治疗

虽然颈椎病的手术治疗已取得很好的临床疗效，但手术作为一种损伤性治疗方法必有其固有的并发症与后遗症，而且在颈髓周围进行手术操作毕竟可能危及患者的生命安全，或有可能造成严重残疾后果，所以对此类重大手术，必须认真对待，不但对术中的任何一步操作都要细致及耐心，严防发生意外，而且要严格掌握手术适应证，进行充分的术前准备，以保证患者的生命安全与最佳手术疗效。

绝大多数颈椎病患者可通过非手术治疗得以治愈或缓解，而手术疗法并非适应所有的颈椎病患者，通常认为有以下情况者不能进行手术治疗：

1）颈椎病症状轻微，不影响正常生活与工作者。

2）经保守治疗后症状已消失或有显著缓解者。

3）全身状况不好，有严重代谢性疾病或主要脏器有明显器质性改变而不能耐受手术与麻醉者。

4）年逾70岁，已失去工作和生活自理能力者。

5）病情严重，病程2年以上，有四肢严重广泛性肌萎缩，或有完全性脊髓功能障碍者。

6）诊断不明确，但又不具有手术探查指征者。

7）有精神病，术前、术中以及术后不能积极配合治疗者。

8）有严重神经官能症者。

颈椎病的手术方式都有哪些

颈椎病手术方式有多种，既可经颈椎前路，亦可经颈椎后路手术治疗，有时则需前后路联合，各手术方法均有其适应证，只有严格掌握，方能取得预期效果。同时做好术前准备，可减少并发症，提高治疗效果。

手术前需要准备什么

颈椎手术有其特殊性和危险性，充分的术前准备是手术成功的关键之一，必须重视。术前准备应包括以下几个方面：

(1) 心理准备

颈椎病手术术后尤其是24小时之内由于麻醉、体位等的关系可能会有很多不适，如咽喉疼痛、颈部酸胀、取骨处疼痛等不适，患者要有心理准备。

(2) 改良生活习惯

有吸烟习惯的患者应在术前的一段时间戒烟，有咳嗽者应进行呼吸道检

第八章 手术疗法
——颈椎病患者的终极选择

查，必要时术前可给予药物治疗。不习惯仰卧睡眠者应提早适应，因许多患者术后应处仰卧位。睡眠质量不佳的患者也可服用少量镇静药物保证获得良好充足的休息。

（3）适应性训练

适应性训练包括体位训练、气管和食管推移训练及卧床排便训练。床上练习排便是术前基本训练的内容之一。

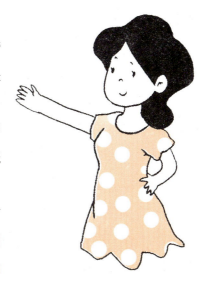

颈前路手术入路系经颈内脏鞘（包括甲状腺、气管与食管）和血管神经鞘间隙而抵达椎体前方，故术中需将内脏鞘牵向对侧，方可显露椎体前面（或侧前方）。因而术前需进行气管推移训练。气管推移训练虽易刺激气管，引起反射性干咳，但十分必要。如训练不符合要求，术中可因无法牵开气管而被迫中止手术，如勉强进行，则有可能引起气管或食管损伤，甚至术后发生喉头痉挛。以右侧施术为例，具体方法如下：

患者本人或他人左手用2～4指在皮外插入切口一侧的内脏鞘与血管神经鞘间隙处（紧贴食管），持续性向非手术侧推移，也可由他人以右手拇指进行训练。

气管推移训练应逐步施行，开始时每次10～20分钟，幅度可略小，此后逐渐增加至30～40分钟，而且必须将气管牵过中线，如此训练3～5天，即能适应。

体位训练是颈后路手术的要求，术前应训练俯卧位。将被褥与枕头垫起放置于床的中间，患者俯卧其上，头颈前倾，双上肢自然后伸，初练时感到呼吸困难，3～5天后即能适应。

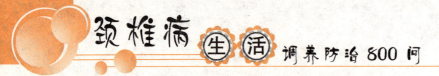

为什么有些患者需要做手术翻修

颈椎病手术后再手术的主要目的是矫正或解除原手术遗留或引起的畸形、不稳、内固定失败及脊髓功能障碍。

颈椎病再手术以脊髓型和混合型颈椎病多见，而单纯神经根型颈椎病较少。原因之一为首次手术减压不彻底，遗留脊髓或神经根受压；其二是与植骨有关，包括植骨块移位、塌陷及不融合。患者术后症状消失相当长时间后又复发，而施术椎节融合固定良好者，应考虑相邻节段病变可能。其原因主要是施术节段植骨融合后，颈椎的载荷分布发生改变，而原有的机械性压力持续存在，从而使融合之相邻节段退变加速。早期表现为椎节不稳及间盘突出，渐而骨刺形成，产生脊髓和神经根的压迫症状。然而，其发病情况个体差异较大，且有关相邻节段退变的确切发生率和发生时间的文献亦报道很少。颈椎融合后相邻节段发生退变的时间平均在10年，而且与手术融合节段多少有关，融合节段越多，发生概率越高。

影响颈椎病手术疗效的因素有哪些

年龄是影响颈椎病手术疗效的重要因素之一，但其他一些因素，如外伤、病程、病变范围等也会直接影响手术疗效。

（1）外伤

颈椎有骨质增生性变化不一定会引起临床症状，但是在偶遇轻微外伤后，常常会立即出现脊髓与神经损害的临床表现。这是由于脊髓组织较为耐受慢性磨损以及慢性外压，但是却不能耐受即使是轻微的急性损伤，所以其手术疗效依神经组织损害的不同程度而定。

（2）病程

脊髓型颈椎病以缓慢发病为特征，早期常常没有引起足够的重视，甚至因为医治不当长时间施用无效药多年。其疗效由于病程长短而异，到施行手

第八章　手术疗法
——颈椎病患者的终极选择

术前常常可长达不同时间，病程长者手术前脊髓碘油造影有梗阻，术后3个月已经基本通畅，但是症状改善缓慢，而病程短者其造影所见改变和恢复情况是一致的。因而，对脊髓型颈椎病的患者，只要诊断明确，病程最好不要超过2年，当然越短越好。

（3）临床症状

病程缓慢虽然症状较轻，但是手术疗效并不一定属优良；病程较短，病情虽然特别严重，手术后恢复常常较快，且疗效良好。

（4）病变范围

单一椎间盘病变对脊髓的损害肯定较多个椎间盘病变为轻，但是脊髓型颈椎的病变范围是多发性的，切除数目不够常常会影响疗效。

（5）病理类型

交感型和椎动脉型的手术疗效尚不能做出肯定评价，但是神经根型和脊髓型有的手术疗效属于优良。

（6）植骨种类

以自体骨植骨为好，同种异体骨移植会融合（占50%），这样植骨吸收后椎体之间的距离变小，会造成该部椎管狭窄程度加重而影响疗效。

（7）椎管狭窄率

无论是先天还是后天的椎管狭窄，也不论手术方式如何，其狭窄率均以其椎管为界；大于椎管者，预后差，小于椎管者，则预后较好。

为什么颈椎手术有时需要植骨

颈椎手术经常需要做减压而切除部分椎体或椎板，严重的颈椎往往需要做前后路减压。这些操作会使颈椎的部分缺损不稳定而影响疗效或危及生命。所以颈椎手术有时需要植骨以填补缺损并使椎骨融合而达到稳定。手术所用的骨块大多数取自病人自体髂骨，有时候也用同种异体骨或人工骨。在以前，植骨手术后，往往还要做颅骨牵引或头颈石膏固定直到植骨融合。随着内固定技术的发展和新型材料的使用,在植骨的同时,还会使用内固定器材。这样,不但减轻了病人的痛苦,还使植骨手术所带来的并发症大大地降低。

颈椎手术有风险吗

任何医疗活动都存在一定的风险,手术是危险性比较大的医疗活动。作为一名患者,必须对手术要有充分的认识,特别是对颈椎这种难度较高的手术,风险肯定是存在的,所有并发症都有可能发生。虽然并发症的发生概率

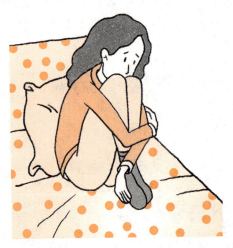

不高,一旦被碰上就会给后续治疗带来困难。但我们也不能因为有危险而对手术望而却步,随着科学水平不断提高,医疗风险也在不断地降低。患者对疾病要有信心,消除心理上对手术的顾虑和惧怕。医疗活动是医生和患者双方一起共同战胜疾病的过程,病人配合医院的治疗并能愉快地接受手术,会增加手术医生的信心,也有利于病人术后的康复。颈椎部位有神经、血管、脊髓等重要组织,因此手术是有一定难度的,病人担心手术风险是有一定道理的。颈椎病手术都是有一定风险的,所以一旦确定得了颈椎病,一定要到正规大医院的专科进行手术。目前我国颈椎病手术技术已经在国际上处于领先水平。在此要强调的是手术前的诊断是非常重要的,一定要在正规医院进行确诊。术前诊断要拍颈椎的 X 片、核磁共振、椎动脉造影等。

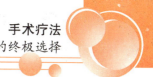

第八章 手术疗法
——颈椎病患者的终极选择

第二节 储备知识，给自己的颈椎做导航

患者手术前还需要做哪些特殊检查吗

颈椎术前一定要拍摄颈椎正侧位片、CT 片和磁共振，有需要的话还可以拍摄颈椎左右斜位片，颈椎手术前最好能做一个颈椎的磁共振检查，因为磁共振对颈椎疾病的显示是其他检查所无法比拟的。还需要做肝胆 B 超，以进一步了解病情和这些脏器的结构和功能状态；如果病人心脏、肺功能不是很好，心脏彩超、肺功能、血气分析检查也是必需。通过这些检查医生可以对病人的病情有一个全面的了解，便于制订麻醉和手术方案。

颈椎病患者手术治疗的方式有哪些

根据颈椎病病变的部位、范围、程度的不同，手术方式也有区别。手术方式很多，不同手术方式各有其适应证。原则上应以达到减压与稳定为目标，对于不同病例可针对其具体情况，选择损伤少、操作简便的术式。

手术方式大致可归纳为两大类，每一类都各有几种不同的术式：

(1) **颈前路手术**

是从颈椎前方进行手术，此类手术常常要从人体其他部位（如髂骨）另取少量骨组织，植于颈椎间盘切除减压的地方。

(2) **颈后路手术**

是从颈椎后方进行手术，将颈椎椎管扩大。

患者究竟需要进行哪种手术，医生会根据病情做出适当的选择。

颈椎手术的麻醉方式有哪些

颈椎手术的麻醉方式是根据患者的具体情况和手术途径的不同以及各种麻醉方法的优缺点适当加以选择的。

(1) 全麻

进行颈椎后路手术时，为了保证术中患者呼吸道畅通，医生首先会考虑全麻插管。由于患者麻醉后在恢复清醒过程中常有躁动，恐使植骨块移动脱出，所以，医生常选用硫喷妥钠加肌肉松弛剂静脉诱导及气管内插管，普鲁卡因静脉点滴维持的麻醉。

(2) 局麻或颈丛阻滞加局麻

颈椎后路手术多采用局麻做椎板切除术，若进行椎管探查或椎间孔开大减压时，因为局麻不能获得充分的麻醉效果，所以仍然采取全麻。颈前路手术，如果患者能合作，医生常选用局麻或颈丛阻滞加局麻。局麻时由于药液浸润于局部，会影响医生的手术视野而不利于手术操作，并有喉返神经受阻滞可能，所以在手术中难以与喉返神经损伤鉴别是该手术的缺点。

(3) 硬膜外麻醉

该麻醉所用的穿刺插管要达到颈椎病变附近，由于患者患部的节段性椎管狭窄，穿刺插管存在一定的困难，麻醉可能失效，所以临床不常采用。

(4) 针刺麻醉

该麻醉方法安全性最大，术中解剖层次清晰，手术伤口内出血较少，不容易损伤喉返神经，手术中能即时反映手术效果，手术后反应小，恢复较快。因此在进行颈前路手术时，针刺麻醉是一种较为可行的麻醉方法。

哪些患者适合颈前路手术

颈前路手术是通过颈椎前方暴露颈椎椎体，是颈椎外科最常用的显露术式之一。

第八章　手术疗法
——颈椎病患者的终极选择

颈前路手术适用于多种颈椎伤病的手术治疗，对颈椎病而言，其主要适用于以下病例：

1）颈椎间盘突（脱）出症，需行髓核摘除术者。

2）椎体后缘骨质增生为主的颈椎病，需从前方行以切除骨刺为目的的减压手术。

3）颈椎不稳症，椎体间关节松动、不稳，久治不愈且无法工作需行手术治疗者。

4）脊髓型颈椎病节段较少，需行前路减压者。

5）神经根型颈椎病，需行前方减压摘除髓核者。

6）吞咽困难型颈椎病，椎体前方骨刺压迫食管引起吞咽困难者。

颈前路手术有什么特色

颈前路减压及植骨融合术已广泛地应用于下颈椎损伤的治疗，理想的颈前路手术应达到以下目的：

1）直接、彻底的减压。

2）重建丢失的颈椎椎间高度和生理曲度。

3）牢固的骨性融合。

传统的手术方法是以减压和植骨为基本术式，再辅以适当的外固定，最终达到植骨融合。

颈前路手术有哪些优势

颈前路手术的优点：

1）颈前路手术能直接、彻底去除颈脊髓致压物。

2）充分有效植骨，恢复椎间高度，恢复颈椎的正常序列，获得即刻颈椎稳定，有效恢复椎管容积。一方面可使因压迫暂时失去功能或功能不全的神经组织恢复功能，也可防止因压迫或不稳定刺激引起的脊髓损伤的加重。

3）前路钢板的固定提供了颈椎即刻的稳定性，为患者早期康复训练提供了保障。

4）前路手术体位改变小，便于麻醉管理，也避免了反复体位改变带来的继发损害。

哪些患者适合做颈后路手术

颈后路手术包括颈椎半侧椎板切除减压术、颈椎全椎板切除术、颈后路髓核摘除术、椎间孔切开减压术、钥匙孔神经根减压术和颈椎椎板成形术等。后路手术的目的是扩大椎管矢状径，解除对脊髓的压迫，改善血液循环，扩大椎间孔后壁，解除神经根压迫。

一般颈椎病患者多从前路施术，但如果具有以下情况者，则应酌情考虑先行后路手术或是在前路手术后酌情后路手术。

1）合并发育性椎管狭窄者。
2）合并黄韧带或后纵韧带骨化者。
3）颈椎病合并有继发性、粘连性蛛网膜炎者。
4）病变节段超过3个以上者。

做颈后路手术前要做哪些准备

颈后路手术与颈前路手术一样，具有高风险、高难度及高要求等特点。因此，为了防范意外情况的发生，在手术前必须做好充分的准备工作。一般除了床上肢体功能与肌力锻炼及大小便训练外，尚应包括床上俯卧位训练。由于此类患者在行颈椎后路手术时，均需俯卧状，将头置于特制的头架上，因此易引起呼吸道受阻，术前必须加以训练。一般在术前3~5天俯卧于床

第八章 手术疗法
——颈椎病患者的终极选择

上，持续时间逐渐延长，以使其适应。开始时可每次 10~30 分钟，逐渐增加至 2~4 小时。

颈椎病患者都可以做微创治疗吗

颈椎病的传统手术治疗往往需要以较大的创伤作为代价，而颈椎椎体间融合后出现相邻节段间失稳并引起相关临床病证，也越来越受到国内外学者的重视。正是由于这些原因，颈椎病的微创手术治疗和颈椎椎体间非融合手术治疗的应用，成为近几年来临床关注与探索的热点。该微创手术技术在临床中也得到了越来越多的应用。目前在国内用于治疗颈椎病的微创手术技术主要包括以下两类：

（1）经皮穿刺颈椎间盘髓核减压技术

该方法一般是采用射频消融技术或激光气化技术进行颈椎间盘髓核的减压，由此减轻突出的椎间盘对神经组织的压力，从而缓解临床症状。该类技术多被用来治疗神经根型颈椎病。按照现在人们对颈椎病的认识，减压和融合稳定在颈椎病的手术治疗中均具有重要意义，这种方法未能使颈椎椎间关节获得融合，而其远期疗效是否良好尚待进一步观察，尤其应当对其进行大宗病例的临床对比性研究。

（2）经内窥镜颈椎间盘切除与椎体间融合技术

该技术的手术步骤与传统手术类似，所不同的是手术不是在直视下操作，而是通过内窥镜将手术情景传送到监视器屏幕上。同时，其特制的手术器械也是通过一狭长的工作通道进行操作的。据国内几家医疗单位报道，应用该技术确实能进一步减少手术创伤和术中出血，所取得的临床疗效与传统手术基本相同。尽管微创治疗在临床上已经取得了一定成效，但是依然不能大规模应用。人体的颈椎解剖结构复杂，和胸椎、腰椎等部位相比，没有明显的间隙，腔镜技术很难发挥作用，开展微创治疗的难度很大。目前只适用于病变比较局限、病灶范围较小的患者，不适合大多数颈椎病患者的治疗。再加上微创设备多为进口,价格昂贵,技术要求很高,也在一定程度上增加了推广的难度。

微创手术有其自身特点和适应证,其有些方面的应用价值还有待进一步观察与分析,不可盲目应用。另外,微创手术在颈椎外科所发挥的作用尚有限,至少在现阶段还只能应用于部分领域。

什么是椎间融合器

椎间融合作为一种处理脊柱疾病、创伤的治疗方法已有数十年的历史,早期椎间融合的概念为大量肌肉的剥离、足量自体骨移植、长期绝对卧床休息。由于椎间融合重建了脊柱的前、中柱,大大提高了脊柱退行性病变、创伤的治疗效果,使椎间融合术在短时间内得到广泛运用。

颈椎椎间融合器为椎间植骨融合提供了框架,具有术后即刻稳定,撑开椎间隙高度,促进融合、恢复和维持颈椎生理前凸等优点,得到广泛应用。近年来多数研究者采用椎间融合器内填自体松质骨(一般是切除的椎体)或者同种异体骨,来代替自体髂骨,也取得了很好的融合效果。

其主要产品有以下4种:

1) 表面螺纹的圆形椎间融合器,其材料有不锈钢和钛合金两种,后者多用,该类产品系第一代椎间融合器。

2) 表面有棘状突起的方形椎间融合器,为钛质,系第二代椎间融合器。

3) 钛质网笼。

4) 解剖型可降解椎间融合器,以多聚体合成物为材料制成,系第三代椎间融合器。

椎间融合器通过撑开椎间隙,恢复纤维环、脊柱前后纵韧带、肌肉及关节囊的张力,即形成"撑开—压缩张力带"效应,使脊柱获得即刻稳定,为植骨融合、重建脊柱序列创造条件。椎间融合器只有暂时的撑开稳定作用,脊柱的稳定还依赖于脊柱本身的骨性融合。椎间融合器不能替代脊柱本身的骨性愈合，相反，手术后期还有可能导致脊柱椎间高度的丢失和脊柱不稳定。

椎间融合器有哪些优缺点

传统自体髂骨移植愈合率高，但其并发症却是一个不能忽视的问题，如增加失血量、血肿、供骨区疼痛、髂骨骨折、股部感觉异常等，而且自体髂骨常因强度不足而塌陷，导致椎间高度的丢失，直接影响椎管容积的大小和减压效果。此技术优点在于避免了取髂骨植骨的并发症，简化了传统的颈椎前路减压植骨融合手术，并缩短了手术时间，且患者恢复快。

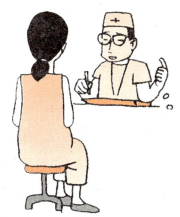

颈椎椎间融合器的并发症包括假关节形成、椎体骨折、融合器周围过多骨形成而导致的继发性椎管狭窄等。另外，椎间融合器还存在着移位、下沉等问题。

哪些患者适合使用椎间融合器

椎间融合器临床应用报道的适应证主要是退变性颈椎不稳或无椎体骨折脱位的外伤性颈椎不稳（含椎间盘损伤）、急性颈椎间盘突出和颈椎病等。它通过环锯或椎间隙减压将突出和损伤的椎间盘摘除，再植入椎间融合器，起到支撑、恢复颈椎稳定的作用。可通过直接减压及撑开椎间隙，扩大椎间孔，减少其对神经根结构的压迫。

椎间融合器是通过外部结构将椎体撑开而恢复其高度，并通过"撑开—压缩张力带"效应来促进植骨融合的。由于其自身的原因，与椎体的接触面（即受力面）有限，应力相对集中，在骨质疏松的情况下，椎体界面承受压力

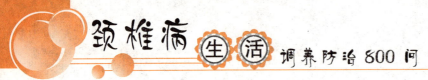

的能力较差，术后易出现椎间融合器下沉。另外，在有椎体骨折、脱位的情况下，维持运动单位的韧带和骨性结构缺，如椎间融合器植入后，发挥稳定作用的"撑开—压缩"机制消失，无法重建损伤节段的稳定性。除此，对有椎间隙感染者也应视为禁忌证。

颈椎病非融合手术是怎么回事

经前路颈椎椎间盘切除、椎体间植骨融合术治疗脊髓型和神经根型颈椎病已经被广泛应用。但是，融合后的颈椎稳定是非生理状态的稳定，颈椎失去了相应的运动节段，造成总活动度减少，相邻节段会出现退变加快等问题，特别是多节段的融合。不少颈椎退行性疾病（如脊髓型或神经根型颈椎病）的手术后远期观察结果显示，与椎体融合区域相邻的未融合节段容易出现退变，并由此继发临床症状。正是基于这种现象的存在，国内外不少学者近年来对颈椎非融合技术进行了大力研究。其中，人工椎间盘成为人们关注的重点。

什么是人工椎间盘置换手术

所谓人工椎间盘置换手术，简单地说，就是用人工制造的类似正常椎间盘结构功能的装置（医学上称为假体），来替代病变的椎间盘功能，就像用人工关节替代病变关节一样。人工椎间盘的好处是，它既能保持脊柱节段的稳定性和活动功能，又能避免临近关节受到连累。

如何理解人工椎间盘的使用寿命

尽管人工椎间盘能在一定程度上保留颈椎椎间关节的活动，与椎体间融合手术相比，可以有效地避免或减少相邻节段所受到的异常应力。人工

第八章 手术疗法
——颈椎病患者的终极选择

椎间盘采用了高科技技术，增加了椎间盘横向的弹性，可提供颈部前、后、左、右、侧各方向11°的活动度，更加符合人的生理要求。但其中存在的问题也一直受到外科医生和患者的共同关注，如人工椎间盘本身的正常工作状态能维持多久？经国外生物力学实验证明，人工椎间盘的寿命可持续20~70年。

哪些患者适合使用人工椎间盘

多数学者认为，颈椎人工椎间盘适合于病变节段较少、颈椎退变不显著的年轻患者，而不适合高龄且颈椎退变较显著的患者。公认的颈椎间盘假体置换的禁忌证就是骨质疏松，因为椎间盘假体上下两侧的金属终板有陷入临近椎体的可能。一旦确定存在骨质疏松的危险因素，则需要进行骨密度测量，另外，如果存在明确的颈椎椎体间不稳，也不适宜施行人工颈椎间盘假体置换。已有观察结果显示，对于颈椎退变较显著的高龄患者，人工椎间盘多在一年甚至几个月内失去活动功能。其原因并不难理解，即颈椎节段间的连接实际上为由前方椎间盘与后方两个侧块关节所组成的三关节复合体，当颈椎退变已造成侧块关节狭窄并失去活动功能时，仅在椎体间放置一个可活动的人工椎间盘是没有实际意义的。

什么是臭氧分子椎间盘融核术

臭氧是一种强氧化剂，与氧气相比，具有比重大、无味、有色、易溶于水、易分解等特点，常温下其半衰期约为20分钟。

臭氧分子椎间盘融核术是近年来治疗椎间盘突出症中最安全、最先进的治疗技术。

该治疗术最早由意大利莱纳德教授首创，目前在一些欧美国家普遍应用，已被确认是免开刀治疗颈、腰椎间盘突出症的最有效手段之一。其临床有效率高达97%以上。

治疗机制

医用臭氧是由三个氧原子组成的氧气的同素异构体，是最活跃的氧的存在形态。臭氧在常温常压下可自行分解为氧气和单个氧原子。单个氧具有很强的活性，对细菌、病毒等微生物以及蛋白多糖、炎性介质等均具有很强的氧化作用。

1）氧化蛋白多糖。氧化髓核蛋白多糖，从而降低椎间盘内压力，使间盘突出物回缩，消除对神经根的压迫。

2）抗炎。臭氧可减轻神经根水肿和粘连，达到消炎的目的。

3）镇痛。臭氧的强氧化作用可迅速使炎症介质失活而消除疼痛。

适应证

椎间盘突出症。优点是安全性好，创伤小，手术后恢复快，臭氧治疗只针对氧化椎间盘的髓核结构，对周围组织无任何损伤。

禁忌证

1）严重神经功能缺失。

2）严重退行性椎间盘病变。

3）合并重要器官严重疾患。

4）合并椎管狭窄，侧隐窝狭窄。

5）椎间盘突出伴钙化。

6）突出物大，压迫硬脊膜囊大于50%。

7）纤维环及后纵韧带破裂，致髓核形成游离体进入椎管内者或硬脊膜囊内。

8）合并椎体滑脱，做过外科手术或化学融核术者。

什么是激光超导汽化减压术

激光是由物质原子受到高能激发而产生的人造光，具有高亮度、高单色

第八章 手术疗法
——颈椎病患者的终极选择

性、高方向性、高相干性的特点。激光手术在医学领域中的应用主要是利用强激光对生物组织产生的热效应、机械切割效应。当激光照射到组织表面并被完全吸收,局部温度会迅速上升,使组织脱水并产生凝固、萎缩,以致组织完全汽化、吸收。

激光超导汽化减压术正是利用这一特性将突出的椎间盘髓核组织脱水、汽化、吸收,降低椎间盘内压力,从而达到缓解或解除神经根压迫的目的。

激光超导汽化减压术的特点:

1）手术操作简单,在局部麻醉下进行治疗而且手术时间很短。
2）手术造成的损伤很小,属于世界上唯一真正的微创伤脊柱外科手术。
3）同期可进行多个椎间盘病变的治疗。
4）因无椎管内操作,因此术后并发症很少。
5）住院时间很短。
6）采用手术治疗后,常见的瘢痕形成和出血问题不会出现。
7）在 C 型臂监视下操作,安全、可靠。
8）术后恢复快、痛苦少。

适应证

患有四肢无力、行走困难、颈肩痛伴上肢麻木、腰腿痛伴下肢麻木的颈椎病患者,或颈椎间盘突出症患者以及由颈椎间盘突出而引起的椎管狭窄症的患者,随颈部活动有头晕的颈性眩晕者,经保守治疗无效又惧怕手术者,均可接受激光超导汽化减压术治疗。

什么是椎间盘镜

椎间盘镜是目前世界上最先进的椎间盘突出髓核摘除手术系统。颈前切开一个仅 1~2 厘米的小口,沿切口放入一个带有微手术摄像系统的小导管,微摄像机即将病变区组织高清晰度放大投射到电视监视器上。接着,将手术

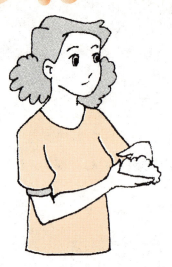

导针放入需手术的颈椎前间隙，并按顺序放入扩张导管和手术器械，将压迫脊髓的颈椎间盘切除。整个手术出血非常少，约为常规手术的十分之一。该手术治疗颈椎病具有创伤小、恢复快、安全可靠的特点，适用于：

1）相邻两个间隙以内的颈椎间盘突出症。

2）相邻两个间隙以内的椎间盘病变为主要致病因素的脊髓型颈椎病、神经根型颈椎病及交感型颈椎病。

什么是激光针刀治疗

目前国际上流行的椎间盘微创手术有很多，激光针刀治疗是富有中国特色的微创技术，很受早中期患者欢迎。激光针刀是中医针灸与西医手术刀以及现代科学激光相结合的一种治疗方法。它的针头前端是两毫米左右的刀片模式，用来剥离、松解关节粘连，缓解神经根压力，一般 1~3 次就能收到较好的效果。由于治疗痛苦小（跟打针一样），治疗简便（一次 30 分钟左右），随治随走，不影响工作学习，激光针刀已成为许多颈腰椎病以及关节炎患者的首选。

第三节 术后康复，还你健康颈椎

颈前路术后如何进行观察护理

病人从手术室回到病房时，应当佩戴好颈围领。去枕平卧，躯干连同头

第八章　手术疗法
——颈椎病患者的终极选择

部可抬高10°~15°，也可半卧位或侧卧位，但应注意头颈部与躯干应当保持同一轴线的位置，不可过度地屈曲、后伸及旋转。病人回到病房后，医生或护士会观察病人的四肢运动情况，并与手术前相比较，还会询问病人有无饮水呛咳、声音嘶哑的表现，以确定手术中是否刺激或损伤了喉返神经及喉上神经。由于颈前路手术中对气管的牵拉刺激，手术后病人可能出现咽部不适、痰多、呼吸困难等表现。因此，手术后医生护士会注意观察病人的呼吸情况，注意有无憋气、有无口唇发绀以及观察呼吸频率的变化等。颈前路手术后，伤口内会放置橡皮引流片或者塑料引流管，以引流出伤口内继续缓慢渗出的血液，防止在伤口内积存。如果引流不畅，可能会导致伤口内积血，容易继发感染，严重者积血形成的血肿可能压迫气管导致病人窒息，如观察不及时，病人窒息时间过长可能会引起死亡。因此，手术后医生和护士都会非常注意伤口引流的情况。

如果病人家属预先了解这些基本知识，手术后积极地配合医生护士的工作，在医生护士的指导下认真观察，发现情况，及时向医生和护士报告，可以有效地避免各种并发症的发生。

术后1~2日可进半流食，以后逐渐恢复普通饮食。手术后病人应当进行深呼吸练习，5~6次/小时，有痰应当及时咳出，以减少呼吸道并发症的发生。

手术后伤口内如果放置的是橡皮引流片的话，伤口上覆盖的纱布敷料可能很快会渗透，如发现纱布敷料被渗血湿透，应当及时报告医生护士，更换新的无菌纱布敷料，以避免伤口感染。一般术后24~48小时后就可拔除引流片或引流管。引流片或引流管拔除后，一般伤口就不容易再有渗血了。

如果手术中植骨稳定的话，拔除引流管后，征得医生护士的同意，病人可先坐起，或将床头摇高坐起。若无头晕等不适，可下地活动。身体一般情况较好的病人，也可更早坐起或下床活动。下肢无力者，需在护理人员搀扶下逐渐活动。病人早期下地活动，有助于全身情况的恢复、伤口的愈合以及肺部并发症的预防，也有助于手术后自信心的恢复以及情绪的稳定。起床的方法应当注意，必须先戴紧颈围领以后，由仰卧位翻身变为侧卧位，然后再在别人的搀扶下或者自己慢慢坐起，不能由仰卧位直接坐起，也不能起床过猛，否则可能加重或引起脊髓神经的损伤。躺下时也应当以与起床时相反的步骤由侧位躺下。

如果手术中植骨不稳定，或者进行了椎体次全切除及椎体间大块植骨术，拔除引流管后，医生护士会告诉病人暂时还不能起床，需要多卧床一段时间，待局部稳定性加强以后再慢慢起床，一般需要4~6周。

手术后病人应练习精细动作，如穿针、系衣扣、拿筷子，练习四肢活动的锻炼，如上肢的上举、股四头肌力锻炼及踢腿等运动，对于无法起床活动的卧床病人来说，尤为重要。如果病人因瘫痪较重，不能自己活动，应当由家属或者陪护人员进行四肢的按摩以及肢体的被动活动。或请康复医生指导进行康复训练。

病人可以下地后，医生会让病人到放射科拍片复查，观察植骨块的位置。如果手术中有内固定物，还可以观察内固定物的位置及固定的情况。

一般情况下，颈部伤口在手术后5天左右拆线，髂骨取骨处的伤口在手术后10~14天拆线。拆除所有缝线后，若无特殊情况，病人即可出院回家休养，恢复较快的病人也可早期出院，到门诊拆线。

颈后路术后如何进行观察护理

病人从手术室回到病房时，应当佩戴好颈围领。颈后路手术后，因手术中病人体力下降，手术的创伤打击大于颈前路手术，术中出血也多于前路手术，所以多数病人的卧床时间要长于颈前路手术后的卧床时间。卧位时，仰卧、侧卧均可，但应注意头颈部与躯干保持在同一轴线的位置，不可过度地屈曲、后伸及旋转。而且要使手术区域悬空，不能受压。同时，仰卧位时病人应采取去枕平卧位，在术后3个月内最好也应当保持此种仰卧的姿势。肥胖、体重者，多以侧卧位为佳，以避免压迫引流管导致引流不畅的危险，但

第八章 手术疗法
——颈椎病患者的终极选择

侧卧时，还需面部垫枕头与肩高一致。同时，病人在床上翻身时应注意保持头颈部与躯干一同翻动。

颈后路手术后，伤口内会放置塑料引流管，以引流出伤口内继续缓慢渗出的血液，防止在伤口内的积存。如果引流不畅，可能会导致伤口内积血，容易继发感染，严重积血形成的血肿还可能压迫已经减压以后的脊髓。使手术后本来已经有了明显减轻的症状，在血肿压迫后再逐渐加重，甚至超过手术前的严重程度，有些可能出现四肢完全性瘫痪。在这种情况下就必须再次紧急手术，清除血肿，只要发现及时，措施得当，绝大部分病人可以获得良好的效果。但是再次手术会增加病人的痛苦，特别是紧急手术，手术前的各种准备措施可能不如普通手术那样充分，增加了手术的危险性。如果延误手术的时机，病人可能残留难以恢复的脊髓功能障碍，也就是说新出现的四肢瘫痪可能难以恢复。这种情况往往在手术当天或手术后次日容易见到，因此，在医生拔除病人的伤口引流管之前，保持引流管的通畅非常重要。这一点医生护士会向病人交待，他们也会及时观察。不过病人及家属的积极配合也十分重要，应当注意卧床翻身时不要让身体压着引流管，或使引流管扭曲，导致引流不畅，同时如果发现手术后病人四肢麻木无力的症状逐渐加重，应当立即报告医生护士，以便能够尽早处理。

伤口引流管一般在手术后 24~72 小时拔除，医生根据病人情况的不同，可能提前或者推迟拔除引流管的时间。一般手术当天伤口引流出的血液较多，可达到 100~250 毫升。一般来讲，在术后 48 小时以后，如果一天的引流量小于 50 毫升，就可以拔除引流管了，如果引流的血液还比较多，医生往往会适当地延长留置时间。正常情况下，伤口引流液一般为暗红血性液，如果发现引流液清淡，量非常多的话，可能出现了脑脊液漏，医生可能会提前拔除引流管，有时还需要在伤口引流口加缝一针，加压包扎伤口，并且嘱咐病人尽量保持侧俯卧位。如果处理得当，脑脊液漏往往很快会止住。

病人术后 1~2 日可进半流食，以后逐渐恢复普通饮食。手术后病人应当进行深呼吸练习，5~6 次/小时，有痰应当及时咳出，以减少呼吸道并发症的发生。

一般来说，手术后2天左右，拔除引流管以后，征得医生护士的同意，病人可以自己或者在别人的搀扶下慢慢坐起，或扶着床头坐起，也可以下地活动。病人可以根据自己的身体状况，适当提前或者推迟起床下地活动的时间。某些手术有特殊要求，可能卧床时间稍长一些。起床或躺下时的方法，也和颈前路手术后一样，必须先戴紧颈围领，由仰卧位翻身变为侧卧位，然后再在别人的搀扶下或者自己慢慢坐起，不能由仰卧位直接坐起，也不能起床过猛，否则可能加重或引起颈脊髓损伤。躺下时也应当与起床时相反的步骤由侧位躺下。病人早期下地活动，有助于全身情况的恢复、伤口的愈合、肺部并发症的预防，也有助于手术后自信心的恢复以及情绪的稳定。

手术后病人应练习精细动作，如穿针、系衣扣、拿筷子，练习四肢活动的锻炼，如上肢的上举、股四头肌力锻炼及踢腿等运动，对于无法起床活动的卧床病人来说，尤为重要。如果病人因瘫痪较重，不能自己活动，应当由家属或者陪护人员进行四肢的按摩以及肢体的被动活动。

病人下地活动以后，就可以到放射科再复查 X 线片了，复查颈椎开门后椎管扩大的情况。如果手术中使用内固定物的话，还可以观察内固定物的位置及固定的情况。颈后路手术后一般 10~14 天拆线，若无特殊情况，拆线后就可以出院回家休养了，如果病人恢复得快，也可以提前出院，到门诊去拆线。

术后可能出现哪些不适症状

脊髓型颈椎病手术治疗恢复过程通常会出现以下一些反应：

(1) 即时反应

手术中或手术后数天内，患者感觉肢体松弛，表明脊髓的血液循环有恢复，脊髓变性不严重。

(2) 短暂反应

手术后 4~5 天，在顺利恢复过程中，神经症状突然又加重，表示脊髓变性较重，手术减压后脊髓的血循环虽暂时得到改善，由于出现"脊髓减压后水肿"，此时用脱水药物消除水肿，神经症状又迅速恢复。恢复缓慢时，一方面表示脊髓已有不同程度的纤维性变，另一方面预示疗效不会良好。

（3）迟缓反应

术后症状逐渐改善，以 3~6 个月为界，以后症状改善速度逐渐减慢，以至长期保持不再改变，此表示脊髓已有较明显的变性。

（4）无反应或变坏

手术后稍有好转或无明显改善，甚或加重。手术后 6 个月以上一直保持不变者，可以肯定脊髓变性已呈不可逆性变。

颈椎病术后适宜食用哪类食物

颈椎手术以后，如果没有其他的疾病，饮食是没有特别的要求的。但要注意营养平衡，不要暴饮暴食。在手术后的几天，因为手术牵拉和刺激，病人喉咙比较痛。食物以流质和半流质为主。待疼痛反应完全消失后就可以过渡到普通饮食。中国传统认为鸽子肉有加速创口愈合的作用，手术以后也可以食用，但我们认为手术以后饮食搭配只要合理就可以。

颈椎病术后易引发哪些并发症

1）呛水和吞咽困难、声音嘶哑、发音不清等。

2）可出现甲状腺中动脉及甲状腺上动脉的损伤。此两者常与喉返神经及喉上神经相伴而行，供应甲状腺血液，同时也参与颈椎脊髓血液的供应，故其损伤后可能引起甲状腺及脊髓功能的不正常，进而产生一系列临床表现。

3）椎动脉的损伤，特别在切除骨刺时，常造成大出血及脑部血液供应的减少，有时也影响颈椎脊髓的血液循环。

4）神经根和脊髓的损伤，在环锯切取椎间盘及刮取椎体后部骨刺时容易出现。

若手术后出现呛水、吞咽困难或声音嘶哑、发音困难，不要着急，也不必害怕，因为此种机能是由双侧神经共同支配的。对侧的神经功能是正常的，况且一般此种神经损伤都是一些牵拉性损伤，神经并没有断裂，尚有恢复的可能。随着适当的训练，吞咽困难会逐渐好转，声音嘶哑也会逐渐消失。椎动脉损伤若出现大出血而不能修补者，则可行结扎性手术。它虽然对大脑及脊髓的血运有暂时性的影响，但对侧会逐渐代偿的，最终一切损害的功能也会逐渐恢复。至于脊髓损伤的机会也是非常少，术中及时大剂量激素的应用会减少脊髓的损伤，避免术后神经症状的进一步加重。

进行术后康复训练时需要注意些什么

1）卧床时，不用戴颈托；保持良好的睡姿，取侧卧或仰卧时，头颈部、胸腰部保持生理曲度，双髋及双膝呈屈曲状，翻身要绕轴线。

2）合理用枕，枕头的高度，仰卧位时为其本人的拳头高度；侧卧时，枕头的高度应为一侧肩膀的宽度。

3）手术后应防止颈部外伤，尤其防止在乘车急刹车时颈部前后剧烈晃动，导致损伤。所以，在出院乘车回家时，最好应平卧车上（可弯腿，下肢屈曲），戴好颈托。手术后1年之内也应当小心，避免颈部的突然受力以及颈部外伤，以防止手术后症状再次加重。

4）应当积极锻炼四肢的肌肉力量及功能活动（积极进行四肢功能锻炼）。上肢的锻炼，包括肩臂腕的活动以及握拳练习，还有手的精细动作的训练，如穿针、系衣扣、拿筷子等，或者通过健身球的练习增强手的力量和灵活性。下肢的锻炼，包括股四头肌的收缩练习、抬腿、踢腿等动作的练习，患者也可在家属和陪护人员的陪同或搀扶下练习行走，以增强下肢力量，尽早恢复下肢（行走）功能。

5）在戴颈托时，应当逐渐开始进行项背肌的锻炼。这样有利于改善（促进）颈项部肌肉的血液循环，改善颈部劳损等症状，同时可防止项背肌的废用性萎缩，促进肌肉力量的恢复，尤其是颈椎后路手术患者，应当长期坚持锻炼。

6）注意颈肩部保暖，避免风寒湿邪。中医认为颈椎病因多与风寒湿邪有关，故颈部的保暖防湿十分重要。颈椎病手术后还应防止感冒，否则会加重症状。

7）保持正确的工作体位：应避免过于低头，特别是"埋头"工作的人群应隔时调整颈部姿势，并适当活动颈部。这样有助于促进颈椎部的血液循环，加强局部肌力，保持患椎的稳定性。

8）每周应定期进行全身锻炼，如打太极拳、散步等。在复诊后病情允许的情况下，可以参加游泳，同时注意防寒保暖。

术后多久可以进行按摩

颈椎病术后3个月内避免颈部受到外力作用，3个月之后可以通过轻柔的按摩达到缓解肌肉痉挛，改善局部血液循环的作用，但切忌太过用力，以免造成意外。

颈椎手术后如何防止手术切口感染

颈椎病的手术在医学上属于清洁手术。医生在围手术期还会使用抗生素，所以感染的机会是比较小的。患者的主要任务是保持外敷料的清洁，不要污染，如有污染就及时通知医生更换。在手术以后，尽量减少探视，过多的人员流动会增加感染的机会，也不利于病人手术后的休息和康复。

颈椎手术后多久可以恢复正常

颈椎病人如果做了内固定，在手术后1周就可以戴颈托保护下地在室内进行适当活动，并逐渐加大活动的范围直到正常的生活。一般，病人在3个月以后拍片复查，植入的骨块融合以后就可以去除颈托保护而恢复正常生活，但不宜剧烈地活动，仍要注意保护，防止受伤。

颈椎手术后如何确定复查时间

手术以后，病人在出院之前，医生都会给病人拍一张颈椎片，看一看植入的骨块是否有脱出，钢板螺钉是否有松动。出院1个月以后，也要回医院拍片复查。如果没有异常，在手术以后3个月再拍片复查1次，主要目的是看一下植入的骨块是否已经融合，钢板螺钉是否有松动。如果骨块没有融合，每隔1个月复查1次直到融合。当然，如果病人有什么不适，随时可以去复查，不要拘泥于医生指定的复查时间。

复诊时需要带些什么

复诊时病人要带好以前的病历和所有的片子和检查资料。有出院记录的手术病人最好也带上，这样医生可以对比一下手术前后的病历资料，判断病人的恢复情况和手术效果。病人在疾病的治疗过程中一定要保存好自己的病历和各种检查报告和影像学资料，这样方便医生了解病人的病情，制订合适的治疗方案。

颈椎病术后能根治吗

手术效果受到许多因素的影响，比如说手术医院水平的高低，病人本身的身体条件，疾病的严重程度等。如果一个病人在脊髓因为受压变性，上肢肌肉已出现萎缩后，才到医院进行手术治疗，那么手术效果就差得多。病人有颈椎疾病的话，一定要到正规的医院就诊，如果手术条件允许的话，就及早手术，以免影响治疗效果。

第九章 其他疗法
——总有一种方法适合您

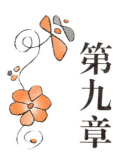

第一节 颈椎病的物理疗法

什么是颈椎病的物理疗法

物理疗法简称理疗,是治疗颈椎病的一种重要方法。理疗是利用各种物理因子作用于机体,引起各种反应,以调节、加强或恢复人体生理机能,影响病理过程,抑制病因而治疗疾病。

(1) 影响理疗作用的因素

不同的物理因子能引起人体的不同反应,同种的物理因子,在不同的条件下也能引起不同的反应。这些因素有:

1) 刺激的强度;
2) 应用的方法;
3) 刺激作用的部位;
4) 个体因素。

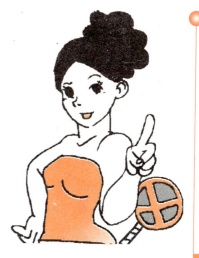

(2) 理疗的临床应用

理疗的适应证很广泛，颈椎病患者要因人、因时、因病情部位适当选择应用。在遵循物理治疗原则的前提下，应辨证施用不同的理疗方法：

1）处理好理疗与其他治疗的关系；

2）根据病情的需要综合应用多种理疗方法；

3）施用适宜的剂量；

4）确定适宜的疗程；

5）注意理疗反应：良好反应、不良反应、病灶反应、个体差异性反应。若反应明显时，应立即停止理疗，给予适当的处理。

(3) 物理疗法注意事项

1）严格掌握老年颈椎病理疗的适应证与禁忌证，注意防止因脱衣受凉而感冒；

2）老年颈椎病尽量不采用微波，如需应用，应格外小心，以防意外；

3）如进行光疗、强波疗时，医生与患者均应戴防护眼镜，电压要稳定；

4）凡做中波、短波或超短波等治疗，应注意除去患者身上的一切金属物，如假牙、手表等，体内有金属固定物时，更要注意；

5）在操作中要严格掌握各种理疗方法的理疗时间、剂量强度与反应。

如何理解物理疗法的作用机制

理疗的作用：在颈椎病的治疗中，理疗能起到多种作用，也是较为有效的和常用的治疗方法。其作用机制为：

1）消除神经根以及周围软组织的炎症水肿；

2）改善脊髓、神经根以及颈部的血液供应和营养状态；

3）缓解颈部肌肉痉挛，增强颈椎牵引效果，并改善颈部软组织血液循环；

4）延缓或减轻椎间关节、关节囊、韧带的钙化和骨化过程；

第九章 其他疗法
——总有一种方法适合您

5）增强肌肉张力，改善小关节功能；

6）改善全身钙磷代谢及自主神经系统功能。

物理疗法的主要方法有哪些

常用理疗方法的种类大致可分为：

(1) 电疗法

包括直流电疗法、低频电疗法、中频电疗法、高超电疗法和静电疗法。

(2) 光疗法

包括红外线疗法、可见光疗法、紫外线疗法和激光疗法。

(3) 超声波疗法

超声波疗法是指将频率在 2000Hz 以上，且不引起正常人听觉反应的机械振动波作用于人体以达到治疗目的的一种方法。

(4) 传导热疗法

包括石蜡疗法、化学热袋疗法和铁砂、坎离砂疗法。

(5) 磁疗法

颈椎病患者可以根据具体情况选择使用合适的理疗方法。

哪些颈椎病患者可以选择物理疗法

临床疗效观察表明，各型颈椎病均可以使用理疗进行治疗。一般来说，颈型与神经根型颈椎病疗效最好，椎动脉和交感神经型次之，脊髓型疗效较差。为提高疗效，常常联合应用 2 种或 2 种以上的理疗方法。在使用理疗的同时，也可以采用一些其他的疗法。另外，对于手术等其他治疗方法治疗颈椎病时出现的某些不良反应如术后伤口疼痛、伤口愈合不利等，也可以使用理疗。

颈椎病患者的家庭理疗方法有哪些

提倡颈椎病的家庭理疗方法是非常必要的。它不仅能加强正规治疗的效果，降低复发率，而且可以提高患者对疾病的深入了解，增强保健知识，同时也能节约时间和减轻经济负担。现在有许多厂家生产的家庭便携式理疗治疗仪器也增加了家庭理疗的可能性。

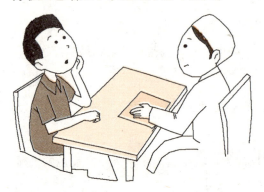

在家庭理疗治疗中，最容易进行的是温热敷、各种红外线等理疗。热毛巾、热水袋、热水澡等，都是进行温热的便利条件。加热的石蜡白炽灯是很好的红外线发射器。此外，热敷袋、场效应治疗仪、小型红外线辐射灯、神玉远红外线治疗仪，周林频谱治疗仪等产品均可用于家庭理疗。

(1) 湿毛巾热敷法

用湿透的热毛巾 2 条，在双膝同时热敷 0.5 小时（温度不够就加热水）。

(2) 搓脸法

十指伸直举同脸高，下上搓脸，每天早晚各 100 次，连续半年便好。此法由于肩头同时活动，还可治疗肩周炎，并还有美容作用。

(3) 搅舌法

舌尖在牙床内侧或牙床外侧顺一个方向转圈搅动，待脑勺感到痛胀时（约有 14 圈）停下休息一会儿，再向相反方向转圈搅动，这样反复 3～4 次即可。

开展家庭理疗的治疗，应该在专科医生指导示范后进行。选择家庭理疗的治疗仪器要慎重。进行治疗操作时要遵医嘱。在家庭理疗治疗的同时，配合家庭牵引和医疗体操等综合治疗效果更好。

第九章 其他疗法
——总有一种方法适合您

温泉浴对颈椎病的治疗作用有哪些

利用温泉浸浴治疗疾病，远古即有之，目前仍在沿用。用温泉浸浴，若方法得当，对颈椎病的治疗能取得很好的效果。

温泉浴对颈椎病的治疗作用是多方面的，总的来说，有以下几个方面：

(1) 温热作用

颈椎病多和风寒有关，或风寒是其诱因。温泉浸浴时，温热作用于机体，对各大生命系统能起到正常化作用。

(2) 水静压作用

人体在水面下，周围的水会对之施加一定的压力。水静压对软组织会导致直接刺激作用，能使肌张力减低，促进血液循环，加速代谢产物排出，对软组织肿胀能起到消退作用。

(3) 浮力作用

温泉浸浴时，运动器官的负荷显著减轻，在温热作用的辅助下，减轻肌肉张力，改善肌痉挛与肌僵直，减轻肌痛，促进关节功能恢复。在浸浴时，若能进行主动或被动运动，则对肌肉、关节与神经系统疾患的治疗效果更好。

(4) 按摩作用

在浸浴中，由于矿泉水分子流动及水中气体不断逸出，能对机体末梢神经不断进行按摩与水压作用。这种温和的刺激对皮肤上丰富的外感受器可产生良好的镇静止痛作用。这一作用还会使皮肤血管扩张，改善血液循环，从而调节皮肤的新陈代谢。

(5) 化学作用

矿泉的化学作用为矿泉水浴所特有的，因为矿泉水中所含的成分、矿化度、胶体性、渗透压及放射性物质不同，所以对人体的作用也不一样。一般状态下的化学物质是无法进入机体的，只有呈离子状态下的化学物质方能透过皮肤进入体内。经放射性核素示踪研究证实，Na^+、Ca^{2+}、Fe^{3+}等许多离子都可透过皮肤，渗出到矿泉水中。

机体是一个高度有序的系统，始终和地壳物质保持着一定的动态平衡，亦即生命平衡，化学元素则是其最基本的物质联系，通过新陈代谢可以和外界无机环境进行能量与物质交换。由此看来，可将矿泉水治疗视为一个"交换系统"。总之，温泉浸浴是一种全身疗法，矿泉水的物理性能与化学成分通过神经—体液机制作用于人体，能使机体产生极其复杂的生物物理学变化，从而调节机体功能，使全身各系统功能都趋向正常化。

温泉疗法如何实施

温泉浸浴治疗颈椎病时，患者采取半仰卧位，使头颈与前胸部露出水面，枕项部浸在水中。浸浴的剂量为温度加时间，一般以患者浴后感觉周身轻松、舒适为宜。若浴后感觉疲乏、嗜睡，说明剂量过大，可适当降低温度或缩短浸浴时间。总之，浸浴的剂量应因人因病灵活掌握。颈椎病的神经根型、椎动脉型，通常予以40～42℃浸浴，脊髓型浸浴温度为39～40℃，交感神经型浸浴温度为37～39℃。浸浴时间一般每日1次，每次10～15分钟，每周6次，休息1日。利用温泉治疗疾病时应注意新入院患者不可急于浸浴，经全身体检后，根据病情选择合适的剂量。浴前不要吸烟、饮酒，一定要餐后进行。忌空腹，也不能过饱，以餐后半小时为宜。温泉浴后应卧床休息一段时间，不要浴后立即穿衣活动。在治疗中出现头晕、心悸、恶心，脉率至120次一分以上者，要马上停止浸浴，并予以对证处理。浴后应适当补充体液，如饮用茶水、淡盐水等。

颈椎病的泥疗法的作用原理是什么

泥疗是将具有医疗作用的泥类，加热至37～43℃，进行全身泥疗或是颈、肩、背局部进行泥疗，每天或是隔天1次。结束时要用温水冲洗，卧床休息30～40分钟。

第九章 其他疗法
——总有一种方法适合您

由于泥的热容量小，有可塑的黏滞性，能影响分子运动而不对流，所以其导热性低，散热慢，保温性好，可长时间保持恒定的温度。其次，由于泥中含有各种微小砂土颗粒以及大量胶体物质，当其与皮肤密切接触时，对机体能产生一定的压力和摩擦刺激，产生类似按摩的机械作用。另外，泥土中尚有一些化学作用和弱放射作用，通过神经反射、体液传导和直接作用对机体产生综合效应。

什么是直流电陈醋药物离子导入疗法

直流电陈醋药物离子导入疗法一度很盛行。其方法是将陈醋和威灵仙、草乌或自配的中药适量，均匀洒于滤纸或纱布上，其上再放一般直流电疗法的衬垫和铝板，接以阴极作为作用极，固定于病人颈后部位，另一电极（不放陈醋和药物）接阳极固定于病人臂或手背处，然后按一般离子导入技术操作，每次20~30分钟，每日或隔日治疗1次，15~20次为1个疗程。经过1个疗程的治疗，多数病人的疼痛、麻木症状可有不同程度的好转。

直流电离子导入的机制为：在直流电场的作用下。由于同性电荷相斥、异性电荷相吸的原理，使药物离子经过皮肤和黏膜进入体内，消除神经根炎性水肿及减轻压迫，改善脊髓神经根及颈椎的血液供应功能和营养状态，调节脑血管功能，降低颅内压等作用，提高组织细胞的活力，加速周围神经的再生，镇痛和缓解肌肉痉

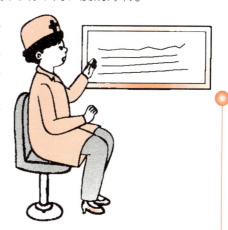

挛，延缓和减轻椎体和关节囊韧带的钙化和增生过程，增强肌肉张力，改善小关节功能，改善全身盐类代谢和自主神经功能，改善椎动脉供血。与其他给药方法相比，直流电透入的药物在机体内停留的时间长。药物导入法所形成的药物储存库，能逐渐消散而进入血液和淋巴液，产生全身性的作用。醋

酸有改变组织反应，减少钙盐沉着，消炎止痛之功效，主要用于治疗骨质增生。

因此，直流电陈醋药物离子导入方法操作简单，无毒副作用，不易复发，并且避免了注射法给药的疼痛，不损伤皮肤，亦不因内服法引起胃肠道刺激征。而且，经济上也易被病人接受，是受广大颈椎病病人欢迎的治疗方法。

颈椎病的热疗法是怎么回事

温热作用能使局部组织及皮肤血管扩张、血流加速、排汗增多，促进局部组织新陈代谢旺盛、组织水肿吸收和创伤的修复过程，具有良好的消除无菌性炎症及肿胀的作用。热量使肌肉紧张度反射性地降低。无论是局部炎症刺激，或是因神经根受压和刺激而引起的骨骼肌痉挛，特别是平滑肌痉挛，热疗法均有良好的解痉、镇痛作用。

(1) 石蜡疗法

石蜡具有较大的热容量和较小的导热性，是一种简易的热疗法。主要治疗作用是温热作用和机械性压迫作用。具体用法为：将熔点是 50~60℃ 的石蜡熔化后（间接加温法），倒入方形搪瓷盆中，待其凝固成饼状，温度达 56~60℃ 时取出。将颈椎部位裸露，敷上蜡饼，外加塑料布和保温毛巾。持续 20~30 分钟，每日 1 次，10 次为 1 个疗程。

(2) 红外线疗法

属于光辐射热疗法，其主要治疗作用为温热作用。在太阳光谱中，波长 0.76~400 微米的一段称为红外线。理疗中常以 1.5 微米为界划分为两个波段，0.76~1.5 微米波段称为近红外线（短波红外线），穿入组织较深，5~10 毫米。波长为 1.5~400 微米波段称为远红外线（长波红外线），多为表层皮肤吸收，穿透组织深度小于 2 毫米。颈椎病时，肌肉、韧带出现劳损，神经根和脊髓出现水肿，颈肩部出现放射痛。理疗师在治疗颈椎病病人时，常选用红外线照射颈肩背部，每次 15~20 分钟，每日 1 次，根据病人不同病

第九章 其他疗法
——总有一种方法适合您

情确定疗程,一般为 10～20 次。

(3) 微波疗法

微波具有良好的温热作用。由于微波的热效应是在深层组织中的能量转换而发生的,故不同于传导热和辐射热。微波的热作用产生于深部组织,有明显的扩张深部动、静脉作用,血流量显著增加。由于微波具有集束传导特性,故其治疗作用范围较局限,能集中于治疗局部。微波除了热效应作用外,还具有热外效应作用。对于颈椎病的治疗主要应用其热效应的作用。

激光疗法如何治疗颈椎病

应用激光疗法治疗疾病的方法称为激光疗法,是 20 世纪 60 年代发展起来的一项新技术。

激光种类很多,对颈椎病有治疗意义的,通常以氦氖激光最常用,系波长为 632.8 纳米的红色激光,常用功率为 3～20 毫瓦。

激光对人体的主要作用基础是热效应、机械效应(光压作用)、光化学效应与电磁效应等四个方面。氦氖激光主要是热效应与电磁效应,穿透组织较深,使血管扩张,促进新陈代谢,有改善微循环、增强免疫力,消炎、止痛及促进伤口愈合等作用。

临床上激光疗法可用于颈椎病患者的消炎、止痛方面,可局部照射,也可在穴位上照射。

橡胶锤疗法如何治疗颈椎病

橡胶锤疗法是在梅花针疗法的基础上发展而来的。它使用方便,患者容易接受。

橡胶锤疗法治疗颈椎病,能解除因受压迫而出现的某些症状,具有通经活络、畅达筋脉、活血化瘀的功效，起到止痛、解痉、加强组织的适应性和耐受能力的作用，因而可使症状减轻或消失。

治疗时取常规治疗部位进行弹打。重复弹打督脉，重点弹打颈椎两侧。局部弹打颈肩和上肢压痛点，以及大椎、风池、风府、肩髃、曲池及外关等穴。用中度或重度手法弹打。先弹打颈椎与胸椎两侧，弹打至颈肩部有热、胀感为好。对兼有眩晕头痛者，加打头部；兼恶心呕吐、汗多心悸者，加打内关和神门；兼体倦乏力、四肢发冷或肿胀者，加打足三里、三阴交、合谷、内关。

颈椎病的超声疗法有什么作用

据报道，当颈椎病病人出现神经根性痛或脊髓受压所导致的疼痛和慢性关节肿胀时，可应用超声做局部治疗。超声治疗时，像超声检查一样，在颈椎治疗部位涂上接触剂，探头平按于治疗部位上，缓慢往复移动或做圆周移动。剂量：$0.8\sim 2W/$ 厘米^2，每次6～10分钟，每日1次。10次为1个疗程。

超声作用主要是机械振荡作用，亦有一定的热作用，能使坚硬的结缔组织延长、变软，可使挛缩、紧张的肌肉纤维松弛而解痉，因而能起到良好的治疗作用。超声能使神经兴奋性降低，减弱神经兴奋冲动，降低神经传导速度，因而具有明显的镇痛作用。

什么是颈椎病的磁疗法

目前，各种类型的磁疗仪器与设备大量出现并被广泛应用于临床的诊断与治疗。颈椎病可以用磁疗法来治疗。它是利用磁场的物理性能对病人颈项部或有关穴位处作用来减轻症状的一种方法，属于理疗范畴。

磁疗法分为两大类，即静磁场疗法和动磁场疗法。

第九章 其他疗法
——总有一种方法适合您

静磁场疗法分为哪些种类

（1）直接敷贴法

将磁片直接敷贴在颈项部表面或有关经络穴位上，用胶布或伤湿止痛膏固定。为防止磁片表面粗糙刺激皮肤，或汗渍使磁片生锈，可在磁片与皮肤之间垫一层薄布或薄纸。一般采用持续贴敷。特殊情况可采用断续贴敷。

（2）直流恒定磁场法

应用直流电恒定磁场治疗机，磁头贴近穴位或颈项部进行治疗。

动磁场疗法分为哪些种类

（1）旋磁法

根据旋磁机机头上磁片安装方式的不同，分为同名极旋磁法与异名极旋磁法。其优点是见效快，副作用少。

（2）磁按摩法

该法具有磁场兼振动按摩双重作用，且磁场强度高，对镇痛消肿效果较好，适用于颈椎病的治疗，尤其对颈椎病骨质增生明显者疗效显著。

（3）电磁法

1）脉动磁疗法：在铁芯上绕以线圈，经过变压、整流形成直流脉动磁场的磁疗机。其特点是通过电磁体产生的波形规律，病人常觉察不到它的振动。

2）脉冲磁疗法：该治疗机可产生均匀、疏密、渐强的脉冲磁场，磁场强度可达到 100~800 mT。

磁场强度一般分为 50mT 以下的低场强、50~150mT 的中场强、150mT 以上的高场强 3 种。具体操作时，磁场强度大小视病情确定。

应用磁疗法时应注意哪几点

(1) 年龄

年老体弱、久病、磁敏感者及白细胞数低、血压低者宜用小剂量,年轻体壮者可用中、高剂量。

(2) 病变性质

急性颈部软组织损伤可用小或中剂量,慢性颈椎病开始即可用中或高剂量。

(3) 治疗部位

肩背和肌肉浅薄等部位宜用小剂量,肌肉丰满的部位可适当增加剂量。

颈椎病磁疗时间一般为每次20~30分钟,每日或隔日1次。磁片贴敷可连续进行,定期复查。

磁片贴敷疗法的原理是什么

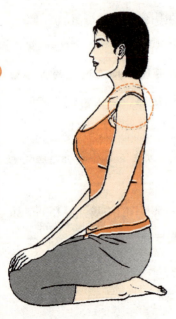

1) 磁场对颈椎病引起的颈项肩背及上肢痛有较好的镇痛作用。磁疗的镇痛作用快慢不一,多数病人在磁疗后数分钟至10分钟即可出现镇痛效果。其原因可能是磁场能促进颈项部血液循环,改善组织营养,加速颈项部炎性渗出物吸收消散,纠正颈项部缺血、缺氧、水肿、致痛物质聚集;提高致痛物质分解酶的活性,使缓激肽、组胺、5—羟色胺等致痛物质分解转化;降低末梢神经兴奋性,阻滞感觉神经的传导;作用于颈项部有关经络穴位,起到通经活络作用,以达"通则不痛"的目的。

2) 磁场作用于人体,可增加细胞膜的通透性，改善微循环，加快局部血液循环，起到消肿作用。

3）磁场对其作用范围内的浅层组织炎症有较好的作用，这与磁场作用下局部血液循环改善，组织通透性提高，炎性产物得以及时排除，增强免疫功能和促进白细胞吞噬功能有关。

4）磁场对中枢神经系统有抑制作用，能改善睡眠状态，延长睡眠时间，缓解肌肉痉挛，减低肌张力等。

磁片贴敷疗法的注意事项有哪些

1）使用磁片贴敷时，注意磁片的场强、数量、形状等。在穴位上贴敷磁片时，根据针灸经络穴位主治性能，并结合疾病特点来选穴治疗。

2）选用适当的方法对磁片消毒，以免发生感染；保管时应防氧化、防震动、防高温，以保持磁性持久。

3）间接贴敷前，根据磁片的多少，各穴位之间的距离，缝制固定器，以便使磁场能准确地作用到治疗部位。

4）使用电磁时，应根据颈项外形，选用合适的磁头，使磁头开放面与颈项部位密切接触，使磁力线能更多地通过病变椎节及其相关组织。由于磁头面积较大，原则上采取颈项病变局部治疗，适当选用经络穴位。

5）注意不良反应。不良反应发生率一般在10%以下，表现为心悸、气短、无力、头晕、失眠、嗜睡、兴奋、恶心、胃部不适等，还有的病人局部出现短时的疼痛、刺痒、灼热或水疱等，可通过改变磁疗方法或停止治疗而自行消失。

磁疗目前尚无绝对禁忌证，但对严重的心、肺、肝病者及血液病者，体质极度衰弱者，不良反应显著者，以及孕妇的下腹部等不用或慎用。

第二节 颈椎病的自我牵引疗法

什么是颈椎的自我牵引疗法

自我牵引疗法是一项十分简单而又可立即见效的方式。尤其是正在出差、会议、执勤及工作中，如突感颈部酸痛，或肩背部及上肢有放射痛时，可立即采用之。具体方法如下：双手十指交叉合拢，将其举过头项置于枕颈部，之后将头后仰，双手逐渐用力向头顶方向持续牵引5～10秒，如此连续3～4次即可起到缓解椎隙内压力之作用。

此种疗法之原理是利用双手向上牵引之力，使椎间隙牵开。如此既可使后突的椎间盘有可能稍许还纳。也可改变椎间关节的不平衡，而起到症状缓解之作用。但本法对于椎管狭小，尤其是伴有黄韧带肥厚者不适用，因其可加剧黄韧带突向椎管内之程度而使症状加重。

常见的颈椎自我牵引种类有哪些

颈椎病牵引法的种类很多，下面为大家介绍一些比较实用的方法供大家参考，可根据自身的条件选择使用。

(1) 点穴法

一般用拇指指腹之前部按压与患处有关的穴位。可按压片刻后放松，然后再按压，反复按压时可配合局部揉压动作，除拇指外，有时亦可用中指或食指做点穴法。

(2) 捏按法

一只手扶住患者的手，另一只手对患者的上肢由近端向远端予以抓捏，

第九章 其他疗法
——总有一种方法适合您

一捏一放，用力平稳，重复数遍。捏按法常在整套手法结束前与点穴法配合交叉进行，可促使血流通畅，经络舒展。

（3）滚摇法

做关节之旋转划圈活动。动作由小到大，力量由轻到重。可按顺时针旋转10～40次，然后再做逆时针方向同样遍数的旋转划圈。

（4）推法

用拇指或其他手指之指腹，从病变近端予以轻微的压力，压向皮肤及其腔部组织，然后以平稳的力量推滑到病变处并滑向病变处的远端一定距离，称指推法。对胸背、腰背等平坦的部位可用整个手掌掌面进行推滑动作，则为掌推法。推法常应用于分筋法、弹筋法及拨络法后，亦常需重复数次。

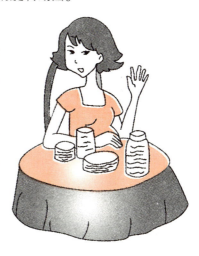

（5）分筋法

首先用拇指指腹在患部按住皮肤，向上或向下将皮肤略予推移，然后向深部重压。反复重复上述动作即为分筋法，可重复多次。手法宜缓慢、深沉，使指力达到深部病变处，以起治疗作用。分筋法在杜氏按摩法中为主要手法。

（6）弹筋法

用拇指及另四指相对，捏起肌束，然后稍加挤捏由手指间将肌束挤弹而出。操作时不可急于用力抓捏，如过于急躁用力，患者肌肉紧张，就不可能将肌束捏住，而往往仅捏住了皮肤的皮下脂肪。手法应沉着缓慢，首先嘱患者肌肉放松，用手指轻轻逐步向肌束两侧深部插入，然后轻轻地捏住肌肉进行弹筋手法。此手法较痛，故仅能重复2～3次，而且手法结束后常配合推法。对颈肩痛常用的弹筋部位为颈根部两侧的斜方肌、肩胛骨内侧的斜方肌及背阔肌的外侧缘，对神经干有时亦可用弹筋法1～2次，如腋窝内的大神经干，用此手法更应注意轻柔。

(7) 拨络法

作用与弹筋法类似。弹筋法用于活动度大的肌束及神经干，而拨络法则用于比较固定的肌束及神经干，或由于病变肌束有变性、粘连不能被捏起时。此手法为用拇指或食指与肌束做垂直方向的来回拨动，亦可同时用四指的指端来拨动肌束或神经干。

家庭牵引疗法的功效有哪些

所谓家庭牵引疗法是指可以在家庭、办公室或宿舍内进行牵引的方法，其装备较简便、安全，能自行操作，一般不会发生意外。此疗法之所以有效，主要是由于以下几方面功效。

(1) 对头颈部的制动作用

本疗法施行后，被牵引部位处在相对固定状态，即使是让患者头颈部自然活动，由于其处于牵引力与反牵引力的平衡状态之下。患处不仅运动幅度有限，并且其颈椎排列亦处于正常状态，椎体间关节没有扭曲、松动及变位之虑。

(2) 有利于突出物的还纳

椎间盘突出及脱出是一相延续过程，只要突出物还未与周围组织形成粘连，均有向原位还纳的可能。在牵引力作用下，尤其是轻重量的持续牵引，可使患节椎间隙逐渐被牵开，其范围为1～3毫米。如此对突出物的还纳非常有利，尤其是对早期和轻型病例效果更明显。

(3) 恢复颈椎椎间关节的正常列线

在病变情况下，患节可出现旋转、扭曲、梯形变等各种列线不正等异常。在牵引时，如果使头颈部置于生理曲线状态，能随着时间的延长其列线不正现象可以逐渐改变，再加以其他辅助措施及各种后期治疗，可使颈椎的列线不正完全恢复正常。但病程太久，且骨关节已有器质改变者例外。

(4) 可使颈部肌肉松弛

颈椎病时，由于脊神经后支作用，多伴有颈肌痉挛，不仅会引起酸痛，而且是构成颈椎列线不正的原因之一。通过轻重量持续牵引的作用能使该组肌群逐渐放松而获得治疗作用，这时如再辅以热敷则收效更快。

(5) 使椎间孔牵开

随着椎间关节的牵开，两侧狭窄的椎间孔也可以同时被牵开，从而缓解其对神经根的压迫和刺激作用，对脊脑膜返回神经支及根管内的血管能起到减压作用。

(6) 可使椎动脉第二、第三段的折曲缓解

位于第6颈椎以上横突孔内的椎动脉，在其穿过诸横突时，除后期的钩椎关节增生外，早期主要由于局部松动与变位引起动脉折曲、狭窄及痉挛等现象。通过牵引，这种椎节不稳现象可以获得缓解；而因骨质增生所致者则无显效。

(7) 减轻与消除颈椎局部的创伤性反应

在颈椎病情况下，特别是急性期，患节局部的软组织、尤其关节囊壁，大多伴有创伤性反应，主要表现为水肿、充血、渗出增加等。通过牵引所产生的固定与制动作用，可使其比较迅速地消退，较之药物及其他疗法更简便有效。

牵引疗法有没有副作用

绝大多数病人经过牵引治疗后，症状和体征都能得到不同程度的缓解，甚至完全消失。但也有少数病人在牵引中或牵引后症状加重，或者出现头昏、头后部发麻、颈背部疲劳等感觉。此时首先应改变牵引的体位和方向，如将前屈位改为中立位，减轻牵引重量；或者缩短牵引时间，找出适合自己的最佳牵引条件。同时还要寻找有无其他原因，如感冒、睡眠不好、过度疲劳等，并给予及时处理和调整。如果经过上述处理，症状仍不能缓解，甚至加重，应及时去医院复诊，由医生重新制订治疗方案。

颈椎的不恰当牵引对人体有什么危害

很多患者在治疗颈椎病时会留下一些后遗症，或越治疗症状越严重。造成这种结果的原因大部分是因为不恰当的牵引。恰当的牵引首先应改变牵引的体位和方向，如将前屈位改为中立位，减轻牵引重量；或者缩短牵引时间，找出适合自己的最佳牵引条件。同时还要寻找有无其他原因，如感冒、睡眠不好、过度疲劳等，并给予及时处理和调整。如果经过上述处理，症状仍不能缓解，甚至加重，应及时去医院复诊，由医生重新制订治疗方案。

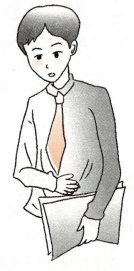

在治疗颈椎病时，手法过于轻柔或牵引重量过小皆达不到良好的疗效，反而会贻误治疗时机。颈椎是人体诸组织中结构最为巧妙的部位之一，由于其解剖位置和生理功能的特殊性，要求在治疗上严格遵循治疗量适中的原则，任何粗暴操作不仅无法达到预期效果，而且容易造成以下不良后果：

(1) 容易造成意外的损伤

某些操作者在进行治疗过程中，由于操作不当，例如重手法推拿等，结果可使患者突然出现神经症状，甚至完全瘫痪，亦有立即死亡者。这主要是由于手法过重或不得要领，以至超过颈部骨骼与韧带的正常强度，或是由于颈部病变已形成椎间关节失稳或椎体破坏，稍许用力即出现脱位或骨折而压迫颈髓或脊神经根等。

(2) 容易发生病变，造成恶化

任何超过颈椎骨关节生理限度的操作，均可能引起局部创伤性反应。轻者局部水肿，渗出增加，粘连形成等，重者韧带可撕裂，并出现韧带—骨膜下出血、血肿形成、机化、钙化，以致骨刺形成，从而加速颈椎退行性改变的进程。

（3）对以后做手术造成一定的影响

许多学者认为，凡在手术前进行过粗暴操作者，不仅术中出血多，疗效欠佳，且恢复时间长，植入物也易滑出。这主要是由于局部创伤性反应较大，椎间关节韧带松弛，尤以大重量牵引者，椎间关节韧带松弛，以至术后颈部稍许后仰，植入物即有向外滑出之可能。因此，对此种病例手术，患者必须十分小心，充分做好准备工作。

牵引疗法宜采取哪些体位

（1）坐位牵引

即患者坐于靠背椅上牵引，既可治疗，又不过多影响或中断工作或是学习，适用于轻度及因工作需要不能离开工作岗位或中断学习者。牵引时间可根据具体情况掌握。

（2）卧床牵引

让患者卧于床上牵引，较前法为舒适，除能白天进行外，睡眠时也可牵引。一般病例仅利用业余时间在家庭内牵引即可，重证者则需 24 小时持续牵引。

（3）半卧位牵引

介于前两种体位之间，一般是半卧于沙发或航空椅式的座位上，虽然较舒适，但难以持久，比较适用于一般轻型、心肺功能不全及恢复期者。

牵引疗法的牵引时间如何分类

（1）间断性牵引

即每日定时牵引一段时间，除了可在家庭及工作单位进行外，多在医院门诊部或理疗科进行，特别是采取电动牵引床架者。适用于轻型患者，每日的牵引时间从数分钟到数小时不等。

(2) 持续性牵引

即每日 24 小时，除吃饭以及大小便外均进行牵引。其疗效很好，适用于诊断明确的神经根型及某些脊髓型患者。

(3) 半持续性牵引

其牵引持续时间介于前两者之间，方式有：业余持续牵引，即利用工余时间，包括晚上的持续牵引；定期持续牵引，即在病休或半休状态下进行较长时间持续牵引，一般在白日进行，睡眠时可解除。

牵引疗法的牵引重量有哪些

(1) 轻重量牵引

即用 1.5～2.0 千克力（1 千克力 =9.8 牛）牵引，多用于需要较长时间牵引者，其分量虽轻，但能起到滴水穿石的功效。

(2) 体重量牵引

即采用接近体重的重量行短暂牵引，约在数分钟内完成，每次持续 15～30 秒，连续 3 次，每次间隔 1～2 分钟。

(3) 大重量牵引

介于前两者之间。一般多采用体重 1/10～1/13 的重量。这种方式更多用于颈椎骨折脱位者。

牵引疗法的牵引方式有哪些

(1) 四头带牵引

这是最常用的方式，简便有效。如没有标准牵引带，用代用品亦可。

(2) 头颅牵引弓牵引

即通过对颅骨外板钻孔的骨骼牵引，可以用于伴有颈椎严重不稳的颈椎病患者。但它主要用于合并有脊髓损伤的颈椎骨折脱位患者，比一般牵引架更好。

（3）充气式支架牵引

即利用特制的颈椎牵引支架上气囊的充气量多少来调节牵引力的大小，从0.5千克至数10千克。既具有保护作用，又可获得牵引。

（4）机械牵引装置

分为手摇式及电（气）动式，但均需借助四头带固定头颈部完成。此法虽然操作方便，但不是一般家庭所能普及的。

颈椎的坐位牵引法

坐位牵引法多用于病情较轻或病情恢复后期还需继续牵引的患者，可在家中牵引。

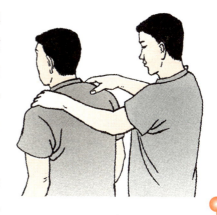

使用坐位牵引的时候，首先需要确定好牵引场所，根据每人的工作与生活习惯选择光线明亮、通风好的地方。牵引时用的椅子以高低合适，坐垫松软并带有靠背的椅子为宜，务必保持腰背部舒适。牵引带之两端分开挂至牵引钩上，使其间距为头颅横径之1倍。如过窄则影响头颈部的血液回流，而过宽则会因下颌部力点过于集中而造成局部皮肤受压。牵引力线应根据病情而定。对早期轻型病例，以颈部自然仰伸位为佳。髓核突出或脱出及椎体后缘骨刺形成者不宜前屈，而以椎管狭窄及黄韧带松弛或肥厚为主者则不宜仰伸。在无医生指导下，其牵引重量不应超过2.5千克。注意牵引线在牵引过程中有无受阻或摩擦力较大的部位，要设法消除。牵引物的高度以距地面20～60厘米为宜，过低易与地面相接触而失去作用，过高则有可能在牵引过程中撞击周围物品。如家中有幼儿者切勿过高。

颈椎的卧位牵引法

卧位牵引若在床上牵引，应选择一可用于牵引的床铺，除要求下方为木板外，还要求牵引侧可固定牵引滑车（或选用挂钩式牵引架），同时要求头侧床脚抬高10厘米左右。将牵引用具挂至或绑缚至床上的时候，应该根据牵引力线要求而选择好相应之水平。患者仰卧于床上，枕头高低应与牵引力线相一致。在牵引下头颈部可按正常情况随意活动，但切勿过猛或超限。卧位牵引的时候，牵引绳及牵引重量较坐位容易受阻而失去牵引作用，应经常检查，注意避免。年迈、反应迟钝、呼吸功能不全及全身状态虚弱者，睡眠时不宜持续牵引，以防引起呼吸梗阻或颈动脉窦反射性心跳停止；饮食不宜过饱，因在饱腹下牵引，不仅不利于消化，且影响呼吸及心血管功能。

如何进行颈椎的大重量牵引

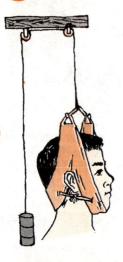

大重量牵引法可采用一般牵引装置，附加一弹簧秤或压力计，于牵引过程中根据需要增加牵引重量。一般在20千克以内为妥，持续时间不宜超过1分半钟，并随时注意患者有无不良反应，间隔半分钟到1分钟后再次牵引，如此重复3～5次。还有一种电动式，其产品带有计算机，可将牵引重量、时间、间隔时间等预先编制程序，然后启动开关即按程序自动操作，最后自动停止。

哪些患者适宜大重量牵引法

在使用大重量牵引法的过程中一定要多加注意，看清自己是否符合其适应证，再进行操作。适应证有以下几点：

1）对于以钩椎关节不稳或以不稳为主伴有骨质增生所致的椎动脉供血不全的椎动脉型颈椎病效果较好。

2）对由于椎节不稳或髓核突出等造成脊髓前方动脉受压的脊髓型颈椎病疗效较佳。但此型颈椎病操作中易出现意外或加重病情，故应由临床经验丰富者操作，并密切观察锥体束征变化，一旦恶化立即终止。

3）因椎节不稳、髓核突出或脱出而造成的根性颈椎病，以及症状波动较大的根性颈椎病，用此法疗效最佳。

符合以上 3 种适应证的再进行大重量牵引法，勿急于行事。